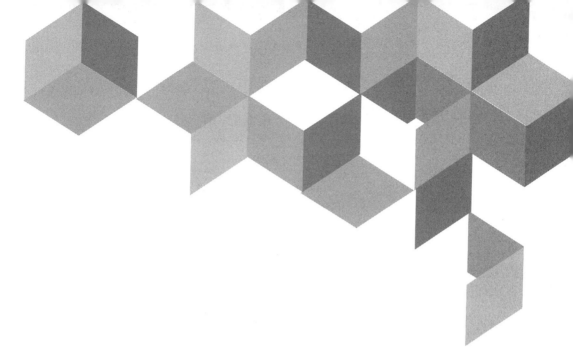

护理理论与实践

主　编　吴福荣　郑　娜　宋乐芹
副主编　易庆军　杨志联

U0320462

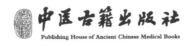

中医古籍出版社
Publishing House of Ancient Chinese Medical Books

图书在版编目（CIP）数据

护理理论与实践 / 吴福荣，郑娜，宋乐芹主编 .--
北京：中医古籍出版社，2020.7

ISBN 978-7-5152-2142-7

Ⅰ．①护… Ⅱ．①吴… ②郑… ③宋… Ⅲ．①护理学
Ⅳ．① R47

中国版本图书馆 CIP 数据核字 (2020) 第 098793 号

护理理论与实践

主　编　吴福荣　郑　娜　宋乐芹
副主编　易庆军　杨志联

策 划 编 辑　姚　强
责 任 编 辑　李　炎
出 版 发 行　中医古籍出版社
社　　址　北京东直门内南小街 16 号（100700）
电　　话　010-64089446（总编室）010-64002949（发行部）
网　　址　www.zhongyiguji.com.cn
印　　刷　廊坊市博林印务有限公司
开　　本　710mm×1000mm　1/16
印　　张　23.25
字　　数　363 千字
版　　次　2020 年 7 月第 1 版　2020 年 7 月第 1 次印刷
书　　号　ISBN 978-7-5152-2142-7
定　　价　42.00 元

编 委 会

主　编：

吴福荣（山东省博兴县中医医院）

郑　娜（山东省德州市中医院）

宋乐芹（山东省潍坊市临朐县临朐糖尿病医院）

副主编：

易庆军（湖北省荆门市中医医院）

杨志联（重庆市永川区中医院）

吴福荣，博兴县中医医院康复科护士长，主管护师，滨州市百佳护士，博兴县康复医学质量控制中心委员，滨州市中医药学会康复专业委员会委员，山东省中医药学会会员，主编临床护理著作1部，先后发表国家级论文2篇，在临床护理方面有较深的造诣。先后荣获博兴县第二十一届十佳医护工作者和博兴县卫生计生工作先进个人。

郑娜，2004年7月毕业于菏泽医学专科学校，2012年1月毕业于泰山医学院，本科学历，就职于德州市中医院外二科。一直从事临床护理工作，有较丰富的临床护理经验。参编医学著作3部，发表论文2篇。

宋乐芹，1988年毕业于山东省益都卫生学校，2011年毕业于山东大学护理系，本科学历。2014年晋升为副主任护师。现就职于潍坊内分泌与代谢病医院。从事糖尿病护理工作30年，在糖尿病基础护理、并发症处理、护理宣教方面积累了丰富的经验。共发表论文十余篇，参与完成4项地市级科研项目并获奖。担任潍坊市护理学会首届糖尿病护理专业委员会副主委。2019年入选山东省科普专家人才库，获评山东省科普专家人才库卫生健康类专家。

易庆军，1987年毕业于湖北省荆门卫生学校，1995年毕业于湖北医学院护理系。一直从事临床护理工作30余年，专注外科护理和中医护理，现任推拿科护士长。主导市级科研项目1项，已结题；在省级及国家级杂志上发表论文10余篇。

杨志联，副主任护师，任职于重庆市永川区中医院耳鼻喉科。

前　言

　　随着我国现代化建设进程的加快和人民生活水平的提高，疾病谱和健康观发生了较大的改变。目前，护理工作在临床医疗、社区、家庭生活中发挥着越来越重要的作用。本书综合国内外最新资料和编者丰富的临床实践经验，涵盖了基本护理技能和临床各科护理内容，体现了临床护理的新理论、新知识、新技术、新方法。护理人才不仅要掌握基础医学、临床医学、现代护理理论，更重要的是要经过长时间的实践，取得比较丰富的临床经验，能及时解决患者需求的护理问题。护理职业技能教育要基于校企合作的多元模式、基于工作过程的课程体系，培养基础理论扎实、技能操作熟练、人文知识丰富、综合素质较高的学生，以适应现代护理工作的需求。

　　本书坚持以人为本的护理理念，坚持以科学性、实用性、指导性为原则，坚持以护理新理论、新知识、新技能为重点，注重吸纳临床护理实践中的新经验和新方法，力求简明扼要，通俗易懂。全书共九章，包括产科护理、妇科炎症护理、妇科肿瘤护理、妇产科其他疾病护理、消化系统疾病护理、外科常见病护理以及肺部疾病护理等。本书既可以作为护理专业学生和教师的教学参考用书，也可以作为临床一线护理人员的护理操作指南。

　　本书由吴福荣、郑娜、宋乐芹任主编，易庆军、杨志联任副主编。其中吴福荣编写了第1、2、3章，郑娜编写了第4、5、6章，宋乐芹编写了第7、8、9章。

　　在本书的编写过程中，得到了各参编单位的大力支持和帮助，并参考了国内相关专著，在此表示衷心的感谢，同时也感谢各位编委的通力合作。由于作者水平有限，书中难免有疏漏之处，恳请广大同仁不吝赐教，加以指正。

目　　录

第一章　产科护理

第一节　产后乳房护理

母乳是婴儿最适宜的天然营养品，不仅有利于婴儿的健康成长，同时，哺乳对产妇还具有避孕的作用。分娩后初期，受某些因素的影响，部分产妇自觉无奶或奶量减少，就放弃哺乳，或由于缺少哺乳经验，不会乳房护理，导致乳汁分泌迟缓、乳量不足，或由于乳汁郁积成块，而中断母乳喂养。因此，指导产妇在分娩后正确哺乳和护理乳房，帮助产妇解除影响乳汁分泌的因素是产科护理的重点，保证乳汁分泌，避免乳汁淤积，减轻乳房胀痛是乳房护理的关键。现从以下几个方面对乳房护理的研究进展进行阐述。

一、目的

（1）刺激泌乳反射，促进乳汁分泌。

（2）促进产妇乳腺管通畅。

（3）减轻乳胀引起的不适。

（4）增加乳头的韧性，避免乳头皲裂。

（5）矫正凹陷的乳头。

二、适应证

分娩后的产妇。

三、评估

（1）产妇疾病诊断、病情进展、分娩过程、产后天数。

（2）产妇对母乳喂养的认知程度及心理状况。

（3）产妇乳头发育及乳房充盈情况。

（4）环境舒适、隐蔽程度。

四、准备

（1）护士应着装整洁，洗手。

（2）物品准备，毛巾1条、脸盆、温水（50℃~60℃）、必要时备屏风。

（3）环境应注意室温、遮挡产妇。

（4）产妇取舒适体位。

五、操作流程

1. 一般护理

分娩后第1次哺乳前，用温开水清洗乳房、乳头，乳头积垢较多，可用植物油浸软，香皂水清洗后，再用清水清洗。以后每次哺乳前均用温开水擦洗乳房、乳头。顺产后30分钟内协助新生儿与母亲皮肤裸体接触，并吸吮乳房（将乳头和大部分乳晕吸入）。剖宫产后，母亲回到病房生命体征正常，即可协助早吸吮、早接触。每次哺乳前柔和按摩乳房，刺激泌乳反射，哺乳时让新生儿吸空乳房，如果乳汁吸不完或吸吮不成功，可用吸奶器或用手将剩余的乳汁排尽，以免影响乳汁分泌，并可预防乳腺管阻塞及两侧乳房大小不一等情况。哺乳期使用棉乳罩，大小适中，避免过松或过紧，并及时更换溢乳垫。

2. 乳房胀痛护理

产后3天内，因淋巴和静脉充盈，乳腺管不畅，乳房逐渐胀实变硬，触之疼痛。要尽早哺乳，哺乳前热敷乳房，可促进乳腺管的通畅。在两次哺乳间可冷敷乳房，减少局部充血肿胀。

3. 乳头皲裂的护理

轻者可继续进行哺乳，哺乳时产妇取舒适的姿势。哺乳前先湿热敷乳房3~5分钟，同时按摩乳房，并挤出少量乳汁使乳晕变软容易被婴儿含吮。先在损伤轻的一侧乳房哺乳以减轻对另一侧乳房的吸吮力，让乳头及大部分乳晕含吮在婴儿口中。增加哺乳次数，缩短每次哺乳的时间。哺乳后挤出少许乳汁，涂在乳头和乳晕上，以免短暂暴露使乳头干燥。因乳汁具有抑菌作用，且含丰富的蛋白质，能起到修复表皮的作用。疼痛严重者，可用吸乳器吸出乳汁喂给新生儿，或用乳头罩间接哺乳。在皲裂处涂敷蓖麻油铋糊剂，但于下次喂奶前洗净。

4. 催乳护理

对于出现乳汁分泌不足的产妇，应指导其正确的哺乳方法，按需哺乳、夜间哺乳，同时鼓励产妇树立信心。

5. 正确指导母乳喂养

母亲的体位要舒适，全身放松，母婴必须紧密相贴，即胸贴胸、腹贴腹、下颌贴母亲的乳房，头与双肩朝向乳房，嘴与乳头在相同的水平上。同时要保证正确的含接姿势，如果含接姿势不正确，母亲就会出现乳头皲裂致乳头疼痛，造成喂奶时的恐惧心理，对孩子的喂养造成障碍。正确的含接姿势是将乳头和大部分乳晕含在口中，宝宝在吸吮时，母亲感觉不到痛。

6. 评价

（1）产妇能说出并掌握产后乳房护理的有关知识，主动配合操作。

（2）动作轻巧，除乳房稍痛外，无其他不适。

（3）乳房变软，产妇舒适。

六、相关链接

哺乳期乳房护理：①喂哺前柔和地按摩乳房有利于刺激排乳反射。②切忌用肥皂或乙醇洗乳头，以免引起局部皮肤干燥、皲裂。喂哺完后用少许乳汁涂于乳头及乳晕上以防皲裂。③每次喂哺应两侧乳房交替进行。④需佩戴一个合身有承托作用的棉质胸罩，以支托乳房和改善乳房血液循环，预防乳房下垂。

第二节　产后会阴护理

由于产妇产后会阴恢复直接关系到产后恢复及有效母乳喂养，因此产妇产后会阴部护理逐步得到重视，会阴护理过程中会出现不同的问题，如何采取有效的护理措施成为妇产科护士的重要工作内容。

一、产后会阴切口愈合不良原因

1. 侧切时机过早，选择部位方法不当

侧切时间过早，会阴扩张不够充分，容易造成出血、水肿致使缝合效果不佳，可出现伤口血肿，影响伤口愈合。如侧切方法、部位、接产手法不恰当，均可造成会阴再度撕裂，增加缝合难度。

2. 切口感染

会阴部前、阴道后近肛门处，细菌繁殖多，如果平常会阴部有炎症、水肿等，再加上如果直肠内有大便滞留，产妇用力时大便排出，而使切口受到污染，容易出现切口感染。

3. 会阴缝合不当

缝合时不按正确的解剖层次缝合，留有无效腔是最常见、最直接的会阴切口愈合不良的原因。由于切口渗出液及积血淤积于无效腔内，造成伤口感染裂开。

二、产后会阴切口愈合不良护理措施

1. 会阴侧切术的必要性

会阴侧切术是为了胎儿顺利出生采取的一种手术操作，即在会阴部做一斜形切口。若因未实行侧切导致顺产产妇会阴撕裂，产妇打官司时院方可因未行侧切而承担所有责任。阴唇和肛门之间的部位是会阴，通常只有 2~3cm，但生产时可以拉伸至约 10cm。初次分娩时，拉伸会阴是相对较困难的。会阴侧切，是指在

会阴部做一斜形切口的会阴切开术。不仅包括侧切，还包括中切，可以防止产妇会阴撕裂、保护盆底肌肉，且外科切开术容易修补和愈合良好。但临床上也不乏产后会阴切口愈合不良的病例，多种因素可能导致切口愈合不良，主要原因为切口感染、局部血肿、肠线吸收不良、组织层次未对齐、缝合不佳等。

2. 提高助产技术及缝合技术

助产前要严格无菌操作，在缝合之前要更换消毒手套，再次消毒外阴，铺无菌巾，冲洗消毒会阴切口，避免接触肛门。在缝合时，还要对齐切口组织层次，不能留有无效腔。为了降低线结反应，阴道黏膜的第1针要超顶点1cm，针距不可过密而阻碍血运，也不可过疏而起不到止血效果。对处女膜、舟状窝等处的缝合要达到解剖复位。同时，会阴侧切时要根据会阴条件确定切口大小，避免严重裂伤。

3. 加强产后护理

产后要严密观察产妇的病情、体温、伤口情况，若有感染则要及时处置。护理人员要定期对会阴进行清洁消毒，用碘伏擦洗外阴2次/天，冲洗掉切口上的残留血迹。注意饮食调理，进食清淡、易消化的高维生素、高蛋白类食物，增加营养，预防便秘。

4. 健康宣教

围生期对产妇进行反复健康宣教。叮嘱产妇要保持心情舒畅，注意休息，合理饮食，保证营养及睡眠。帮助产妇学会自我护理，如及时更换会阴垫、健侧卧位、保持会阴干燥等。向产妇讲解会阴切口愈合不良的高危因素，在产后积极规避这些高危因素。对于已经出现切口裂开的，先稳定其情绪，找出原因进行对症护理，如用高锰酸钾消毒溶液坐浴及红外线局部照射等。

三、其他产后会阴部护理问题及处理措施

1. 疼痛

会阴是阴道口与肛门之间的软组织，是自然分娩胎儿必经之道，绝大多数自然分娩都会造成会阴不同程度的撕裂。如有会阴切开或撕裂修补，会阴部有疼痛。在医学疼痛指数中，分娩疼痛是最痛的一级。而由于母乳喂养的原因，医师和产妇都不愿使用药物，因此对产后会阴伤口疼痛应进行积极干预，及时止痛，以促

进母婴健康。护理措施为产后 48 小时内冰敷会阴，48 小时后湿热敷会阴。因为 48 小时内冰敷会阴有利于降低组织代谢，抑制血管的炎性渗出和出血，从而减轻伤口局部疼痛和肿胀。48 小时后湿热敷可使局部血管扩张，血流加快，从而改善局部血液循环，使局部损伤组织早日恢复，有助于炎性反应的吸收，并有止痛、消肿等作用。具体做法为：自制冰袋，首先准备一些小冰块，放入消毒的乳胶手套中，再加入一些凉水配成冰水混合物，容量为乳胶手套的 1/2~2/3，然后扎紧袋口。会阴部擦洗后，覆盖一块无菌纱布，然后将冰袋放在纱布上。首次冰敷 15 分钟，以后每次 20 分钟，连续 2 天，2 次/天。从第 3 天起会阴擦洗后用 33% 硫酸镁加热至 38℃~40℃无菌纱布湿热敷会阴伤口及肿胀处，20 分钟/次，2 次/天，直至拆线。

2. 水肿

产后会阴水肿多是经阴道分娩的产妇产后出现的症状，是产妇分娩后常见的并发症之一。产后会阴水肿的因素很多，如巨大儿增加手术助产导致；第二产程延长；反复阴道检查；手术助产，切口缝线过紧、过密等影响局部血液回流；孕期卫生不良、外阴阴道炎性反应；孕期妊娠高血压综合征、低蛋白血症等均可引起不同程度的会阴水肿。轻度会阴水肿，一般产后 2~3 天自行消退；但严重的会阴水肿会造成局部血液循环不良，会阴部肿胀疼痛，会阴伤口感染、愈合不良，给产妇带来难言之苦。因此，积极有效治疗会阴水肿很重要。现用方法为冰袋、大黄及芒硝联合外敷，具体做法为：第 1 天即给予自制冰袋 1 个，冰块用塑料薄膜包裹后再用 2 块无菌敷料包裹，置于会阴肿胀处，外用"丁"字带固定，外敷时间约 2 小时。产后第 2 天开始用大黄、芒硝外敷，大黄 1 份，芒硝 4 份，研成细末，充分混匀，大黄 100g（研末）与芒硝 400g 混匀。取适量分装 2 个 10cm×10cm 纱布袋中，外敷外阴水肿处，每次 6 小时，1 次/天。如袋内容物潮湿变硬，更换备用袋，此袋洗净晾干，可重复使用，直至会阴水肿完全消失。自制冰袋可用 250ml 输液袋回收消毒后装清水约 200ml，放入 –5℃冰箱约 5~6 小时。同时，产后 24 小时内即予冰袋冷敷外阴水肿处。冷敷可减轻局部组织充血和出血，使毛细血管收缩，降低毛细血管通透性，减少渗出，促进血液凝固，麻痹局部神经，减轻疼痛。

3. 感染

细菌性阴道病和真菌性阴道炎引起会阴切口等机体抵抗力下降易引起局部伤

口感染化脓。胎膜早破使产程延长增加感染机会。会阴切口的伤口一般 7 天才能愈合，并将缝线拆除。此时，会阴表面组织早已愈合，但是深部肌肉层、筋膜需 6~8 周才能得以修复。如果过早恢复性生活，可导致伤口出血引起感染。会阴护理要求产妇保持会阴部清洁干燥，勤换消毒会阴垫。对不同感染程度的伤口给予不同的护理，对于仅仅表现为红、肿、硬的伤口，先用 0.5% 碘伏冲洗消毒会阴部伤口，然后用 50% 硫酸镁纱布热敷，并用红外线照射会阴 30 分钟，每天 3 次。对于表现为有压痛并且窦道有脓性分泌物的伤口，应对伤口进行有效引流，并及时换药；对于表现为伤口全层裂开的伤口，在引流换药的基础上，进行 Ⅱ 期缝合，并且加强会阴部的护理，预防二次感染。同时，由于会阴部的解剖位置临近肛门及尿道，因此要注重二便的通畅及便后的清洁。必要时可以对大便困难的产妇使用缓泻剂，或对小便不畅的患者进行导尿等措施。产后保持外阴清洁，每天用 0.5% 碘伏冲洗会阴 2 次，大小便后再对会阴部另行消毒以保证会阴部的清洁，同时保持会阴部干燥，有利于预防感染或防止进一步加重感染。

4. 会阴出血

导致产后会阴出血的主要因素有会阴条件差、胎儿大、裂伤、侧切过迟和凝血障碍等。以上几种因素并非出血的单独因素，而是相互影响。会阴条件差常需要助产，比如臀牵引、胎吸，但此时又要兼顾会阴切开时机的把握，切开太迟容易造成会阴破裂，延长第二产程，甚至导致新生儿窒息，一旦会阴破裂，出血就会明显增多。

护理措施有：由于产妇对出血缺乏必要的了解，很多患者出现出血后比较慌张，且容易对医师和护士产生怨言，因此护士要及时向产妇及家属解释出血的原因和已采取的措施，多用安慰性、鼓励性、积极性的语言与患者沟通，树立其信心；指导患者勤换会阴垫和消毒，大小便后对会阴进行冲洗，保持会阴的清洁；会阴切口肿胀的患者可以用 50% 的硫酸镁湿敷外阴，促进血液循环，减轻肿胀；分娩后产妇身体比较虚弱，免疫力比较差，此时容易让病原菌趁虚而入，因此要给予高热量饮食，补充产妇所需营养，提高免疫力，也是促进伤口愈合和控制出血的关键所在；患者出院时叮嘱其定期来院进行复查，如有不适感，立即来院检查，3 个月内避免剧烈运动，保持会阴的清洁、干燥，选择宽松的裤子。

第三节 产前、产时护理

1901年，医学界开始认识到胎儿的健康直接受母亲健康的影响。同时，如果孕妇经常检查的话，诸如先兆子痫等危险的孕期并发症，都可以尽早觉察并治疗。美国波士顿的护士们开始在当地访问孕妇，并带去对健康及卫生事项的建议。到1909年，她们每10天造访一次孕妇，并提供支持和引导。

20世纪60年代，产前护理出现了重大突破，人们发现可以通过羊膜穿刺术（抽取少量羊水样本以检测是否异常）分离出胎儿的一些细胞，也可以通过检验确定胎儿的基因信息，比如是否存在脊柱裂。超声波检测一经采用，别的缺陷也能被确定下来。在确定胎盘的位置后羊膜穿刺术就变得更加安全了。

先进的产前孕妇检查给医生提供了更多有关产妇的信息。现在我国对孕妇开展了产前检测胎儿是否有唐氏综合征，失败的可能性只有1%。尽管有不利的方面，但孕期检测能挽救大人和孩子的生命。20世纪，在医学各个领域取得的重要进展对产科的发展起到了很大的推进作用。

随着优生优育政策的深入贯彻执行、科学技术进步、人们生活水平的提高，产前护理越来越显示了其必要性和重要性。

评估孕妇的产前健康状况、心理活动，有针对性地进行指导。评估内容包括孕妇的个性特征、家族性精神病史、孕期合并症、与家庭成员的人际关系、对婴儿的性别取向等。了解孕妇身体健康状况、心理状态以及其对妊娠、分娩的感受，根据评估结果，实行部分和完全补偿护理与教育。对有抑郁危险因素和焦虑抑郁状态的产妇重点关注，加强心理疏导，提供心理支持，帮助指导其正确处理各种生活问题，加强自我调节。同时与产妇家属取得联系，使他们能对产妇给予足够的关心和帮助，使产妇有一个良好的心态。

开展系统的孕期保健，给予孕产妇心理和社会支持。造成产后妇女压力的主要因素有母亲角色不胜任、支持系统缺乏及身体形象改变等。可以产前门诊个别辅导、孕妇学校集体授课、宣教室观看影片和发放宣教资料等形式，对孕产妇实施系统、全面的健康教育、心理护理，提高产妇心理适应性。孕期保健分三期：第一孕期要注意和优生优育有关的保健，认识孕期的各种危险因素，预防流产，按时接受产前的妇科检查。第一孕期是受精卵快速分化形成胚胎，开始进入到胎儿期各组织器官形成的阶段。此阶段中若有致畸胎源或外力等因素的作用，常可导致胎儿畸形或流产。因此，第一孕期的护理重点除了对孕妇生理、心理的护理外，更应注意优生保健，避免接触致畸胎源，须防先天性缺陷儿的产生（目前已知的致畸胎源包括药物、X线、感染、酒精、香烟中的尼古丁等），预防流产和按时接受产前检查。第二孕期要注意合理丰富的营养膳食，教导孕妇母乳喂养的有关知识、指导其乳房护理。第二孕期的护理重点是加强孕妇营养膳食管理，促使母乳分泌和乳房护理及婴儿物品的准备。第三孕期要预防早产，确定分娩地点，进行健康教育并指导有关分娩前兆的有关知识和及时就医的方法；进行健康教育并指导新生儿新陈代谢的有关知识；进行健康教育并指导新生儿黄疸的有关知识；进行健康教育并指导有关产后家庭自我护理计划。第三孕期继续追踪，按时产前检查，注意营养膳食，及时发现问题。

妊娠晚期，专业护士主动和孕妇建立并维持良好的护患关系，根据产妇的个性特征、孕产妇正常的心理生理变化，主动讲解与分娩相关的知识，使其了解分娩过程及分娩过程中的放松技术，让孕妇学会给婴儿哺乳、换尿布和洗澡等技能，在思想上、技能上为孕妇向母亲角色的过渡做好准备。同时，给予胎儿监护、母乳喂养、分娩时机和就诊时机等方面的健康教育，帮助其认识生产环境，消除其恐惧、紧张、忧虑的心理，为产后的心理健康打下坚实的基础。进入到孕晚期后，胎动强度会逐渐减弱，但由于不少孕妇缺乏一定的医学知识，生怕胎动减弱是由于孩子出现什么问题所致的。这种想法使孕妇在无形中产生了焦虑，而这种情绪却对胎儿的发育极为不利。

孕晚期孕妇应该注意的是胎动次数，而不是胎动的强弱。因为在晚期，孩子个头长大了，肢体只能弯曲，子宫没有多余的位置让胎儿在妈妈肚子里活动了，因此，胎动减弱是正常现象。正常情况下，早、午、晚胎动的三次平均数为5~10次，少于 5 次就不正常了。

孕妇应该在安静的环境下，放松地感觉胎动。当然，孕晚期是胎儿最容易出现问题的时候，有条件的话，可以在怀孕 36 周后每周 1 次定期做胎心监护。

在妊娠最后 3 个月里，胎儿长得快，需要充足营养，所以此时孕妇的饮食原则是：不要偏食、不要限制饮食；甜、酸、苦、辣、咸不要过分，少吃多餐，选择易消化的食物；多吃水果和蔬菜，鱼、肉、蛋不可少。值得注意的是，有些孕妇害怕自己吃得过多，胎儿太胖生不下来。其实孩子的大小与孕妇的自身条件成正比，1.7 米的孕妇生 7 斤的孩子就正常，而对于 1.5 米的孕妇就困难。新生儿体重在 2.5~4kg 都是正常的范围。

入院待产期，开展以产妇为中心的服务模式，责任护士给予产妇更多的关心和帮助，针对产妇普遍存在的期待、恐惧、焦虑和矛盾等心理活动进行情感疏导和健康教育，给予持续的生理、心理和情感上的支持。

家庭、社会的支持，为防止和减少产后抑郁症的发生，不仅要加强孕产妇心理卫生保健，还要对存在抑郁症高危因素的孕产妇家属进行教育和指导，使产妇的丈夫及家属对产后抑郁症有更深的认识，从而对产妇有更多的理解、关心和帮助。此外，告诉孕产妇及家属，产妇分娩出院后会进行产后访视，跟踪指导母婴护理技术，以消除后顾之忧。

一、四步触诊法

1. 目的
评估胎儿大小、胎儿方位、胎先露是否衔接。

2. 操作步骤
（1）洗手后至孕妇床旁，解释四步触诊的目的。

（2）检查者温暖双手后方可操作。

（3）指导孕妇平卧，双腿屈膝，显露出腹部。

（4）第一步：检查者双手置于宫底部，了解子宫外形，测得子宫底高度，估计胎儿大小与妊娠周数是否相符。用手相对在子宫底轻轻触摸，分辨子宫底部胎儿部分是头还是臀。

（5）第二步：检查者双手平放于孕妇腹部两侧，一手固定，另一手轻按检查，两手交替辨别胎背及四肢，如触到平坦部分为胎背。

（6）第三步：检查者右手置于耻骨联合上方，拇指与其他四指分开，轻轻深按并握住胎儿先露部，进一步查清是头或臀，左右推动胎先露确定是否与骨盆衔接。若胎儿先露部仍可左右移动，表示尚未衔接入盆。若不能移动，表明先露已衔接入盆。

（7）第四步：检查者面向孕妇足端，两手放于先露部两侧，轻轻向骨盆入口方向深压，再次核对胎先露部分与第一步手法判断是否相符，并确定胎先露部入盆程度。

（8）检查完毕协助孕妇整理好衣服，取舒适卧位。

（9）洗手。

二、产时会阴冲洗

1. 目的

会阴冲洗消毒目的是为了进行无菌操作，避免产道上行感染，临床应用于接生前、内诊前、人工破膜、阴道手术操作等。

2. 物品准备

冲洗盘1个，内可盛38℃~40℃温水500ml的容器2个，无菌镊子罐1个，镊子4把，无菌敷料罐2个（其中1个内盛10%~20%肥皂水纱布，另1个内盛碘伏纱布），无菌接生巾、一次性冲洗垫若干。

3. 操作步骤

（1）向产妇解释操作内容、目的，以取得其配合。协助产妇取膀胱截石位，充分显露外阴部，操作人员站在床尾部或产妇右侧。

（2）将产床调节成床尾稍向下倾斜的位置，并将产妇腰下的衣服向上拉，以免冲洗时浸湿孕妇的衣服。

（3）用第一把无菌镊子夹取肥皂水纱布一块，由阴阜→左右腹股沟→左右大腿内侧上1/3→会阴体→两侧臀部，擦洗时稍用力，然后弃掉纱布。

（4）取第二块肥皂水纱布时，须使用第二把无菌镊子，按下列顺序擦洗阴裂→左右小阴唇→左右大阴唇→会阴体（该处稍用力，反复擦洗）→肛门，弃掉纱布及第二把镊子，此过程需要 2 分 30 秒。

（5）用温水由外至内缓慢冲净皂迹，约需 1 分钟。

（6）第三把无菌镊子夹肥皂水纱布，再按上述 3~5 步骤重复冲洗 1 遍。

（7）第四把无菌镊子夹取碘伏纱布 1 块，擦洗外阴 1 遍。按下列顺序：阴裂→左右小阴唇→左右大阴唇→阴阜→腹股沟→大腿内上 1/3 →会阴体→肛门。不要超出肥皂擦洗清洁范围，弃镊。

（8）撤出臀下一次性会阴垫，垫好无菌接生巾。

4. 注意事项

（1）注意为孕妇保暖和遮挡。

（2）冲洗前，操作者可将水倒在手腕部测水温，水温为 39℃ ~41℃，以产妇感觉适合为宜。冲洗时，纱布包裹镊子顶端，防止划伤产妇。

（3）所有冲洗用物均为灭菌消毒物品，每日更换 1 次，并注明开启时间和日期，严格无菌操作。

（4）冲洗过程中要注意观察产程进展，发现异常应及时告知医生，遵医嘱给予相应处理。

三、铺产台

1. 目的

使新生儿分娩在无菌区内，减少产妇及新生儿的感染机会，使无菌技术得以实施。

2. 物品准备

产包内有：一号包袱皮 1 个、内包袱皮 1 个、产单 1 个、接生巾 5 块、长袜 2 只、计血器 1 个、持针器 1 把、齿镊 1 把、止血钳 3 把、断脐剪 1 把、脐带卷 1 个、换药碗 2 个、长棉签 4 个、纱布 7 块、尺子 1 把、洗耳球 1 个、尾纱 1 个。

3. 操作步骤

（1）向孕妇解释操作内容。

（2）打开辐射暖台提前预热。

（3）接产者刷手后，取屈肘手高姿势（手不应低于腰部）进入到产房。

（4）助手按无菌原则将产包内、外包衬皮逐层打开。

（5）接产者穿隔离衣，检查产包内灭菌指示剂是否达消毒标准，接产者双手拿住产单的上侧两角，用两端的折角将双手包住，嘱孕妇抬臀，将产单的近端铺于孕妇臀下，取长袜（由助手协助抬起孕妇左腿），将一只长袜套于孕妇左腿，助手尽量拉长袜至孕妇大腿根部，在大腿外侧打结。用同样方法穿右侧长袜。

（6）接产者戴手套，将一块接生巾打开，一侧反折盖于腹部；为保护会阴，第二块接生巾折叠后放于孕妇会阴下方；另取两块接生巾按新生儿复苏要求放置于新生儿辐射台上，按接产使用顺序依次摆放接产器械、用物，用无菌接生巾覆盖。

（7）助手将新生儿襁褓准备好，室温保持 26℃ ~28℃。

4. 注意事项

（1）检查产包有效期及潮湿、松散等被污染的情况。

（2）向孕妇解释相关内容，以取得配合。

（3）嘱孕妇及陪产家属勿触摸无菌物品。

（4）注意孕妇保暖。

四、胎心外监护

1. 目的

动态观察胎儿在子宫腔内的反应。

2. 物品准备

胎心监护仪、超声耦合剂。

3. 操作步骤

（1）向孕妇解释做胎心监护的目的。

（2）入室后协助孕妇取仰卧位。

（3）用四步触诊法了解胎儿方位后将胎心探头、宫腔压力探头固定于孕妇腹部。

（4）胎儿反应正常时，胎心监护只需做 20 分钟；异常时，可根据情况酌情延长监护时间。

（5）医生做出报告，并将所做胎心监护曲线图粘贴于病历报告单上保存。

（6）帮助孕妇整理好衣服，取舒适的卧位。

（7）整理胎心外监护用品。

4. 注意事项

（1）帮助孕妇采取舒适体位，告知所需大约时间。

（2）胎心外监护结束后将结果告知孕妇。

五、接产

1. 目的

保护会阴，避免胎儿娩出时孕妇会阴严重裂伤，使胎儿安全娩出。

2. 物品准备

产包，新生儿复苏器械 [复苏器、大小面罩、各种型号气管插管、新生儿低压吸引器、洗耳球、吸痰管、新生儿喉镜、肾上腺素（1mg/ml）1 支、100ml 生理盐水 1 瓶、各种型号空针各 1 支、氧气备用状态]，新生儿复苏辐射台。

3. 操作步骤

（1）向孕妇解释分娩相关内容以取得配合。

（2）打开辐射台提前预热。

（3）指导产妇在宫缩期间屏气，向下用力，以推动胎儿下降加速产程进展。产妇用力时可取舒适的体位。医务人员应及时给予产妇鼓励以增强信心。

（4）接产准备。当初产妇宫口开全、经产妇宫口开大 3~4cm 时，应做好接产的准备工作（如调整产床角度，产时外阴冲洗消毒，接产人员按无菌操作常规刷手消毒，助手协助打开产包，接产人员铺产台准备接生）。

（5）接产。接产者协助胎头俯屈：接产者在胎头拨露接近着冠时，右手持一接生巾内垫纱布保护会阴，左手在子宫收缩时协助胎头俯屈，注意用力要适度，使胎头以最小径线（枕下前囟径），在子宫收缩间歇期间缓慢地通过阴道口以避免会阴严重裂伤。

胎头娩出后，右手仍应保护会阴，不要急于娩出胎肩，先用左手自胎儿鼻根部向下轻轻挤压，挤出口鼻黏液和羊水，然后协助胎头外旋转，使胎儿双肩径与骨盆出口前后径相一致。

待宫缩时，左手将胎儿颈部向下轻压，使前肩自耻骨弓下先娩出，继之再托胎颈向上使后肩从会阴体前缘缓慢娩出。

双肩娩出后，右手方可松开，并将接生巾压向产妇臀下，防止污染的接生巾向外翻转污染其他用物，最后双手抱住双肩娩至胎臀处，接产者右手托胎肩左手托胎臀，协助下肢娩出，将新生儿轻柔放在产台上。

胎儿娩出后，将计血器垫于产妇臀下以收集和计量出血。待脐带血管停止搏动后，在距脐带根部 10~15cm 处，用 2 把止血钳夹住，在两钳之间剪断脐带。

4. 新生儿处理

（1）呼吸道处理。置新生儿仰卧位于辐射台上，肩下垫肩垫使新生儿呈头部轻度仰伸 - 鼻吸位，用洗耳球或吸痰管清除新生儿口、鼻腔的黏液和羊水，迅速擦干新生儿身上的羊水和血迹，撤掉湿巾，重新摆正体位，注意新生儿保暖。当呼吸道黏液和羊水确已吸净而仍无哭声时，可用手快速摩擦新生儿身体两侧和背部或轻弹、轻拍足底以诱发呼吸。新生儿大声啼哭，表示呼吸道已通畅（上述步骤又称新生儿初步处理，应在 30 秒内完成）。

（2）脐带处理。用 2% 碘酊消毒脐带根部及周围皮肤，直径约 5cm，以脐轮为中心向上消毒脐带约 5cm。用 75% 乙醇脱碘两遍，脱碘的范围不超过碘酒消毒的范围，并将碘脱净。在距脐根部 0.5cm 处用止血钳夹住脐带并在止血钳上方 0.5cm 处剪断脐带，将气门芯或脐带夹套在或夹在距脐带根部 0.5cm 处。用 2% 碘酊烧灼、消毒脐带断端，注意药液不可触及新生儿皮肤以免灼伤。以无菌纱布包好，用弹性绷带或脐带纱布包扎固定。

（3）新生儿检查。检查新生儿头部产瘤大小，眼、口、鼻、耳有无畸形，躯干部、四肢、手、足有无畸形，肛门是否正常。检查后给产妇辨认新生儿性别，称体重，测身长，肌内注射维生素 K 5mg。然后新生儿与母亲进行皮肤接触。将检查结果与相关内容填写在新生儿记录单上。

（4）新生儿皮肤接触。新生儿娩出后，应尽早地进行与母亲的皮肤接触，以增进母子间的感情，有利于新生儿的保暖，防止体温下降，促进母亲乳汁分泌。新生儿早接触、早吸吮、早开奶是促进母乳喂养成功的有益措施。应鼓励母亲多搂抱、触摸自己的孩子，皮肤接触的时间应大于 30 分钟，尽可能第四产程母婴都在一起。注意在母婴皮肤接触时应有目光交流。

5. 第三产程的处理

（1）胎盘娩出。观察胎盘有无剥离征象，如胎盘已剥离，助手可轻压腹部子宫底处协助胎盘娩出。当胎盘娩出至阴道口时，接产者用双手握住胎盘，如为胎盘母体面应翻转成胎儿面，向一个方向旋转，并缓慢向外牵拉，协助胎膜完整剥离排出。如在排出过程中，发现胎膜部分断裂，可用止血钳或卵圆钳将断裂上端的胎膜全部夹住，再继续向原方向旋转，直至胎膜完全排出。胎盘胎膜娩出后，按摩子宫刺激收缩，减少出血。在按摩子宫的同时注意观察阴道出血量。

（2）检查胎盘胎膜。将胎盘铺平在台上，注意胎盘母体面有无缺损或毛糙，如有缺损或毛糙应测量缺损或毛糙面积。母体面检查后将胎盘提起，检查胎膜是否完整，仔细检查胎儿面边缘有无断裂血管，及时发现副胎盘，如有副胎盘、部分胎盘或大块胎膜残留时应由医生在严格无菌操作下，取出残留组织，并在分娩单上详细记录。

（3）检查软产道。胎盘娩出后，应仔细检查会阴、小阴唇内侧、尿道口周围及阴道壁、宫颈有无裂伤。如有裂伤，应及时按解剖结构缝合。

六、会阴切开缝合术

（一）目的

避免分娩时会阴严重裂伤，早产儿在产道内压迫过久，手术助产时产妇有合并症需缩短第二产程时间。

（二）物品准备

侧切缝合包(3号包袱皮1个、接生巾1块、止血钳1把、侧切剪1把、线剪1把、纱布5块)，20ml空针、7号长针头各1个、丝线、可吸收缝合线各1根，尾纱1个。

（三）操作步骤

1. 皮肤消毒

用2%碘酒棉签消毒1次，75%乙醇消毒2次，以侧切口为中心，由内向外消毒皮肤，直径大于10cm。

2. 麻醉

以左侧切为例，用0.5%~1%利多卡因20ml进行阴部神经阻滞麻醉和局部浸润麻醉。术者将左手示指放入阴道内，触清该侧坐骨棘的位置。右手持 7 号长注射针头，在左侧坐骨结节至肛门连线中点稍偏向坐骨结节处，先注射一皮丘，然后在阴道内手指的引导下，将针头刺向坐骨棘内下方，即阴部神经经过的部位。先回抽，如无回血，局部注射利多卡因溶液 10ml，即可麻醉阴部神经。然后将针退至皮下，再分别向侧切口、会阴体方向及坐骨结节处，做扇形浸润麻醉。利多卡因总量应控制在 20ml 左右。数分钟后，即可使会阴肌肉松弛。

3. 切开

经阴部神经阻滞麻醉后，术者将左手示指和中指放入阴道稍分开，放于先露与阴道壁之间。右手将侧切剪张开，一叶置于阴道外，一叶沿示、中二指间入阴道内。切口起点在阴道口 5 点钟处，切线与垂直线约成角 45°，侧切剪刀刃应与皮肤垂直，待宫缩会阴绷紧时，一次全层剪开，会阴体高度膨隆时，侧切切口交角应略大于 45°，长度视需要而定，通常 3~5cm。剪开后，可用盐水纱布压迫止血。有小动脉出血者，应予以缝扎。

4. 缝合

分娩结束后，仔细检查会阴切口，有否深延、上延，检查阴道壁是否裂伤及血肿。检查完毕后按层次缝合。

（1）以生理盐水冲洗切口及外阴，重新更换无菌手套，铺接生巾（遮住肛门）。

（2）阴道放入尾纱，显露切口。从切口顶端上方超过 0.5cm 处开始缝合，用可吸收缝合线间断或连续缝合阴道黏膜至处女膜内缘处打结，注意将两侧处女膜的切缘对齐。

（3）继之用可吸收缝合线间断缝合肌层，严密止血，不留无效腔。缝线不宜过深，防止穿透直肠黏膜（皮下组织过厚时，可分两层缝合皮下组织，须对准筋膜层）。

（4）用 75% 乙醇消毒切口两侧皮肤，消毒时用纱布遮挡切口，以免造成产妇疼痛。用丝线间断或皮内缝合皮肤，缝线松紧度适宜、间距均匀。

（5）缝合结束后，检查切口顶端是否有空隙，阴道是否有纱布遗留，取出尾纱。

（6）用镊子对合表皮，防止表皮边缘内卷，影响愈合。

（7）用生理盐水将切口及周围皮肤擦净，嘱产妇多向健侧卧位，注意局部清洁卫生。向产妇做护理会阴伤口的知识宣教。

（8）肛查，检查有无肠线穿透直肠。

（9）将产床调节成水平位，帮助产妇放平双腿休息，注意给产妇保暖。

七、新生儿窒息复苏

（一）目的

新生儿娩出的瞬间有时是十分危急的，产房的医务人员应熟练掌握新生儿窒息复苏技能，在新生儿出现异常时能立即得以实施复苏，并能相互配合。

新生儿出生时负责复苏的人员应明确以下问题：①羊水情况，有无胎粪污染。②有无呼吸或哭声。③肌张力情况。④是否足月。

（二）物品准备

氧气湿化瓶、新生儿复苏气囊（自动充气式或气流充气式）、婴儿低压吸引器、各种型号的气管插管、吸痰管、新生儿喉镜、肾上腺素、生理盐水、胶布、新生儿辐射台、胎粪吸引管、听诊器等。连接好氧气装置，氧流量调节到每分钟 5L。

（三）操作步骤

A（airway）：建立通畅的气道。

B（breathing）：建立呼吸。

C（circulation）：建立正常的循环。

D（drug）：药物治疗。

其中第 1 步（A）开放气道是最为重要的部分。大部分的新生儿窒息复苏在实施了 ABC 复苏方案后很少再需要用药。

（四）ABC 复苏方案的具体步骤

1. 保暖

新生儿娩出前应关闭门窗、空调，避免空气对流。出生后放在保暖台上（新生儿辐射台，应提前预热），摆正体位（鼻吸位）。

2. 摆正体位，清理呼吸道

（1）接生者可以在胎头娩出时，用手将口鼻中的大部分黏液挤出。胎儿娩出后，仰卧在辐射台上，将新生儿颈部轻度仰伸呈"鼻吸气状"，可使用肩垫抬高肩部，使呼吸道通畅，更有助于保持最佳复苏体位。黏液多的新生儿，则应把头部转向一侧，使黏液积聚在口腔一侧，并尽快吸出。

吸引黏液时，应先清除口腔黏液，后吸鼻腔黏液，以免刺激呼吸吸入肺部。吸引的负压和吸引管插入的深度都要适度。用吸引管吸引时要边吸边转动吸管，以避免吸管持续吸在一处黏膜上造成损伤。用吸球者，应先捏瘪吸球排出球腔内的空气再吸，这样可避免气流把黏液推入深部。用电动吸引器的负压应不高于100mmHg，负压过大易致气管黏膜损伤。

（2）对于羊水有胎粪污染者，新生儿有活力（哭声响亮或呼吸好，肌张力好，心率＞100次/分），则对新生儿不需特殊处理，常规吸痰。反之，新生儿无活力（新生儿有活力的任何一项被否定时称之为无活力），应在胎头娩出产道时即用手法将胎儿口鼻中的黏液挤出，待新生儿全身都娩出后，迅速置于保暖台上，再次用手挤口鼻黏液，另一名负责新生儿复苏者应立即用新生儿喉镜显露气管，使用一次性气管插管吸净呼吸道羊水胎粪，待吸净气管后，擦干全身羊水、血迹，注意头部擦干。如果此时新生儿仍没有哭声或呼吸，可行触觉刺激，诱发新生儿呼吸。

3. 迅速擦干

用毛巾迅速擦干新生儿身上的羊水、血迹，并将湿巾撤掉。重新摆正新生儿体位呈仰卧位，头部轻度仰伸（鼻吸位）。

4. 触觉刺激，诱发呼吸

（1）操作者用一只手轻柔地摩擦新生儿背部或躯体两侧。

（2）轻弹或轻拍足底。新生儿大声啼哭，表示呼吸道已通畅，诱发呼吸成功。

上述步骤又称新生儿初步处理，应在30秒内完成。应对新生儿进行评估，评估内容为：呼吸、心率、皮肤颜色。

常规给氧的原则：如果新生儿给予触觉刺激诱发呼吸成功，就进行常规护理。若新生儿有呼吸，但躯干皮肤发绀，应给予吸氧，氧流量调节到每分钟5L。对于触觉刺激2次无效者，应立即改用气囊面罩复苏器进行人工呼吸（正压通气）。复苏时短期给氧者，可用鼻导管给氧，氧流量以每分钟5L为宜。长时间给氧者，氧气要预热并湿化，以防止体温丢失和气管黏膜干燥，有条件者应检测血氧浓度。

5. 气囊面罩正压通气

（1）正压通气的指征：新生儿在给予初步处理后，仍然呼吸暂停或喘息；或心率小于 100 次 / 分；有中心性发绀时也应正压给氧。

（2）自动充气式复苏气囊组成：由面罩（有不同大小，使用时可根据新生儿体重及孕周选择）、气囊、储氧器、减压阀组成。

（3）面罩的安置：操作者位于新生儿的头侧或一侧，新生儿头部轻度仰伸，即"鼻吸位"使气道通畅。操作者右手持复苏器，面罩放置时按下颏、口、鼻的顺序放置，注意要把面罩尖端放在鼻根上。操作者一手拇、中指呈"C"字形环绕在面罩边缘帮助密封，其余手指注意不要压迫颈部使气道受阻。操作者将面罩紧贴患儿面部形成密闭的空间，但不可过分用力压紧面罩，致使新生儿体位改变和眼部损伤。面罩放置正确后，即可挤压气囊加压给氧。加压给氧时，要注意观察胸廓有无起伏，若挤压气囊，胸廓随之起伏，说明面罩密闭良好，此时两肺可闻及呼吸音。如果胸廓抬高呈深呼吸状或听到减压阀开启的声音，则说明充气过量，应减少用力，以防发生气胸。如观察到上腹部隆起，是气体进入到胃内所致。

附：若挤压气囊，胸廓起伏不明显，应检查原因。可能的原因有：①面罩密闭不良，常见于鼻背与面颊间有漏气声。②体位不当。③口鼻内有黏液阻塞，导致气道受阻。④新生儿口未张开。⑤压力不足。

（4）挤压气囊的速率与压力：气囊正压通气的速率为 40~60 次 / 分，与胸外按压配合时速率为 30 次 / 分，首次呼吸所需压力为 30~40mmHg，以后挤压气囊的压力为 15~20mmHg。

（5）气囊面罩正压通气实施 30 秒钟后，必须对新生儿状况进行评价。评价内容：心率。若心率大于 100 次 / 分，皮肤红润且有自主呼吸，可停止加压给氧，改为常压吸氧，并给予触觉刺激使其大声啼哭。若心率为 60~100 次 / 分，应继续正压通气；若心率小于 60 次 / 分，则需继续正压人工呼吸，并同时给予心脏按压。

复苏器使用超过 2 分钟时，应插胃管吸净胃内容物，并保留胃管至正压人工呼吸结束。插入胃管的长度为：从新生儿鼻梁部至耳垂再至剑突和脐之间连线中点位置的距离。胃管插入后用 20ml 注射器吸净胃内容物，取下空针将胃管用胶布固定在新生儿面部，保持胃管外端开放，以便进入到胃内的空气继续排出。

6. 胸外心脏按压

胸外按压必须与正压通气有效配合。

（1）胸外按压的指征：经过 30 秒有效的正压通气后，对新生儿进行评价，评价内容同上。新生儿如心率小于 60 次 / 分时，应在实施正压通气的同时实施胸外心脏按压。

（2）胸外按压的方法：胸外按压时新生儿仍需保持头部轻度仰伸"鼻吸位"。操作者可位于新生儿一侧，站在能接触到新生儿胸部并能正确摆放手的位置，不干扰另一位复苏者的正压通气即可。按压部位在胸骨下 1/3 处，即两乳头连线与剑突之间（避开剑突），按压深度为前后胸直径的 1/3。按压手法有拇指法和双指法两种。①拇指法：操作者用双手环绕新生儿胸廓，双手拇指端并排或重叠放置胸骨下 1/3 处，其余手指托住新生儿背部，而且拇指第一指关节应弯曲直立，使着力点垂直胸骨。②双指法：操作者用一只手的中指和示指或中指和环指，手指并拢指端垂直向下按压胸骨下 1/3 处，另一只手放在新生儿背部做支撑。

（3）按压频率：每按压 3 次，正压通气 1 次，4 个动作为 1 个周期，耗时 2 秒，故 1 分钟 90 次胸外按压，30 次正压通气。胸外按压与正压通气的比例为 3:4。

（4）胸外按压注意事项：要有足够的压力使胸骨下陷达前后胸直径 1/3，然后放松，放松时用力的手指抬起，但不离开胸壁皮肤，否则每次按压都需要重新定位，不仅耗时，而且按压的深度、速率和节律不易控制。

（5）评估：有效的胸外按压和通气实施 30 秒后，应对新生儿情况进行评价（评估内容同前），以决定下一步的复苏该如何进行。

可用听诊器测心率，为节约时间，每次听心率 6 秒，当心率已达 60 次 / 分以上时，胸外按压可以停止，正压通气仍需继续。若心率仍小于 60 次 / 分，心脏按压和正压通气应继续实施，同时给予肾上腺素。心率达到 100 次 / 分或以上，新生儿又有自主呼吸，应停止正压通气给予常压给氧。

7. 复苏后的护理

新生儿经过复苏，生命体征恢复正常以后仍有可能恶化。护理分为：常规护理、观察护理、复苏后护理。

（1）常规护理：新生儿出生前没有危险因素，羊水清、足月，出生后只接受了初步复苏步骤就能正常过渡者，可将新生儿放在母亲胸前进行皮肤接触，并继续观察呼吸、活动和肤色。

（2）观察护理：新生儿出生前有危险因素，羊水粪染，出生后呼吸抑制、肌张力低、皮肤发绀，新生儿经过复苏后应严密观察，经常评估生命体征，必要时转入新生儿室进行心肺功能和生命体征的监测，病情稳定后，允许父母去探望、抚摸和搂抱新生儿。

（3）复苏后护理：应用正压人工呼吸或更多复苏措施的新生儿需要继续给予支持，如有病情再次变化，应转送到新生儿重症监护室。复苏后护理包括温度控制，生命体征、血氧饱和度、心率、血压等监测。

气管插管的指征：需长时间正压通气，气囊面罩正压通气无效或效果不佳，需要气管内给药，可疑膈疝者。

八、检查胎位及胎心音

（一）目的

（1）判定胎方位、胎先露及胎产式。

（2）估计胎儿的大小和羊水的多少。

（3）了解胎儿在子宫内的情况。

（二）适应证

（1）常规孕期检查，评估胎儿宫内生长发育和羊水增多的情况。

（2）产前检查，评估分娩方式。

（三）操作流程

1. 评估

（1）孕妇的孕产史和本次怀孕的基本情况，包括年龄、身高、体重、孕周、孕期合并症和相关检查，如 B 超的结果等；本次检查的目的。

（2）孕妇对检查的理解和配合程度。

（3）环境的舒适性和隐蔽性。

2.准备

（1）护士：着装整洁，洗手。

（2）物品：手提式胎心多普勒、耦合剂和卫生纸。

（3）环境：关好门窗，保持室温25℃～28℃，遮挡孕妇。

（4）孕妇：排空小便，取仰卧位。

3.操作程序（见表1-1）

表 1-1　检查胎位、胎心音操作程序

项目	步骤	要点及注意事项
检查前	向孕妇解释检查的目的和意义。协助孕妇取仰卧位，暴露腹部（剑突下至耻骨联合上方）	解释清楚、自然；暴露充分，注意保暖
检查胎位	检查者站在孕妇的右侧，左手置于子宫底部，先初步估计宫底的高度是否与孕周相符。四部手法：①面对孕妇头部，两手置于子宫底高度，估计胎儿大小与妊娠月份是否相符，同时分辨在子宫底部是胎头抑或是胎臀；②面对孕妇头部，两手各放于子宫一侧，交替向下按压进行检查，判断胎背及胎儿四肢的位置和估计羊水的多少；③右手之大拇指和其他四指分开，置于骨盆入口上方握住胎先露，向上下、左右推动，了解先露部的性质及入盆情况；④面对孕妇足端，两手置于先露部两侧，向下深压，进一步确定先露部及其入盆程度	双手指腹交替轻推，判断宫底的胎儿部分。感觉硬而圆，有浮球感者为胎头；较软而宽，形状不规则者为胎臀。平坦饱满者为胎背，高低不平者为胎儿肢体，感觉到胎儿肢体活动时可确定。判断先露部的形状、大小和软硬，先露部仍浮动表示未衔接，先露部不能左右推动表示已衔接
检查胎心音	根据前面的检查确定胎背的位置，将多普勒探头涂上耦合剂置于胎背处，寻找听诊胎心音最强处，观察胎儿心率和心律的变化	胎背位置判断准确，尽量一次找准听诊位置。探头贴紧腹壁，改变探头柄与腹壁的角度寻找胎心音最强的位置
记录	记录胎方位和先露部衔接情况，记录胎心率	正确记录检查情况，准确记录胎心率的波动范围
整理	孕妇：用卫生纸擦净孕妇腹部的耦合剂，协助孕妇穿好衣服；仪器：用卫生纸擦净多普勒探头上的耦合剂，导联线盘旋好，胎监机放在固定的位置；护士：洗手	协助孕妇取舒适体位；多普勒探头擦净后用乙醇纱布擦拭消毒，导联线避免扭曲。注意手卫生，每次操作前后均应洗手或用手消毒液

4. 评价

（1）孕妇能说出检查的目的和意义，主动配合检查。

（2）护士动作轻柔，检查过程中注意和孕妇沟通，指导孕妇放松和配合，孕妇无不适。

（3）护士动作娴熟，检查结果准确，孕妇无受凉。

（四）相关链接

临床上听诊胎心音还可用特制的木制钟式听诊器。使用木制钟式听诊器费力，而且听诊效果不如多普勒听诊清楚和直接。为了方便或条件不允许时，也可直接用普通听诊器听诊胎心音。

九、外阴消毒

（一）目的

为阴道检查、外阴和阴道手术、接生建立无菌的环境；防止生殖系统、泌尿系统的逆行感染。

（二）适应证

外阴、阴道的手术；接生。

（三）操作流程

1. 评估

（1）了解患者疾病诊断、病情、年龄，产妇的产次、孕周和外阴消毒目的。

（2）患者/孕妇对外阴消毒的认知程度及心理反应。

（3）了解患者/孕妇外阴部情况，有无水肿、血肿、伤口等情况。

（4）环境舒适、隐蔽程度和室温。

2. 准备

（1）护士：着装整洁，洗手，戴帽子、口罩。

（2）物品：消毒纱球、消毒镊子、盛消毒镊子的容器、消毒棉球、10%肥皂液纱球、0.1% 碘伏消毒棉球、38℃~40℃温水、弯盘、胶单、裤套、污水桶等。

（3）环境：注意保暖、遮挡产妇。

（4）产妇：排空膀胱，协助产妇脱去裤子，套上裤套，取舒适膀胱截石位。

3. 操作程序（见表1-2）

表1-2 外阴消毒操作程序

项目	步骤	要点及注意事项
操作前准备	用物推至检查床/产床旁，向患者解释，协助脱去裤子，套上裤套；协助患者取膀胱截石位，暴露外阴部；臀下垫胶单，胶单的另一端下垂到污水桶内	体位舒适，注意遮挡患者，注意保暖消毒液温度适宜；不能混淆两把镊子的作用，更换棉球时使用镊子方法正确，镊子之间不能触及
擦洗顺序	（1）用10%肥皂液纱球按以下顺序抹洗：①阴阜（耻骨联合上3~4cm）。②双侧腹股沟。③双侧大腿内侧1/3处。④拨开小阴唇擦洗尿道口、阴道口。⑤双侧小阴唇。⑥双侧大阴唇。⑦会阴。⑧肛门（自上而下）。（2）用38℃-40℃清水按(1)的顺序把肥皂液冲洗干净。（3）更换镊子，用0.1%碘伏消毒棉球按（1）的顺序抹洗消毒	一般情况下，步骤①至③使用一个棉球，④至⑧使用一个棉球根据患者情况增加抹洗肥皂纱球次数，直至抹净抹洗部位的每一步之间必须衔接，不留空隙抹洗阴道口时动作需轻柔，并向产妇交待和解释
观察	外阴皮肤是否完整，有无瘢痕、伤口等	衣服弄湿了应更换
整理	患者/产妇：撤下胶单、裤套，协助穿好裤子；病床单位：整洁；用物：处置器械、污物；护士：洗手	器械进行初步冲洗，污物按规定分类处置

4. 评价

（1）患者/产妇能说出外阴消毒的目的，主动配合操作。

（2）护士动作轻巧，关心体贴患者/产妇，无不适感。

（3）严格按消毒隔离规范进行操作。

（四）相关链接

有研究指出，直接用0.5%碘伏纱球消毒外阴部3遍，消毒顺序同上，2种消毒方法在消毒效果上无差异。直接用0.5%碘伏纱球消毒可减少产妇的不适感，且相对减少外阴消毒操作的烦琐，使工作强度相对减轻，外阴消毒时间缩短一半。

十、肛门检查

（一）目的

产前检查确诊胎先露、了解骶骨弯曲度、坐骨棘宽度以及骶尾关节活动度。临产了解宫颈的成熟度、宫口开张和胎先露下降的情况。

（二）适应证

排除前置胎盘或疑为前置胎盘者和严重痔疮、脱肛者。

（三）操作流程

1.评估

（1）孕妇的孕产史、孕周、妊娠合并症和相关检查结果（如B超、电子胎心监护等），以及腹痛、阴道流血等症状。了解肛查的目的。

（2）孕妇对肛查的认知程度和心理反应。

（3）孕妇肛门的情况，是否有痔疮、脱肛，痔疮的严重程度。

（4）环境舒适和隐蔽程度。

2.准备

（1）护士：着装整洁，洗手。

（2）物品：一次性手套、液状石蜡、卫生纸和妇检单。

（3）环境：关好门窗，室温25℃~28℃，遮挡孕妇。

（4）孕妇：排空膀胱。

3. 操作程序（见表 1-3）

表 1-3　肛门检查操作程序

项目	步骤	要点及注意事项
检查前	向孕妇解释肛查的目的，取得理解和同意；协助孕妇平卧，臀下垫妇检单，两腿屈曲分开，暴露外阴和肛门；用卫生纸遮盖阴道口，避免粪便污染	患者体位舒适，注意孕妇的保暖和遮挡
检查	站在孕妇右侧，右手带一次性手套，示指蘸上石蜡油后伸入直肠内检查；左手放在孕妇宫底处，扶住宫底，示指向后触及尾骨尖端、向两侧摸清坐骨棘、向前探查子宫颈；抽出示指，擦净肛门周围的石蜡油，脱去手套	指导孕妇做排便动作放松肛门，在肛周按摩两周后插入示指 拇指伸直，其余各指屈曲以利示指深入；示指向后了解尾骨的活动度，向两侧摸清坐骨棘是否突出，确定先露高低，向前探查子宫颈的位置、软硬和开张情况，探查羊膜囊及胎先露的情况动作轻柔、准确到位
记录	记录检查结果；向孕妇说明检查的结果	记录胎先露、坐骨棘、子宫颈和羊膜囊情况，宫口扩张程度通常以厘米或横指表示，一横指相当于 1.5cm
整理	孕妇：撤下妇检单，协助穿好裤子；病床单位：整洁；用物：分类处理；护士：洗手	手套及污物丢弃在医用垃圾袋内

4. 评价

（1）孕妇能说出肛查的目的，主动配合检查。

（2）护士动作轻柔，孕妇舒适。

（3）检查内容全面，肛查结果清楚、准确。

十一、阴道检查

（一）适应证

（1）肛查先露部不明确。

（2）宫颈扩张及胎头下降不明。

（3）产程进展缓慢，试产 6~8 小时产程无进展。

（4）疑有脐带先露或头盆不称。

（二）操作流程

1. 评估

（1）孕妇孕产史，本次妊娠的情况包括孕周、妊娠合并症和并发症、相关检查结果（如 B 超、心电图），腹痛和阴道流血等症状，胎心率和宫缩等情况。阴道检查的目的。

（2）孕妇对阴道检查的认知程度和心理反应。

（3）环境舒适和隐蔽程度。

2. 准备

（1）护士：着装整洁，洗手、戴帽、戴口罩。

（2）物品：①冲洗车：10% 肥皂液球、0.1% 碘伏消毒液、38℃～40℃温水1 壶、消毒棉球、消毒镊子（3 把）、盛消毒镊子的容器、弯盘、胶单、裤套（2条）和污水桶。②妇检包（无菌物品）：袖套、孔巾、妇科窥器、镊子、小圆杯、棉球数个和方纱数块。③其他：胎心多普勒（或胎心听筒）、无菌液状石蜡、无菌手套，一次性尿管和皮钳（必要时）。

（3）环境：关好门窗，室温 25℃～28℃，隐蔽。

（4）孕妇：排空膀胱。

3. 操作程序（见表1-4）

表1-4　阴道检查操作流程

项目	步骤	要点及注意事项
检查前	用物推至患者床旁，遮挡、查对，向孕妇解释检查的目的；协助孕妇取截石位，暴露外阴部	充分暴露会阴，孕妇体位舒适，注意保暖
消毒外阴和导尿	按外阴冲洗程序消毒外阴（略）；打开妇检包，分别往两个小圆杯内加0.1%碘伏消毒液和无菌液状石蜡，无菌手套；孕妇膀胱胀者导尿	按要求洗手，戴无菌手套。需破膜者加入皮钳；观察尿液颜色和量
阴道检查	铺无菌孔巾，暴露会阴；妇科窥器撑开阴道观察宫颈和前羊水囊情况；抽出妇科窥器，右手示指和中指伸入阴道，检查坐骨棘、宫颈、胎先露和羊膜囊等情况（方法同肛查）	检查过程中指导孕妇放松，配合检查。妇科窥器前部用石蜡油涂抹；检查前用无菌纱布遮盖肛门；右手拇指伸直，其余各指屈曲；注意无菌操作
人工破膜	配合医生进行如下操作；右手示指和中指伸入阴道，触及水囊；左手持皮钳顺右手指面伸入；破膜	选择宫缩间歇期破膜，破膜前后需测胎心率变化，破膜后阴道内手指应堵住破口，控制羊水缓慢流出，以免宫腔骤然缩小，引起胎盘早剥和脐带脱垂
观察记录	记录阴检结果；记录羊水情况；观察记录宫缩的情况和胎心率变化	阴检结果包括坐骨棘、宫颈、胎先露和羊膜囊的情况。羊水情况包括破膜的时间、羊水的颜色、性状和量
整理	孕妇：为孕妇穿上裤子，摆好舒适体位；病床单位：整洁；用物：分类处理和放置；护士：洗手	器械和敷料分开处理

4. 评价

（1）孕妇能说出阴道检查的目的，主动配合检查。

（2）护士动作轻巧，关心体贴孕妇，孕妇无不适。

（3）操作有条理，严格遵守无菌操作。

（三）相关链接

（1）前置胎盘或疑为前置胎盘者忌盲目行肛门检查或阴道检查，严重的痔疮、脱肛者尽量不做肛门检查。

（2）过去观点认为，肛门检查避免了直接进入到软产道进行检查，可以减少因检查引起的感染机会。新的观点认为，阴道检查比肛门检查直接，检查结果清楚、明确，而且肛门检查带出的粪便更容易污染会阴部。临床上并未证明2种检查方法哪种引起的感染概率高。

十二、枕前位助娩技术

（一）目的

保护会阴，防止会阴Ⅲ度裂伤；协助胎儿娩出；协助胎盘娩出。

（二）适应证

胎位是左枕前和右枕前，软产道和骨产道无异常的产妇。

（三）操作流程

1. 评估

（1）了解产妇产次、孕周、病情、宫高、腹围、产程进展、胎心、宫缩等情况。

（2）产妇对配合接生的认知程度及心理反应。

（3）环境舒适，室温是否适宜，隐蔽程度。

2. 准备

（1）护士：着装整洁，戴帽子、口罩，消毒灭菌洗手。

（2）物品：①产包（无菌）：敷料，有中单、手术衣、大孔巾、夹纱、有带小纱、小孔巾；器械，弯盘、小杯（装棉球或纱球）、持针钳、有齿直钳、中直钳、小弯钳、会阴侧剪、短有齿镊、大碗（装胎盘）、治疗碗、聚血盘等。②其他（无菌）：10ml注射器、9号长针头、手套、针和缝线。③药物：75%乙醇、0.1%碘伏、1%利多卡因、0.9%氯化钠溶液10ml、催产素20U、消毒液。④接新生儿物品（无菌）：弯盘、小弯（直）钳、弯剪、棉签、脐圈或脐夹、纱球、三角纱、中方纱、脐布、吸球、治疗巾。⑤新生儿复苏用品：装上合适叶片的喉镜、导管、导管芯、100ml简易呼吸囊、合适的面罩、调节负压吸引装置的压力小于100mmHg、吸引连接管、吸痰管、氧气。

（3）环境：室温25℃~28℃，注意保暖，遮挡产妇，预热开放抢救台。

（4）产妇：取舒适膀胱截石位，两腿屈曲分开，两脚蹬脚踏，两手握紧把手，保持良好的状态。

3. 操作程序（见表1-5）

表1-5　枕前位助娩术操作程序

项目	步骤	要点及注意事项
操作前准备	常规外阴消毒后铺无菌巾，穿手术衣再次消毒外阴，铺大孔巾，开放抢救台铺上无菌巾	重叠大治疗巾垫于产妇臀下，注意不要污染双手 顺序：阴道口、小阴唇、大阴唇、腹股沟 注意遮盖肛门
会阴切开	有会阴切开指征者予行会阴切口术，详见会阴切开缝合术	同会阴切开缝合术
协助胎儿娩出	接生者右手拇指与其余四指分开，手握消毒纱垫紧贴会阴部，用大鱼际肌保护会阴部；当宫缩胎头拨露时向上向内用力，左手四指并拢向下轻压协助胎头俯屈；胎头枕部到达耻骨弓下时协助胎头仰伸；协助胎头复位及外旋转；协助前肩娩出；协助后肩娩出；在距脐根部15~20cm处用2把血管钳钳夹，在两钳之间剪断脐带	宫缩间隙时，保护会阴的手稍放松，以免压迫过久引起会阴水肿。保护会阴方法正确，用力恰当；及时挤出新生儿口鼻内的黏液和羊水；使胎儿双肩径与骨盆出口前后径相一致。左手将胎儿颈部向下轻压、右手保护会阴；左手托胎儿颈部向上、右手保护会阴；断脐前先用吸泵或长管负压吸引，清除胎儿口鼻腔内的黏液
协助胎盘娩出	确认胎盘剥离；左手置于宫底并按压，右手轻拉脐带，协助胎盘娩出；检查胎盘胎膜是否完整，测量胎盘、脐带长度	胎盘未剥离前，切忌用手按压宫底或牵拉脐带。胎盘娩出至阴道口时用双手捧住胎盘，向一个方向旋转并缓慢向外牵拉，胎盘胎膜是否完整需两人确认
观察记录	填写分娩记录单；观察子宫收缩及阴道流血情况；测量生命体征	产时出血量估计准确；用聚血盆收集或称重法记录产后2小时内出血量，重视产妇的主诉
整理	产妇：垫好卫生巾、更衣盖被；病床单位：整洁；用物：分类处理，器械按要求处置；护士：洗手	产妇身体无血污，注意保暖。按医疗废物处理办法分类处理，器械须初步清洗浸泡

4. 评价

（1）产妇能说出有关分娩知识，主动配合操作。

（2）关心体贴产妇，耐心解释。

（3）严格按消毒隔离规范进行操作。

（四）相关链接

1. 左枕前位分娩的机制

（1）衔接：胎头双顶径进入到骨盆入口平面，胎头颅骨最低点接近或达到坐骨棘水平，称为衔接。胎头进入到骨盆入口时呈半俯屈状态，以枕额径衔接，由于枕额大于骨盆入口前后径，胎头矢状缝坐落在骨盆入口右斜径上，胎儿枕骨在骨盆前方。经产妇多在分娩开始后胎头衔接，小部分初产妇可在预产期前周内胎头衔接。若初产妇分娩已开始而胎头仍未衔接，应警惕有无头盆不称。

（2）下降：胎头沿骨盆轴前进的动作，称下降。下降贯穿在整个分娩过程中，与其他动作相伴随。下降动作是间歇的，促使胎头下降的因素有宫缩时通过羊水传导的压力，由胎体传至胎头；宫缩时子宫底直接压迫胎臀；腹肌收缩；胎体伸直伸长。初产妇胎头下降速度较经产妇慢，系因子宫颈扩张缓慢及软组织阻力大的缘故。临床上观察胎头下降的程度，可作为判断产程进展的重要标志之一。胎头在下降过程中，受骨盆底的阻力发生俯屈、内旋转、仰伸、复位及外旋转等动作。

（3）俯屈：当胎头以枕额径进入到骨盆腔后，继续下降至骨盆底，即骨盆轴弯曲处时，处于半俯屈状态的胎头枕部遇到肛提肌的阻力，借杠杆作用进一步俯屈，变胎头衔接时的枕额径为枕下前内径以适应产道的最小径线，有利于胎头进一步下降。

（4）内旋转：胎头于第一产程末完成内旋转动作。内旋转使胎头适应中骨盆及骨盆出口前后径大于横径的特点，有利于胎头进一步下降。枕先露时，胎头枕部位置最低，枕左前位时遇到骨盆肛提肌阻力，肛提肌收缩将胎儿枕部推向阻力小、部位宽的前方，胎枕自骨盆左前方向右旋转至正枕前位，小囟门转至耻骨弓下方。

（5）仰伸：胎头完成内旋转后，到达阴道外口时，子宫收缩力、腹肌及膈肌收缩力继续迫使胎头下降，而骨盆肛提肌收缩力又将胎头向前推进，两者共同作用（合力）使胎头沿骨盆轴下降向下前方向转向上，胎头的枕骨下部达到耻骨联合下缘时，以耻骨弓为支点，使胎头逐渐仰伸，胎头顶、额、鼻、口、颏相继娩出。当胎头仰伸时，胎儿双肩径进入到骨盆入口左斜径或横径上。

（6）复位及外旋转：胎头娩出时，胎儿双肩径沿骨盆左斜径下降。

（7）胎儿娩出：胎头完成外旋转后，前肩（右）在耻骨弓下娩出。继之，后肩（左）从会阴道缘娩出。两肩娩出后，胎体及下肢随之顺利娩出。

2. 脐带绕颈的处理

当胎头一娩出，将左手示指伸入触摸有无脐带绕颈，若有脐带绕颈，可用手将脐带顺胎肩推下或从胎头滑下。若脐带绕颈过紧或绕颈 2 周或以上，嘱产妇哈气，用 2 把血管钳钳住脐带并从中剪断，松开脐带。

3. 自然分娩的好处

（1）产妇：自然分娩是一个自然的生理过程，出血少，合并症少，利于子宫收缩，分娩后恢复快。

（2）新生儿：①分娩过程中子宫有规律的收缩，能使胎儿肺脏得到锻炼，使肺泡扩张，促进胎儿肺成熟。②阴道分娩时，有规律的子宫收缩以及经过产道时的挤压作用，可将胎儿呼吸道内的羊水和黏液排挤出来，新生儿的并发症如吸收性肺炎的发生率大大减少。③经阴道分娩时，胎头受子宫收缩和产道挤压，头部充血，可提高脑部呼吸中枢的兴奋性，有利于新生儿娩出后迅速建立正常呼吸。④免疫球蛋白在自然分娩过程中可由母体传给胎儿，剖宫产儿缺乏这一获取抗体的过程，因而自然分娩的新生儿具有更强的抵抗力。

4. 国外提倡分娩法

有报道指出，西方发达国家的妇女，分娩时愿采用立式或坐式分娩法。日本自治医科大学藤郁夫博士在报告中指出，立式或坐式分娩时，产妇的阵发性疼痛频率增加，且有规律，胎儿的胎心也平稳；如果产妇自由活动，会更促进胎儿的迅速娩出。

5. 水中分娩法

波兰自 1997 年 6 月 1 日开始试用水中分娩法以来，波兰已经有 500 多个水中出生的婴儿。西里西亚医学院妇产科教研室主任理夏德·波莱巴认为，水中分娩的好处主要有两方面：一是水中分娩比较快，能减少对母亲的伤害和婴儿缺氧的危险；二是母亲便于休息，便于翻身，而且热水可减少分娩时的痛苦。

十三、胎头吸引术的护理配合

（一）目的

缩短第二产程。

（二）适应证

子宫收缩乏力，第二产程延长；第二产程中胎儿宫内窘迫；妊娠合并症需缩短第一产程者，如妊娠合并心脏病、妊娠高血压疾病和瘢痕子宫等；用于剖宫产术娩出胎头；适用条件为顶先露，无头盆不称，胎头双顶径已达坐骨棘平面以下并且宫口开全，胎膜已破者。

（三）操作流程

1. 评估

（1）孕妇孕产史，本次妊娠的情况包括年龄、身高、体重、孕周、妊娠合并症、胎儿（胎儿大小、胎心率、胎方位）和宫缩、宫口开张和破膜等情况。

（2）孕妇对胎头吸引术的认知程度和心理反应。

（3）孕妇采用胎头吸引术的适应证。

（4）环境舒适和隐蔽程度。

2. 准备

（1）护士：着装整洁，戴帽子、口罩，洗手。

（2）物品：①顺产接生物品一套（略）。②胎头吸引器、电动吸引装置、大胶管和无菌液状石蜡。

（3）环境：室温25℃~28℃，注意保暖和遮挡孕妇。预热辐射台。

（4）孕妇：排空膀胱（必要时给予导尿），取舒适膀胱截石位，两腿屈曲分开，两脚蹬脚踏，两手握紧把手，保持良好的状态。

3. 操作程序（见表1-6）

表1-6　胎头吸引术护理操作程序

项目	步骤	要点及注意事项
术前准备	向孕妇解释行胎头吸引术的目的和方法；外阴消毒；打开接生包，打开后加入胎头吸引器、大胶管和无菌液状石蜡；协助术者穿手术衣，调节产床的高度	注意无菌操作
术中配合	协助术者行阴道检查；针管吸会阴阻滞麻醉药；连接吸引器与负压装置；行会阴侧切。放置胎头吸引器并调整吸引器牵引横柄的位置；检查吸引器有否损坏、漏气，橡皮套有否松动，并把橡皮管连接吸引器；形成吸引器内负压；牵引与旋转吸引器；取下胎头吸引器。同顺产接生胎头娩出后的处理（略）	确定是否适合行胎头吸引术；宫缩期间切开；观察吸引器是否紧贴胎头；调节负压200~300mmHg；吸引器滑脱可重新装置，但不应超过2次；吸引时间一般以不超过10min为准，最长不超过20min，且在5次宫缩以内为佳；牵引时助手注意保护会阴
观察记录	观察产妇宫缩和阴道流血的情况；观察产妇的生命体征，注意血压情况的药物；观察并记录新生儿情况	及时正确应用缩宫素等加强子宫收缩。注意新生儿有无胎头血肿和颅内出血的表现
术后整理	产妇：为产妇垫好卫生巾，更衣盖被；病床单位：整洁；用物：分类处理；护士：洗手	注意保暖。按医疗废物处理办法分类处理污物，器械先清洗干净

4. 评价

（1）孕妇能说出胎头吸引术的目的，配合操作。

（2）牵引方法正确，牵引一次成功，无软产道裂伤和新生儿头皮损伤。

（3）关心体贴产妇，耐心解释并给予正确的指导和鼓励。

（四）相关链接

（1）胎头吸引器的两种型号：金属空筒（直形或牛角形），直径为5.5cm和6.0cm；硅胶胎头吸引器，直径为6.0cm和9.0cm。

（2）较早常使用的另一种形成负压的方法（注射器抽气法）。将50ml注射器与吸引器的橡胶管连接抽气（直径 6.0cm 抽气 30ml，直径 9.0cm 抽气 90ml，使吸引器内达到 300mmHg 负压），抽气后用止血钳夹住橡胶管。适用于巡回医疗和缺乏电源的地方使用。

（3）对子宫收缩乏力者进行牵引的同时，可使用催产素增强子宫收缩力以减少牵引力，从而减少机械损伤，减少胎头吸引术并发症的发生。

（4）胎头吸引术的禁忌证。异常胎产式和胎方位，明显头盆不称者；先露部高于坐骨棘水平者；宫口未开全者。

十四、钳产术的护理配合

（一）目的

缩短第二产程。

（二）适应证

同胎头吸引术；胎头吸引术失败者；臀位分娩后出头困难者。

（三）操作流程

1. 评估

（1）了解产妇产次、孕周、病情、宫高、腹围、产程进展、胎心、宫缩等情况。

（2）产妇对钳产术的认知程度及心理反应。

（3）孕妇采用钳产术的适应证。

（4）环境舒适和隐蔽程度。

2. 准备

（1）护士应着装整洁，戴帽子、口罩，洗手。

（2）物品：①顺产接生物品 1 套。②灭菌产钳 1 副、宫颈钳 4 把、阴道拉钩 1 对、导尿管、消毒液状石蜡。

（3）环境。室温 25℃~28℃、注意保暖、遮挡产妇，预热开放抢救台。

（4）产妇取舒适膀胱截石位，两腿屈曲分开，两脚蹬脚踏，两手握紧把手，保持良好的状态。

3.操作（见表1-7）

表1-7　钳产术护理操作程序

项目	步骤	要点及注意事项
术前准备	向孕妇解释钳产术的目的和方法；外阴消毒；打开接生包，打开后加入产钳、导尿管等；协助术者穿手术衣，调节产床的高度	产妇体位舒适，注意保暖，遮挡产妇，关心体贴产妇。符合无菌操作原则
术中配合	协助术者行导尿术及阴道检查术；配合行会阴阻滞麻醉；行会阴侧切术；放置产钳，协助扶持产钳；合拢钳柄，检查钳叶位置；宫缩时向外向下牵拉产钳，助手注意保护会阴；当胎头额部牵出后可松解并取出产钳，助手仍需保护好会阴；以后娩出及处理同正常分娩助产	了解先露下降（以骨质进展为准）及胎方位、骨盆情况，排除禁忌证；大多数采取双侧会阴神经阻滞麻醉，切口应够大，先放置左叶，后放置右叶；如果不能扣合则表示产钳放置不当，术中应重新放置；伸手入阴道内检查钳叶与胎头之间有无夹持宫颈组织；用力适当、均匀保护会阴；先取右产钳，后取左产钳
观察记录	观察产妇宫缩和阴道流血及切口的情况；观察产妇的生命体征，注意血压情况；观察并记录新生儿情况	及时正确应用缩宫素等加强子宫收缩的药物；注意新生儿颜面部有无破损、有无胎头血肿和颅内出血的表现
术后整理	产妇：为产妇垫好卫生巾，更衣盖被；病床单位：整洁；用物：分类处理；护士：洗手	注意保暖；按医疗废物处理办法分类处理用物，器械需先清洗干净

4.评价

（1）产妇能说出有关分娩知识，主动配合操作。

（2）关心体贴产妇，耐心解释。

（3）严格按消毒隔离规范进行操作。

（4）操作严谨有条理。

（四）相关链接

1.钳产的禁忌证

严重头盆比例不称、产道阻塞等使胎儿不能从阴道分娩者；宫口未开全者；

除枕先露以外的其他各种异常胎位；胎头双顶径在坐骨棘水平或以上者；死胎、畸胎者。

2. 单叶产钳助产术的技术

有报道称，应用单叶产钳助产术的技术与双叶产钳术相比，体积缩小 1/2，减少了胎儿头部与产道及钳叶间过度挤压，从而减少了产伤及软产道损伤。具有操作简单、易于掌握、助产快、对母儿损伤小等优点。一旦失败即改双叶产钳。

3. 新生儿产伤

产伤是由于分娩时使用钳产、吸引产等牵拉头部，或助产时用力过猛引起，其种类颇多，损伤程度不一，大致可分为软组织损伤、骨折、周围神经损伤、内脏损伤四大类。较常见的产伤有产瘤、头颅血肿、锁骨骨折、臂丛神经麻痹。

4. 钳产术对母儿预后的影响

（1）对新生儿的影响：主要为新生儿窒息、产伤。

（2）对母亲的影响：主要为软产道裂伤、产后出血及会阴伤口愈合不良等。

5. 胎头吸引术和钳产术的比较

用同样的牵引力，胎头吸引器胎儿颅内压比钳产术要低 20 倍，因而胎儿颅内损伤比产钳术发生率明显降低。但产钳牵引力比胎头吸引力大，对于胎头位置较高者所需牵引力较大时，产钳较吸引器更适合。

十五、剖宫产术的护理配合

（一）目的

解决异常分娩和挽救胎儿。

（二）适应证

1. 产妇方面

（1）产道异常：①骨产道异常，如骨盆狭窄或畸形；相对性头盆不称经严密观察试产失败时。②软产道异常，外阴、阴道严重瘢痕或静脉曲张，估计分娩时会引起严重撕裂者；宫颈水肿、宫颈坚韧经处理无好转者；盆腔肿瘤阻碍胎头进展者。

（2）产力异常：①宫缩乏力，经处理无效，伴有产程延长或停滞者；②先兆子宫破裂者；③引产失败而需在短时间结束分娩者。

（3）妊娠合并症和并发症：①妊娠合并心脏病、严重妊娠高血压疾病；②产前出血如前置胎盘、胎盘早期剥离者。

（4）孕妇多年不育或年龄在35岁以上者。

2. 胎儿方面

（1）胎儿窘迫，短时间内不能阴道分娩者。

（2）脐带脱垂，胎心音尚好，估计短时间内不能自阴道分娩者。

（3）巨大儿。

（4）胎位异常如臀位、横位、颏后位等。

（5）多胎妊娠、联体双胎。

（三）操作流程

1. 评估

（1）了解产妇产次、孕周、病情、胎心、宫缩等情况。

（2）产妇对剖宫产的认知程度及心理反应。

（3）环境舒适，隐蔽程度。

2. 准备

（1）护士：应着装整洁，戴帽子、口罩，修剪指甲、消毒灭菌洗手。

（2）物品：①器械：海绵钳、持针钳、有齿直钳、皮钳、中弯钳、布巾钳、短有齿镊、中无齿镊、甲钩、腹钩、肠压板、子宫下段钩、直剪、弯剪、宫肌剪、大刀柄、吸球、大碗、治疗碗、缝合针（三角针、圆针）、缝线（丝线及肠线）等。②敷料：开腹孔巾、治疗巾、中单、夹纱、中方纱、纱球、手术衣、无菌手套等。③药物：术前注射药物、催产素、消毒液等。④接婴儿的物品：弯盘、小弯（直）钳、弯剪、棉签、脐圈、纱球、三角纱、中方纱、脐布、吸球、中单、手术衣、治疗巾等。⑤其他：吸引装置、连接管，母婴抢救用药用物准备，如婴儿气管插管、氧气、暖箱等。

（3）环境：室温25℃~28℃，注意保暖，遮挡产妇，预热辐射台。

（4）产妇：仰卧位，必要时（如出现仰卧位低血压综合征）倾斜手术台或改侧卧位。

3.操作程序（见表1-8）

表1-8　剖宫产术护理流程

项目	步骤	要点及注意事项
术前准备	向孕妇解释行剖宫产的目的和配合方法 巡回护士：①测量产妇血压、脉搏、心率及呼吸频率、胎心音；②协助手术者消毒手术野。 器械护士：①灭菌洗手；②协助铺无菌单。 核实手术台上的物品	查对产妇，并询问产妇对手术的认识，摆好产妇的麻醉体位，核对包内消毒指示卡，注意手指缝、指尖的刷洗，注意铺巾的次序，双手无污染，台面器械摆放整齐，数目清晰
术中配合	根据手术进展的层次和步骤递上相应的器械；协助暴露手术视野，吸羊水和血液；帮助断脐；检查胎盘胎膜是否完整；关腹前再次清点纱布、器械	避免弄湿台面，递器械手法正确；进入到腹腔后，用盐水带纱，保持手术野没有多余的器械；在胎儿取出后宫体注射催产素20U，清点数目无误才允许手术者关腹
观察记录	按压宫底，了解产妇宫缩和阴道流血情况；观察阴道流血、子宫收缩、切口敷料、尿管情况；观察产妇的生命体征情况；记录以上观察的内容	术后宫底一般平脐，注意尿管是否通畅、尿量、颜色 重视产妇的主诉，视产妇具体情况测量血压、脉搏、呼吸
术后整理	产妇：垫卫生巾、更衣，取舒适体位；病床单位：整洁；用物：器械和敷料按要求处置；护士：洗手	产妇身体清洁无血污，污物分类处置，器械先清洗干净

4.评价

（1）产妇能说出有关手术知识，主动配合操作。

（2）关心体贴产妇，耐心解释。

（3）严格按消毒隔离规范进行操作。

（四）相关链接

1.剖宫产的禁忌证

（1）母体：孕妇状况极差、腹壁或子宫严重感染、已具备阴道分娩条件，如确诊胎儿死亡而对母亲无严重威胁者。

（2）胎儿：胎儿存在无法矫正的严重畸形、估计出生后不能存活、死胎不需立刻分娩者。

2. 剖宫产的发展历史

剖宫产的发展先后经历了尸体剖宫产、切开子宫取出胎儿缝合子宫的剖宫产、欧式剖宫产子宫切除术、古典式剖宫产术、经腹腔腹膜外剖宫产术、腹膜外剖宫产术、子宫下段剖宫产术、新式剖宫产术等几个发展阶段，在现代产科临床上，各种剖宫产手术日趋完善。目前临床常用的手术方式是子宫下段剖宫产术。

3. 腹膜外剖宫产膀胱准备

剖宫产术前需要留置导尿管，排空膀胱。但腹膜外剖宫产由于要分离膀胱与腹膜，增加了膀胱损伤机会，为了防止术中损伤膀胱，术前必须做好膀胱充盈的准备。一般在术前30分钟插入尿管，见尿后即夹闭导管并留置尿管，使膀胱充盈，必要时以0.9%氯化钠溶液150ml注入膀胱使其处于充盈状态。手术中切开子宫下段时排空膀胱，以免损伤，同时有助于胎儿娩出。

4. 剖宫产率

WHO提出，剖宫产率不大于15%，但剖宫产率增高已是全世界都面临的问题。如美国约为24%，加拿大约为19%，欧洲国家为10%~14%，荷兰、捷克6%~7%，日本约为7.3%，国内大部分城市医院剖宫产率在40%以上，少数已超过60%，某些医院已上升至70%以上。

5. 剖宫产的主要原因

国内资料显示，剖宫产的主要原因依次为胎儿宫内窘迫、胎膜早破、脐带绕颈、社会因素。

6. 剖宫产的优缺点

（1）优点：剖宫产是解决某些难产最有效的手段，可及时挽救母婴的生命，免去母亲遭受阵痛之苦。

（2）缺点：产妇术后并发症如疼痛、发热、腹胀、出血等。新生儿因未经产道挤压，不易适应外界环境，易发生新生儿窒息、吸入性肺炎及剖宫产儿综合征（包括呼吸困难、发绀、呕吐、肺透明膜病等）。

7. 剖宫产的最佳时机

（1）研究表明，正常分娩过程中，胎头受压，头部出现充血，有利于建立正常呼吸，出生后短时间呼吸量高达 1530ml/min，胸廓扩展程度较高；而剖宫产儿的呼吸中枢处于胎儿期的低功能状态，出生后呼吸量仅为 1080ml/min。

（2）如果剖宫产指征不明确者，可于子宫下段已经形成、宫口开大 3~4cm、产妇没有疲惫、宫缩尚无乏力、胎儿也无缺氧现象的时候进行剖宫产。因为婴儿出生时如果没有经过产道挤压，缺乏刺激，神经及呼吸系统发育会受影响，将来容易产生情绪敏感、注意力不集中、动作不够协调、多动、胆小等问题。

第四节 产后护理

一、产后外阴抹洗／冲洗

（一）目的

保持会阴部清洁，预防生殖系统、泌尿系统感染；观察产妇会阴伤口／切口愈合情况；清除外阴分泌物，使产妇舒适。

（二）适应证

产后、会阴部有伤口者；留置导尿管者；卧床患者。

（三）操作流程

1. 评估

（1）了解产妇疾病诊断、分娩方式及经过。

（2）外阴部有无伤口、有无感染，阴道流血情况。

（3）产妇对外阴抹洗／冲洗的认知程度及心理反应。

（4）环境舒适，隐蔽程度。

2. 准备

（1）护士：着装整洁，洗手。

（2）物品：消毒大棉球或大头棉签若干、温开水或消毒液（温度40℃左右）、无菌治疗碗、弯盘、消毒镊子（有大头棉签不需备）、康护垫、便盆、屏风。必要时备75%乙醇棉球、无菌纱布、50%硫酸镁等。

（3）环境：注意保暖，遮挡产妇。

（4）产妇：取舒适屈膝仰卧位，大腿屈曲并尽量张开。

3. 操作程序（见表1-9）

表1-9　产后外阴护理操作程序

项目	步骤	要点及注意事项
准备	用物推至产妇床旁，向产妇解释，协助脱去一侧裤腿盖在另一侧腿上；协助产妇取屈膝仰卧位，暴露外阴部；臀下垫康护垫、弯盘或便盆	产妇体位舒适 注意保暖，遮挡产妇
抹洗/冲洗	用消毒液或温水按以下顺序抹洗/冲洗：①阴阜；②两侧大阴唇自上而下抹洗/冲洗（分左右）；③尿道口、阴道口、小阴唇内侧往下抹洗/冲洗（分左右）；④会阴部伤口及其周围；⑤肛周、肛门。 干棉球或大头棉签先抹伤口，再从内至外，由上而下抹干外阴；若伤口有红肿时可用75%乙醇棉球抹伤口周围；撤下弯盘和康护垫，协助穿好裤子；若有会阴水肿，用消毒镊子夹取硫酸镁纱布敷伤口15~20分钟	液体温度适宜，若用大棉球抹洗时不能混淆两把镊子的作用，交换棉球时镊子之间不能触及 一般步骤①，步骤②③④和步骤⑤各使用一个棉球或一支大头棉签； 根据产妇情况增加抹洗/冲洗次数，直至干净； 注意观察会阴及会阴伤口周围组织有无红肿、分泌物性质、伤口愈合情况；伤口感染者最后抹洗/冲洗
观察记录	观察产妇会阴部情况；会阴部有伤口/切口应记录其具体情况	观察有无肿胀 记录有无红肿、分泌物及愈合情况
整理	患者/产妇：协助患者/产妇穿裤子，盖被；病床单位：整洁；用物：分类处理；护士：洗手	注意保暖，患者/产妇取舒适体位；溅湿床单应更换；器械进行初步清洗，污物按规定处置

4. 评价

（1）产妇能说出外阴抹洗/冲洗的有关知识，主动配合操作。

（2）护士动作轻巧，按抹洗/冲洗顺序进行操作。

（3）产妇舒适，外阴清洁无血迹。

（四）相关链接

（1）目前市面常用女性专用洗液的种类很多，美国国家过敏与感染疾病研究所的一项报告指出，外用洗液会让3/4绝经期前后的女性出现真菌感染，使其阴道灼热，外阴红肿，性交疼痛。

（2）正常情况下，女性应尽量只用清水冲洗外阴，但应避免让清水灌入阴道内。清洗次数以每天1次为宜。清洗时，最好用温水淋浴，如果无淋浴条件，可用盆洗，但必须专盆专用。

（3）清洗阴部前应先洗净双手，然后用手从前向后清洗外阴，再洗大、小阴唇，最后洗肛门及周围。

二、会阴热射

（一）目的

促进血液循环，减轻局部水肿和痉挛；促进炎症吸收，减轻疼痛；有利于组织的生长和修复，促进会阴伤口愈合；保持会阴伤口干燥，增加产妇舒适感。

（二）适应证

会阴水肿、血肿、伤口硬结及愈合不良者。

（三）操作流程

1. 评估

（1）产妇分娩时间、病情、热射的目的。

（2）产妇对会阴热射的认知程度及心理反应。

（3）阴道出血量及外阴部伤口情况，有无水肿、血肿、伤口硬结或感染。

（4）环境舒适，隐蔽程度。

（5）热射仪器的选择及性能检查。

2. 准备

（1）护士：着装整洁，洗手。

（2）物品：①外阴抹洗物品。②红外线灯或高效电磁波治疗仪，必要时备电插板。

（3）环境：注意保暖，遮挡产妇。

（4）产妇：取屈膝仰卧位，大腿尽量分开。

3. 操作程序（见表 1-10）

表 1-10　会阴热射护理操作程序

项目	步骤	要点及注意事项
外阴抹洗准备	核对产妇，做好解释；产妇取屈膝仰卧位，暴露外阴部；进行外阴抹洗（参考产后外阴抹洗）	
照射	放置理疗灯；调节照射时间；嘱产妇不要随意移动腹部及双腿，以免烫伤	距离外阴部 15~30cm，按医嘱执行，一般 15~20 分钟。使用高效电磁波治疗仪照射时，不能用布类物品遮挡治疗仪，以免发生燃烧
观察	观察局部皮肤情况；询问产妇感觉，随时调节灯距	照射期间，每 10 分钟观察皮肤情况及了解患者/产妇有无烧灼感，防止烫伤
整理	产妇：撤下理疗仪，垫上消毒会阴垫；协助穿好裤子；病床单位：整洁；用物：物品处置规范；护士：洗手	病床单位整洁舒适；器械、污物分类处理

4. 评价

（1）产妇能说出会阴热射的作用，主动配合操作。

（2）动作轻巧，照射过程安全，产妇感觉良好。

（四）相关链接

1. 热的治疗作用

（1）促进炎症的消散或局限：当热传到皮肤，使局部血管扩张，改善血循环，增强新陈代谢和白细胞的吞噬功能。因而在炎症早期用热疗可促进炎性渗出物的吸收和消散，在炎症后期用热疗可使炎症局限。同时，因白细胞释放蛋白溶解酶溶解坏死组织，有助于坏死组织的清除与组织修复。

（2）解除疼痛：温热的刺激能降低痛觉神经的兴奋性，改善血循环，减轻炎性水肿及组织缺氧，加速致痛物质（组胺等）的排出；又由于渗出物逐渐吸收，从而解除对局部神经末梢的压力。温热能使肌肉、肌腱、韧带等组织松弛，可解除因肌肉痉挛、强直而引起的疼痛，临床上常用于腰肌劳损、胃肠痉挛、肾绞痛等。

（3）减轻深部组织充血：局部用热刺激神经末梢，引起反射性血管扩张，体表血流增加，相对减轻了深部组织的充血。

（4）保暖：冬天常对危重、小儿、老年及末梢循环不良的患者进行保暖，以促进血循环，维持体温的相对恒定，使患者舒适。

2. 磁热疗法的作用

（1）磁场的抗感染、消肿：磁场的抗感染消肿作用，表现在对炎症的变性、渗出、增生三个主要反应过程，均呈现非特异性的抑制作用，能够明显地控制肿胀的发生和促进消散，从而有利于再生和恢复功能。

（2）镇痛：磁场对炎症的镇痛与痛阈的控制有关，因磁场功能可以降低递质活性，解除肿胀压迫，减少瘀滞缺氧而导致的组织崩解，以达到镇痛目的。磁场对中枢神经有抑制作用而产生镇痛。其镇痛作用与场强有密切关系。

三、会阴湿热敷法

（一）目的

会阴湿热敷可使局部血管扩张，改善局部血液循环，增强局部白细胞的吞噬作用和组织活力，有助于局限脓肿、消肿和减轻疼痛，刺激局部组织的生长和修复。

（二）适应证

会阴水肿、血肿、伤口硬结及愈合不良者。

（三）操作流程

1. 评估

（1）了解产妇疾病诊断、病情、会阴湿热敷的目的。

（2）产妇对会阴湿热敷的认知程度及心理反应。

（3）外阴部伤口情况及出血量，有无水肿、血肿、伤口硬结或感染。

（4）环境舒适，隐蔽程度。

2. 准备

（1）护士：着装整洁，洗手。

（2）物品：①外阴擦洗物品。②治疗碗（内盛热水或药液，温度为50℃~60℃），弯盘，镊子2支，纱布2块，敷布2块，温度计，凡士林，棉签，康护垫，毛巾，必要时备热水袋、屏风，有伤口者备换药物品。

（3）环境：注意保暖，遮挡产妇。

（4）产妇：取屈膝仰卧位，大腿屈曲并尽量分开。

3. 操作程序（见表1-11）

表1-11　会阴温热敷护理操作程序

项目	步骤	要点及注意事项
外阴准备	抹洗步骤同外阴抹洗	
湿热敷	臀下垫康护垫；热敷部位先涂一薄层凡士林或石蜡油；盖上干消毒纱布；将敷布浸入热水或药液中，双手持镊子将敷布拧至不滴水，抖开敷布敷在患处；每3~5min更换1次敷布	凡士林可减缓热传导，预防烫伤，涂的面积应是病损范围的2倍。可用热水袋、红外线灯或治疗仪照射以保持温度，一般敷15~20分钟
观察	观察局部皮肤情况；询问产妇感觉	注意观察热敷部位皮肤状况
整理	产妇：撤下纱布擦去凡士林，垫上消毒会阴垫，协助穿好裤子；病床单位：整洁；用物：分类处理；护士：洗手	对有伤口的部位做热敷时，应按无菌操作进行，热敷前擦净伤口，敷后按换药法处理伤口；病床单位溅湿应及时更换，器械先清洗干净，污物放医疗垃圾袋内

4. 评价

（1）产妇能说出会阴湿热敷的有关知识，主动配合操作。

（2）动作轻巧，热敷过程安全，产妇感觉良好。

四、其他护理方法

（一）产后伤口的种类及护理

1. 自然产伤口

自然生产多少会对子宫颈口及阴道组织造成一些改变或破坏，但是，这样的伤口通常会在产后自行愈合；反而若是因为产程进展太快，或者在待产期间不当的用力所导致的阴道撕裂伤，则往往必须借助外科修补术加以缝合，才不致延缓复原的时间。所以，有时候为了避免产妇发生较大范围且不易处理的会阴撕裂伤，产科医师或助产士通常会以会阴切开的方式来帮助胎儿顺利娩出；因为会阴及阴道的血管丰富，所以切开处的伤口在3~4周即可完全愈合。

2. 剖腹伤口

虽然怀孕、生产是一种自然的过程，但仍有一些原因使妇女无法以自然的方式生下婴儿，这时就需要以剖腹生产方式，经由腹壁及子宫切口将胎儿取出，可以帮助无法顺产的妇女能安全地迎接新生儿的到来。

由于手术伤口范围较大，表皮的伤口在手术后5~7天即可拆线或取除皮肤夹，但是，完全恢复的时间需要4~6周。

无论是会阴切开伤口或剖腹伤口的照顾原则大致相同，但因部位的不同，所以在促进伤口复原时就必须运用不同的技巧。

首先，必须注意的是感染的问题，皮肤的完整是保护身体的第一道防线，因此伤口局部的红、肿、热、痛绝对不可轻忽，只要不适感持续未改善或者出现脓性分泌物时，记得赶快回到医院检查；除此之外，阴道大量出血或者排出多量血块也是不正常的情形，应尽速就医。

其次，为了促进伤口愈合，不妨从以下几个方面着手：①保持伤口清洁干燥。②温水坐浴。③避免瘢痕产生。④注重营养摄取。⑤适度运动。⑥身体清洁。⑦勿提重物。⑧性生活勿急躁。

（二）产后的护理

1. 饮食

产后头两天可吃些流食或半流食，以后要吃营养丰富、容易消化的饭菜，如牛奶、鸡蛋、鸡、鱼、瘦肉、豆制品、新鲜蔬菜和水果等。为了增加产后乳汁分泌，可吃猪蹄汤、肉骨头汤、鲫鱼汤等，饮食要多样化，荤素搭配，还可喝一些红糖水。忌吃生冷及有刺激性的食物。要鼓励产妇及时大小便，这样有利于子宫收缩，如产后6~8小时仍不能自行排尿，可扶其坐起排尿，或热敷下腹部膀胱区。为防止大便干燥，可给产妇多吃些蔬菜，若产后3天仍不排大便者，可使用开塞露或口服缓泻药。给产妇以营养丰富的饮食，多给些温度适中的盐开水，以及其他饮料，以增强身体抵抗力。产妇经过妊娠、分娩，体力消耗很大，产后还需哺育婴儿，因此营养需求量相对要多得多。供给产妇充足的热量、丰富的蛋白质、维生素、大量的水分和必需的矿物质，是非常必要的。但是，如果产后过多地进食高热量食物和肥甘厚味的补品，不仅造成营养物质的浪费，达不到进补的目的，还会增加肠胃负担，劳伤脾胃，引起消化不良，并影响乳汁的分泌。此外，产妇食入过量的高脂肪、高蛋白食物，还会导致乳汁中脂肪球增多，从而引起婴儿脂性腹泻。故科学合理地安排产后乳母的膳食是十分重要的。

2. 休息

产后最初 24 小时内应严格卧床休息，保证充足睡眠。冬季室内要注意保暖，防止受凉感冒。夏季室内温度也不要过高，以防中暑，并要定期开窗通风，保持空气新鲜。

如果产妇分娩过程顺利，则产后 24 小时可起床活动，以不感疲劳为宜。并逐日增加下床活动时间。因为早期起床活动可促进子宫收缩，帮助盆腔组织、腹壁肌肉恢复。最好定期俯卧及做产后保健操，这样不但可预防尿失禁及子宫脱垂，而且有利于身体健美。

产后应注意观察恶露变化，一般产后 4~5 天为血性液体，1 周后变成棕色液体，2 周后变成黄色或白色黏液。流血的时间因人而异，短的 1 周，长的可达 1 个月。正常流出的液体有腥味，但不臭。如有恶臭味，提示有感染，可口服几天抗生素，如无好转应去医院诊治。要保持外阴部清洁，每日用温水或 1:5000 高锰酸钾液清洗。

3. 哺乳

产后半小时行母婴皮肤接触及早吸吮，有利于乳汁分泌。喂奶前用温水或肥皂水清洗乳头和双手。当乳汁充足使乳房发胀时，可于每次哺乳后用吸奶器将乳汁吸净，也可局部热敷。产褥期内禁止同房，不宜洗盆浴（可洗淋浴），以防生殖器官发生感染。产妇生完孩子后，有 1 个月的产褥期，俗称"坐月子"。如果恰逢夏季的三伏天。就要特别注意预防产妇发生中暑。产后气血虚弱，百脉张开，抵抗力很差，外邪极易侵袭而致病。

（三）护理

1. 起居

产妇的卧室要自然通风，窗户应常打开，使空气流通，保持空气新鲜，阴凉宜人，但要避免凉风直接吹到产妇身上，因为产妇汗孔开放，多汗，容易感冒。气温过高时，可采取一些降温措施，如用冷水擦地，室内放冰等；在农村可在地上洒些井水，也可适当使用空调或电扇，但空调和电风扇的风不要正对着产妇或婴儿；空调的温度不要调得太低，开空调的时间不宜过长。现在一般医院的产房、婴儿寄养室都已安装空调，定时开放。夏季产妇穿衣不宜像常人那样赤臂露肩，但也不要过厚。盖被要保持清洁，不宜盖得太多、太厚，以免影响散热。在三伏天可盖被单和毛巾毯。

2. 洗浴

产后洗浴应注意洗澡时不要采取盆浴，水温不要过热，也不要过冷，以适合体温的 20℃ ~30℃ 即可；还应该按时刷牙。刷牙时选用细软一点的牙刷，也可以在刷牙前将牙刷在 40℃ 左右的温水中事先浸软。刷牙对产妇来说除了清洁口腔外，还有两个方面的好处，一是可以按摩牙龈，二是可以刺激食欲。清洗阴部时不要过分使用杀菌剂，正常细菌是保健的屏障，使用杀菌剂会破坏人体原本的菌群平衡。如果下身没有伤口，且水不会进入到阴道的话可以用平常的清水，有伤口或者浸洗的话就要用沸水冷却到一定温度后使用。每天至少两次（分早晚）对阴部进行清洁。洗后用专用的小毛巾擦干。另外，大便后必须及时冲洗阴部，有条件的话，小便后也应及时冲洗，家里没有那种自动冲洗烘干的坐便器的话，平常家用浇花的小喷壶或者淋浴喷头也可以用。洗后用专用的小毛巾擦干即可。使用厕纸时也要注意，大便后厕纸必须从前往后擦，小便则从后往前擦，这样可以避免阴道口受到污染。

3. 睡眠

产妇要保证充足睡眠。嗜睡是正常现象，晚上要睡 8~10 小时，因夜间哺乳影响睡眠的话也不必着急，可以选择在白天补睡。另外，产妇的睡觉姿势也有讲究。因为生孩子后子宫韧带松弛，睡觉一直仰卧的话子宫容易后倾，中老年期易引起子宫脱垂。因此最好一天之内早晚两次各俯卧半小时，其余时间仰卧和侧卧交替。

4. 运动

总的原则就是不要不运动，也不要激烈运动，量力而为，逐渐增加运动量。高热盛夏最好不要出门；气温适宜，在自己住的小区里活动活动没有问题；春秋季，顺产后 1 周就可以出门活动。但要注意控制一下时间，按个人耐受力适量增加运动量。如果自身感觉良好，没有疲劳感，食欲跟睡眠情况都较好，也可以在控制强度和时间的前提下酌情做一些简单的家务，但注意不要做过分久蹲、弯腰等动作。

产妇在产后 2 个月内禁止游泳。因为产妇分娩后子宫内壁上有胎盘剥离后的创面，需要 42 天甚至两个月才能恢复。产后 1 周内可以有意识地进行一些床上运动，比如产后 48 小时即可在医生指导下进行一些盆底或者肛门收缩锻炼，这么做的好处是可以防止 50 岁以后盆底疏松引起张力性尿失禁和子宫脱垂，也对提高以后性生活的兴奋度有帮助。顺产的话产后 24 小时内注意休息，但不是绝对卧床，可以适量进行一些室内活动，2~3 天内可以在室内正常活动，比如自己刷牙、洗脸等，但不包括家务劳动。剖腹产的产妇 24 小时内也要请他人帮助"被动运动"，术后 6 小时要翻身，早期活动有助血液循环，可以防止肠粘连和"股白症"（下肢深静脉栓塞）。

此外，产妇生产时比较疲劳，出血、出汗较多，饮食不足，产后第 1 次起床容易因为一过性脑缺血而头晕，所以最好先在床上坐一会儿，适应一下，或者请家人或者护士从旁协助，再慢慢起身。

5. 休闲

产后 7~10 天胎盘剥落后，体内雌孕激素下降，孕期中机体过多储存的水、钠加速排出，产妇会有大量出汗的现象，大部分人因此认为自己是身体"虚"而紧张，其实这个属于正常现象。此时要注意皮肤保洁，多喝温开水，注意少量多次，不要等到口干了再喝。饭前 1 小时喝少量水不仅可以清洁肠道，也能够使胃液分泌增多，刺激食欲。坐月子期间，脸部保养以护肤、清洁为主，不主张彩妆和染发，实在有需要的，只宜化淡妆。一般来说没有问题。但要注意控制时间。不要长时间盯着电视或者电脑的屏幕，每隔 1 小时让眼睛休息一下，可以多听一些轻音乐。产后半个月在身体允许的情况下也可以去电影院看电影，但最好不要看一些背景音乐太吵、噪音大的武打片等，总的来说，产妇的眼、耳、口通通不能太受"刺激"，还是要以静养为主。最好避免到一些公众场所去，一旦感染公共疾病容易传染到孩子身上。

6. 健美

孕妇在怀孕九个月时身体发生了很大的变化，需要一些时间去恢复体型。可能再需九个月或者更长时间去恢复体型，但不要刻意去减肥。

五、产后护理的注意事项及解决方法

1. 产后的饮食的合理性

有些人认为分娩时出血过多，产时耗尽了体力伤了元气，应当大补，所以大吃大喝，结果事与愿违，反而腹胀、腹泻、奶胀导致乳腺炎。正确指导产妇合理饮食，产妇产后 1 周可吃肉、鱼、蛋、鸡等食物，不能吃得过饱；产后可适当每天增加一餐；忌辛辣之物，避免大便秘结。由于母体的内热可通过乳汁影响婴儿，所以不宜吃韭菜、大蒜、辣椒、胡椒之类的食物，也不宜食坚硬、生、冷食物，损伤脾胃影响消化功能，易致产后腹痛及恶露不净，同时坚硬食物易使牙齿松动疼痛。总之应以清淡易消化食物为主，品种多样化，合理饮食，有利于产妇康复，对婴儿的哺乳也有很大的好处。

2. 合理搭配营养，有利于产妇身体的恢复

视产妇健康状况或根据产妇分娩方式及出血量的多少而定，出血多，身体弱可用人参桂圆红枣粥补气血，增强体质，也可用当归、红枣炖鸡。乳汁少可用鲫鱼、猪蹄煲汤催奶。产后 10 天内一般出汗多，汗水可协助排出体内积蓄的有害代谢物质，此时要注意不要感冒。如果产后恶露不绝，用红糖及益母草膏开水冲服。如症状不能缓解可在医生指导下使用宫缩剂。产后要合理搭配营养，注意休息，保证婴儿哺乳量，有利于产妇恢复健康。

3. 保持良好的心情，加强自身护理

产妇要保持良好的心情，注重自身心情调节。生活环境及起居等对产妇机体的康复有着密切的关系，衣着以舒适宽松为宜，腹部加用收腹带，防止腹壁松弛下垂，有利于子宫复原。外阴保持清洁，会阴侧切伤口 1 周内要用 1:5000 高锰酸钾清洗，每天更换内裤。乳头要常擦洗，防止皲裂，乳汁多奶胀时要吸出，防止乳痛的发生，每 2~4 小时喂奶 1 次。保持心情舒畅，不要大喜大悲，正确对待婴儿性别，不要产生悲观情绪，否则会气滞血瘀而产生疼痛。注意劳逸结合，不能过早过度劳动，以防气虚下陷引起子宫脱垂。产后 1 周要绝对卧床休息，2 个月后可以从事正常工作，要保持房间空气新鲜，注意通风换气。

4. 产后康复按摩的重要性

专用按摩技术主要针对妇女产后身体主要器官变化进行治疗，包括产后子宫复旧、产后卵巢功能恢复、乳腺疏通、产后子宫颈、阴道壁恢复、产后性和谐调整、产后腹部、臀部，大腿、小腿形体进行恢复等，从而尽可能使身体恢复到产前状况。它包括对子宫、阴道、乳房、体形等方面的恢复治疗，例如，促进子宫

收缩，减少出血，改善盆底血液循环，有利于局部水肿消除；减少产后尿潴留的发病率；对产后便秘也有很好的疗效，疏通乳腺管，促进乳汁分泌，减少产后奶胀；更有利于产后的康复。与此同时，还可恢复腹部、盆底、阴道等松驰部位的紧张度和弹性，这样可以减少日后妇科病的发生率，提高产妇的生活质量。

5. 情感及信息上多加支持

情感支持：在进行产后护理时，医护人员要及时给产妇讲解正确的保健知识，及时对产妇进行不良情绪的疏解，在护理过程中缓解产妇的郁闷情绪，预防不良情绪的发生。信息支持：帮助产妇了解产后护理中的所有内容，帮助产妇了解在产后如何做好母亲的角色及怎样正确护理婴儿。对于产妇来讲，得到充足的信息支持可以帮产妇更好地配合医护人员进行产后护理，更快地适应自己的母亲角色。

第五节 正常新生儿护理

婴儿自出生到 1 个月为新生儿期，此期新生儿刚脱离母体，生长发育较快，而适应能力很不完善，因此必须加强新生儿的护理工作。

一、新生儿室地点的选择和卫生要求

（1）新生儿室应选择方向朝南、阳光充足、空气流通的场所。室温一般应维持在 20℃ -24℃，沐浴时室温以 24℃ ~26℃ 为佳，夏季室温应保持在 30℃ 以下，如夏季室温过高，可采取地板经常洒水等方法。并维持室内湿度达 50%~65%。

（2）新生儿室要求经常拖地板和清扫，每天定时通风 10~15 分钟，通风时间一般安排在新生儿抱奶时。同时也可用苍术艾叶消毒香熏气消毒。

（3）工作人员必须注意个人卫生，严格遵守无菌操作规则，入室护理要穿好工作服、戴口罩、更换鞋帽、洗净双手。

二、新生儿娩出后的护理

1. 口腔的处理

胎儿娩出后应立即清除口腔内黏液，以免窒息。

2. 脐带的处理

胎儿娩出后将脐带中的血朝胎儿方向挤压，用弯形血管钳沿脐轮根部钳住（血管钳弯形的突出面朝向胎儿），5 分钟后放松血管钳，如无回血，将脐带沿脐根处剪除，然后用消毒方纱布压盖，再加一块对叠纱布加压，最后用绷带包扎。

3. 眼的处理

用 0.25% 氯霉素滴眼，并及时用棉签将眼裂上的胎脂擦净。

4. 皮肤的处理

擦去全身及头面部血迹，并用植物油将胎脂擦净。

5. 称重

第一次称胎儿体重。

三、新生儿入室的护理

（1）新生儿入室后，值班护理人员要检查有无畸形，核对手圈，注意姓名、性别与出生记录是否相符，脚印、手印是否清晰。

（2）观察脐部有无出血，如有渗血可加止血粉，重新用纱布加压包扎；如出血不止，则送产房进行"8"字缝合，并作重点交班，加强观察脐部纱布渗血现象。一般新生儿在每次换尿布时观察脐部渗血情况，以便及时处理。

（3）观察新生儿面色，如有发绀、苍白等异常现象，可先给予氧气吸入，并报告医生，以便及时抢救。

（4）臀部搽 5%~10% 鞣酸油胶，加用塑料（橡皮）尿布，放入新生儿床，取侧卧位，以防黏液吸入，过 8 小时后更换体位一次，防止坠积性肺炎发生。

（5）注意有无呕吐物及黏液吸入，如有，根据情况采取拍背、体位引流、吸黏液等措施。

（6）记录入室时间，做新生儿病历，并配好新生儿名卡。

（7）注意保暖，观察体温情况，一般每 4 小时测体温一次。

（8）注意新生儿首次大便的量、质、色及时间，并做好记录。

四、日常护理

1. 沐浴

出生后每天沐浴一次，沐浴方法有抱式和卧式两种：①抱式沐浴：将新生儿托抱着，用连接水龙头的短橡皮管（装上莲蓬头更好）自上而下分部位冲洗。②卧式沐浴：用一个放好海绵垫子和塑料布的木架子或金属架，将其置于浴盆中，新生儿平卧在上面，然后将水龙头套上软质长橡皮管（在橡皮管上加装小莲蓬头更好），轻轻冲洗，但应注意水流压力和防止水溅入新生儿耳鼻及脐部。沐浴后用毛巾擦干，全身扑六合粉（爽身粉），尤其是颈部、耳后、腋下、掌心、两侧腹股沟等皮肤皱褶处。扑粉时用左手遮住口部，防止粉末扬入。脐部护理应严格遵守消毒规则，以酒精清洁处理后，包扎 48 小时，如局部潮湿可涂甲紫，并适当延长包扎时间。臀部可涂 5%~10% 鞣酸油胶。然后穿好衣服，先核对手圈、床号、包好，后再挖清耳鼻孔内分泌物，放回原床位。

沐浴注意事项：①沐浴时应按自上而下步骤操作。肥皂块不宜直接接触新生儿，应由护理者沾于手中，间接抹用，以防刺激皮肤及交叉感染。②水温应保持在 40℃左右，注意防止烫伤。③沐浴时工作人员不可随便离开新生儿，以防发生意外事故。④注意保暖，暴露时间勿过长，擦洗时动作要轻柔迅速。⑤每次沐浴后要核对手圈，如有遗失，应及时补好。

2. 换尿布

每次换尿布时要注意脐带布是否潮湿，如潮湿亦应更换；大便后要用温水揩清，并涂 5%~10% 鞣酸油胶，以防红臀；注意大便色、质、量，发现异常，及时报告医生。

3. 喂养

喂哺时间一般在新生儿出生后 6 小时喂 5% 糖水，12 小时后喂牛奶，36 小时后哺乳，两次喂哺间隔时间均为 3~4 小时，日间可加喂糖水 2~3 次。足月儿人工喂养奶量，出生第一天基础奶量为每次 20 毫升，以后每次奶量中每天增加 10 毫升，至 10 天止。

以后总奶量按体重的五分之一计算。母乳喂养而奶量不足者可适当加喂牛奶，牛奶成分为：3 份牛奶、1 份水，加 5% 糖（奶粉 50 克，冲水 240 毫升，相当于牛奶浓度）。

4. 保暖

由于新生儿中枢神经系统发育尚未完善，体温调节功能较弱，容易出现夏季发热、冬季低体温的情况。新生儿在体温未达到正常前应每 4 小时测体温一次，正常后每日测一次。低体温处理：①增加盖被，穿棉包被。②放置热水袋（水温 50℃左右，无漏水，口向下，加布套）。③如 24 小时体温不升时，置于暖箱观察。

5. 预防感染

新生儿室中禁止探望，产妇休养室中在哺乳时间也不安排探望。产妇患严重呼吸道感染、菌痢、皮肤病及其他传染病者，不应接触新生儿，暂停哺乳。要注意新生儿的眼、口、脐、皮肤、乳腺、呼吸及消化系统等可能发生的感染现象。

一旦发现异常，及时处理，严密做好隔离观察，以防在新生儿室内传播。

6. 预防接种

新生儿（除早产儿、病危儿、体温37.5℃以上及有严重呕吐、腹泻、皮肤病者）出生48小时后接种卡介苗。目前卡介苗有北京苗（0.75mg/ml）、全量苗（0.5mg/ml）、半量苗（0.25mg/ml），可选择一种菌苗用结核菌素试验注射器，采用皮内注射方法，在上臂外侧三角肌下方接种0.1毫升（即菌苗量的1/10），以能见到一个小皮丘为宜。

注意事项：①接种用具应专用，注意消毒。②严格掌握注射剂量及方法，剂量不足，注射太浅，影响接种效果，反之，容易引起腋下淋巴结反应。③卡介苗菌苗必须放冰箱内保存。④凡接种卡介苗者均发接种证，预约复查日期。⑤注意安瓿失效日期，如菌苗过期，或安瓿打开一小时则废弃不用。

五、乙肝疫苗接种

1. 目的

通过人工自动免疫，使新生儿体内产生抗体，防止乙肝病毒感染。

2. 物品准备

治疗盘1个、安尔碘、棉签、2ml注射器、利器盒、乙肝疫苗、乙肝疫苗接种卡片。

3. 操作步骤

（1）核对医嘱，将接种日期、批号登记在乙肝疫苗接种卡和乙肝疫苗接种登记卡及入室登记本上。

（2）操作者按六步洗手法洗手。

（3）铺治疗盘。

（4）用2ml注射器抽取10μg乙肝疫苗。

（5）推治疗车至新生儿床旁（携带乙肝接种卡、医嘱执行单）。

（6）向产妇解释乙肝疫苗接种目的。

（7）核对产妇腕带、新生儿腕带、腰牌、乙肝疫苗卡片与医嘱执行单信息是否相符（床号、姓名、住院号、新生儿性别）。

（8）显露新生儿右上臂外侧三角肌，常规消毒皮肤后进行肌内注射。

（9）医嘱执行单签字。

（10）在乙肝接种卡片填写接种时间交与产妇并向其解释相关注意事项。

（11）用手消毒液擦手。

（12）推治疗车回治疗室，整理用物。

（13）按六步洗手法洗手。

4. 注意事项

（1）遵医嘱生后24小时内注射乙肝疫苗。

（2）接种乙肝疫苗时要充分显露新生儿接种部位。

六、卡介苗接种

1. 目的

通过人工自动免疫产生抗体，预防结核杆菌感染。

2. 评估新生儿

一般情况，如孕周，体重，体温情况。

3. 物品准备

卡介苗接种卡、治疗车、治疗盘、无菌治疗巾、卡介苗、一次性注射器、消毒洗手液。

4. 操作步骤

（1）铺无菌巾，注明铺盘时间。

（2）在治疗室抽取药物，填写卡介苗接种卡，严格三查八对。

（3）将卡介苗溶液充分混合，用1ml注射器抽取0.1ml药液。

（4）将治疗车推至母婴同室病房，接种卡与产妇、婴儿床头卡及婴儿腕带信息核对无误。

（5）暴露新生儿左臂三角肌下缘，用75%酒精消毒皮肤，待干后皮内注射0.1ml药液。注射剂量要准确，注射后可见到局部隆起6~8mm的小皮丘。

（6）将接种后的用物如注射器、安瓿、棉签放入锐器桶，写上时间，封闭，放入医用垃圾。

5. 注意事项

（1）卡介苗是活菌苗，应保存在冰箱内（2℃~8℃），使用前核对卡介苗的品名、剂量、批号和有效期，接种前需先振荡菌苗使之均匀，吸入注射器内也应随时摇匀，如发现有不可摇散的颗粒、药瓶有破漏、瓶签不清楚以及菌苗过期等情况都应废弃。接种时注意记录批号。

（2）安瓿打开后应在 1 小时内用完，不可在阳光下接种，否则影响药效。

（3）体重不足 2500g，不足 37 周，体温高的新生儿暂缓注射。待体重达到 2500g 再遵医嘱注射。

七、脐部护理

1. 目的

保持脐部清洁，防止感染。

2. 物品准备

75% 乙醇，棉签。

3. 操作步骤

（1）每日新生儿沐浴后，用消毒干棉签蘸干脐窝里的水，再用两根 75% 乙醇棉签消毒脐窝及脐带残端。

（2）脐带脱落后应继续用 75% 乙醇消毒脐窝处直至分泌物消失。

4. 注意事项

观察脐部有无异常分泌物，有无出血、渗血、红肿等异常情况。

八、臀部护理

1. 目的

保持新生儿臀部清洁，促进新生儿舒适，预防红臀。

2. 物品准备

尿布 1 块，小毛巾，水盆 1 个。

3. 操作步骤

（1）物品准备。

（2）操作前洗手。

（3）大小便后撤去尿布，用湿纸巾擦净或温水清洗会阴部及臀部、擦干，更换清洁尿布。

（4）观察臀部情况，给予相应护理。

（5）洗手，记录大小便次数、性质和量。

4. 注意事项

动作轻柔，敏捷，注意保暖，尿布松紧大小适宜。

九、新生儿游泳

1. 目的

促进新生儿神经系统发育，增强呼吸系统、消化系统、免疫系统的功能，从而提高新生儿的免疫力、增加肺活量，促进胎粪的排泄，使新生儿黄疸程度减轻等。

2. 物品准备

游泳车、游泳桶、游泳圈、一次性游泳袋、洗发露、爽身粉、乙醇、棉签、浴巾、小毛巾、干净衣物、尿布、手消毒剂。

3. 操作步骤

（1）保持室温在26℃以上。

（2）洗手，备齐用物，检查游泳桶有无裂痕、游泳圈型号与新生儿大小是否匹配、安全扣是否牢固、有无漏气。

（3）将游泳袋套入游泳桶中接水，水深应高出新生儿身长10cm，水温38℃。

（4）推游泳桶至产妇床旁，核对产妇腕带、新生儿腰牌及腕带的姓名、住院号是否一致。

（5）与另一人配合将游泳圈套至新生儿颈部，扣好安全扣，检查下颌、下颏部是否垫托在泳圈的上部。

（6）双手放在新生儿腋下缓慢放入水中。

（7）待新生儿适应后，操作者对新生儿的各部位及皮肤有次序做游泳操，每个动作4个8拍。

肩关节：操作者双手握住新生儿的上臂，按节拍前后摆动肩关节，小角度的做外展、内收运动（约30%注意不要牵拉）。

肘关节：操作者双手握住新生儿的前臂，按节拍使肘关节屈伸。

腕关节：操作者双手握住新生儿的腕关节，拇指放在新生儿。

手掌根部（大小鱼际处），示指及中指放在手臂腕关节处，使腕关节有节拍地屈伸（呈50°~60°）之后双手拇指与其他四指前后捏住上臂、前臂上下左右进行轻柔按摩。

髋关节：操作者双手握住新生儿大腿部，按节拍前后摆动大腿部（呈30°~40°）之后做外展、内收运动（呈30°~40°）。

踝关节：操作者示指及中指放在新生儿足跟部前后，拇指放在对侧，使其踝关节有节拍地屈伸（呈30°~40°）之后双手拇指与其他四指前后捏住大腿及小腿上下左右进行轻柔按摩。

放松运动：操作者双手在水中摆动让水产生波浪，新生儿自由活动。

（8）游泳可持续10~15分钟。

（9）游泳完毕将新生儿从水中托出，放置浴巾上取下游泳圈，将新生儿包裹后清洗面部及头部。

（10）将新生儿头部及全身擦干，消毒脐带后擦爽身粉，核对腕带后穿衣。

（11）手消毒后推车离开病房，将水放出，合理处理用物。

4. 注意事项

（1）选择与新生儿体重相匹配的游泳圈。

（2）新生儿游泳期间必须有专人看护。

（3）游泳时间选择在吃奶后1小时为宜。

（4）游泳过程中密切观察新生儿的肤色及反应情况。

（5）做到一人一池水，每日游泳桶用消毒液浸泡消毒。

（6）操作时有部位、有力度、有方向、有手法、有爱心、有技巧，注意交流。

十、新生儿疾病筛查

1. 目的

对新生儿期先天性、遗传性代谢疾病进行筛查，以便早期诊断和治疗，避免对儿童发育造成不可逆损伤而导致残疾发生。

2. 物品准备

治疗车、75% 乙醇、棉签、胶布、采血针头、采血卡片、锐器盒、手消毒剂。

3. 操作步骤

（1）洗手、戴口罩，准备用物。

（2）取标本卡片，核对新生儿出生时间、开奶时间。

（3）推治疗车至床旁，核对标本卡片与腰牌的出生时间是否一致，标本卡片的姓名、住院号、性别是否与腕带一致，同时观察采血部位皮肤情况。

（4）新生儿取头高脚低位，按摩新生儿足跟部。

（5）以采血点为中心，用75% 乙醇棉签消毒采血部位，待乙醇自然挥发或用无菌干棉签擦掉多余乙醇后再开始取血

（6）使用一次性采血针刺足跟选定部位，第1滴血应用干棉签拭除，取第2滴血。

（7）距针眼较大范围处挤压（勿挤压和鞣搓针眼处），再放松呈足够大的血滴，将滤纸片接触血滴（勿接触周围皮肤），使血自然渗透至滤纸背面，禁止在一个圆圈处反复多次浸血，共需2个血斑，血斑直径1cm，不能将滤纸片两面浸血，以防中间夹层。

（8）采血后用干棉签轻压采血部位，胶布固定。

（9）再次核对新生儿腕带与标本卡片的信息是否一致。

（10）包好新生儿，置新生儿舒适体位。

（11）消毒双手，推车至治疗室将采好的血标本卡片放于清洁空气中自然干燥，处理用物后洗手。

（12）待卡片干后，放于封口塑料袋中保存于4℃冰箱中。

4. 注意事项

（1）认真核对采血时间，要求在出生后充分哺乳72小时后进行（哺乳至少8次）。

（2）正确选择采血部位，禁止在足跟中心部、足弓部位、曾经用过的针眼部位、水肿或肿胀部位、后足跟弯曲部位、手指部位采血。

（3）采血针刺入深度小于 3mm，血点直径必须达到 1cm。

（4）未晾干的血样不得重叠放置。

十一、测量宫高、腹高

1. 目的

评估妊娠周数、胎儿大小及羊水量。

2. 物品准备

检查床、皮尺。

3. 操作步骤

（1）向孕妇解释相关内容，嘱孕妇排空膀胱。

（2）协助孕妇呈仰卧屈膝位，双腿稍分开，暴露腹部。

（3）检查者站于孕妇右侧，左手持皮尺零端置于宫底，右手将皮尺向下拉开，使皮尺紧贴于腹部的耻骨联合上缘中点，读数值并记录宫高。

（4）再将皮尺经脐绕腹部一周，读取取数值并记录腹围。

（5）协助孕妇整理衣裤，注意孕妇安全。

4. 注意事项

（1）操作过程中注意保暖和遮挡患者。

（2）测量数字要准确并认真记录。

十二、羊水穿刺技术

1. 目的

经羊膜腔穿刺取羊水进行羊水成分分析的一种出生前的诊断方法。

2. 评估

（1）孕妇操作适应证。

（2）核对实验室检查指标，特别是 Rh 因子、乙肝五项、血常规。

（3）孕妇测体温，排空膀胱。

3. 操作步骤

（1）孕妇做 B 超，确定胎盘位置、胎儿情况，避免误伤胎盘。

（2）选好进针点后，碘酊、酒精消毒皮肤，铺消毒巾，局部麻醉，用带针芯的腰椎穿刺针在选好的点处垂直刺入；针穿过腹壁和子宫壁时有两次落空感，取出针心。

（3）用2ml注射器抽吸羊水2ml，查羊水AFP，此段羊水可能含母体细胞；再用20ml空针抽吸羊水20ml，分别装在2支消毒试管内，加盖。

（4）取出针头，盖消毒纱布。

（5）压迫2~3分钟，孕妇卧床休息片刻。

4. 注意事项

（1）嘱孕妇24小时内不洗澡，如有不适急诊就诊。

（2）定期随诊。

十三、其他护理方法

（一）新生儿的观察及护理

1. 啼哭

正常新生儿的哭声宏亮有力。

胎头吸引娩出者，哭声软弱无力；颅内出血者，哭声有脑性尖叫；肺炎患儿哭声无力，口周发绀，呼吸急促；有疼痛或刺激，暴发性高声尖叫；腹痛腹胀患儿，阵发性哭声尖锐。不哭不闹、不吃奶者，多为重症表现。

2. 哺乳

正常新生儿哺乳时吸吮有力，吞咽顺利；早产儿吸吮无力，吞咽缓慢；病情危重者，拒乳，不哭；口腔黏膜溃疡者，哺乳时啼哭不止；奶量不足或浓度不够，喂奶时间未到，啼哭不止，又无异样体征。

3. 呕吐

新生儿胃呈水平位，哺乳后乳汁从口中溢出，多为正常现象。呕吐物为奶液、黏液，呕吐粪汁多为先天性消化道畸形。喷射呕吐为颅内压升高；食后易吐，吐后欲食，次数频繁，营养不良貌为幽门狭窄。

4. 尿便

出生24小时内有3~5次尿。24小时无尿应加喂糖水，观察有无腹胀，是否泌尿系畸形。新生儿胎粪为墨绿色，黏稠无臭，随奶水摄入逐渐成棕色，黄色。多次黄色稀水样大便多为消化不良。大便灰白色可能先天性胆道闭锁。

5. 脐带

出生后脐部保持干燥，脐部脱落后保持局部干燥。

6. 皮肤

新生儿皮肤易擦伤引起感染。要勤换尿布，勤洗臀部。臀红可涂鞣酸软膏，皮肤湿烂红外线照射 15 分钟，1 次 / 天。贫血或末稍循环不良者皮肤苍白，心功能不全和周围循环衰竭皮肤灰暗，发绀则是缺氧。生后 2~3 天出现生理性黄疸，7~14 天消失。

7. 口腔

正常新生儿口腔湿润光滑。马牙用生理盐水擦洗。鹅口疮应严密隔离，喂奶后涂 5% 碳酸氢钠，口服维生素 B2。

8. 体温、心率、呼吸

夏季注意打开包被散热，补充水分，冬季注意保暖。心率应注意观察次数、强弱。新生儿呼吸表浅，频率较快 40~60 次 / 分。

9. 反应、神志、畸形

正常新生儿有觅食、拥抱和交叉伸腿反射等，肌张力良好。若刺激反应低下，则肌张力差。新生儿神志清，反应灵敏。注意有无昏睡，眼球有无斜视、凝视，发生异常应立即告诉医生。观察有无兔唇，多指（趾）或生殖系、消化系畸形等。

10. 随时观察

护士在交接班、巡视病房、哺乳、治疗及换尿布等各种处置时，随时注意观察，重点观察早产儿的病情变化。

（二）早产儿的护理

WHO 定义早产儿为胎龄小于 37 周，体重小于 2500g 的新生儿，均应给予特护。

1. 一般护理

定时喂奶、称体重及量体温（6 小时 1 次）。

2. 保暖

室温 24℃ ~36℃，湿度 55%~65%。体重越轻室温要求越高，小于 1000g 者箱温应接近体温。低体重儿要防止硬肿症发生。

3.供氧

间断给予 40% 的氧。

4.预防低血糖

出生 1 天约 50% 出现低血糖，应补充葡萄糖。

5.补充营养剂

出生 1 天给维生素 K1，出生 3 天给维生素 B、维生素 C，5~10 天给维生素 D，1 个月给铁剂。

6.喂养

主张早期喂奶。

7.预防感染

环境消毒；隔离；皮肤、口、脐带清洁护理。

8.预后

饮食护理对存活率影响最大，有效的呼吸管理，明显降低死亡及发育异常。

（三）新生儿的心理护理

1.改进传统的打包法

选用婴儿睡袋代替包被包扎，放开手脚以便体验外界的感觉，使大脑发育。

2.多方位的睡眠姿势

提倡多方位睡姿，能开阔视野、锻炼翻身，促进视觉发育、大脑发育和心理发育。

3.充分的母爱和怀抱

新生儿尽量与母亲同床，充分抚摸、亲吻。

4.情绪变化的剖析

注意观察新生儿情绪，没有明显原因而哭闹不停的，只要在母亲怀抱里，就能安静下来。

5.不同的气质用不同的方法对待

让母亲了解"难对付"和"反应慢"的新生儿气质特点，耐心对待。

（四）新生儿的访视护理

对新生儿的访视及护理医院已形成制度，受到好评。①访视时间：出生后的

7 天、14 天、28 天各家访一次。②访视内容：问，出生时的身长、体重、睡眠、大小便、是否接种疫苗。看，精神状态、面色、吸吮力。查，有无黄疸、皮肤糜烂、口疮、脐部感染、四肢和生殖器异常。指导喂养：母乳喂养，定时定量，左右乳头交换。投药：预防佝偻病口服维生素 D 等。

（五）新生儿疾病的预防

1. 肺炎

新生儿居室通风，上呼吸道感染者，严禁探视。乳母患呼吸道感染，可隔离或暂停哺乳。

2. 细菌性败血症

出生 4~7 天为早发型，病菌多来自母产道菌群。出生 5~7 天为晚发型，细菌由环境中的人群或污染器械传播，注意防护。

3. 破伤风

接生时严格执行无菌操作，紧急情况下，断脐剪刀和结扎线用碘酒涂抹和浸泡，并肌注破伤风抗毒素等。

4. 预防接种

出生 3 天内接种卡介苗，预防结核病。出生 6 个月内接种乙肝疫苗，防止感染乙肝。

5. 先天性代谢缺陷病的筛查

先天性甲状腺功能减低症、苯丙酮尿症等的筛查工作，应做到早诊断，早治疗。

第二章　妇科炎症护理

第一节　阴道炎护理

在正常生理状态下，阴道的组织解剖学及生物化学特点足以防御外界微生物的侵袭。若局部环境遭到破坏，使阴道内酸碱度发生改变，如因体质虚弱抵抗力下降或阴道手术损伤等则使病原菌可趁机侵入阴道，使阴道黏膜发生炎症变化，表现为白带的量、色、质出现异常。阴道炎是不同病因引起的多种阴道黏膜炎性疾病的总称。

阴道炎是妇科常见疾病，主要有滴虫性阴道炎、外阴阴道假丝酵母菌病、老年性阴道炎等。

一、滴虫性阴道炎

滴虫性阴道炎是常见的阴道炎，由阴道毛滴虫引起。阴道毛滴虫属厌氧性寄生原虫，呈梨形或球形，无色透明如水滴，体积为多核白细胞的 2~3 倍，其顶端有 4 根鞭毛，体侧有波动膜，鞭虫随波动膜的波动而波动。温度为 25℃ ~40℃、pH 为 5.2~6.6 的潮湿环境适宜滴虫生长。滴虫的生活史简单，只有滋养体而无包囊期，滋养体生命力较强，能在 3℃ ~5℃生存 21 日，在 46℃生存 20~60 分钟，在半干燥环境中约生存 10 小时，在普通肥皂水中也能生存 45~120 分钟。在 pH<5.0 或 pH>7.5 的环境中则不生长。

滴虫性阴道炎患者的阴道 pH 一般在 5.0~6.6，多数大于 6.0。月经前后阴道 pH 发生变化，经后接近中性，故隐藏在腺体及阴道皱襞中的滴虫于月经前后常得以繁殖，引起炎症的发作。它能消耗或吞噬阴道上皮细胞内的糖原，阻碍乳酸生成，以降低阴道酸度而利于繁殖。滴虫不仅寄生于阴道，还常侵入尿道或尿道旁腺，甚至膀胱、肾盂以及男方的包皮皱褶、尿道或前列腺中。

（一）传播途径

滴虫的传染途径有：①经性交直接传播。②经公共浴池、浴盆、浴巾、游泳池、坐式便器、衣物等间接传播。③医源性传播则通过污染的器械及敷料等传播。

（二）临床表现

潜伏期为4~28天。典型表现为阴道分泌物增多伴外阴瘙痒。分泌物呈稀薄泡沫状，若有其他细菌混合感染则呈脓性，有臭味。瘙痒部位主要为阴道口及外阴，间或有灼热、疼痛、性交痛等，严重者可有尿频、尿急、排尿困难等泌尿道刺激症状。阴道毛滴虫能吞噬精子，并能阻碍乳酸生成，影响精子在阴道内存活，可致不孕。

检查时见阴道黏膜充血，严重者有散在出血斑点，甚至宫颈有出血斑点，形成"草莓样"宫颈，后穹窿有多量白带，呈灰黄色、黄白色稀薄液体或黄绿色脓性分泌物，常呈泡沫状，有臭味。分泌物呈脓性是因为其含有白细胞；若合并其他感染则呈黄绿色。分泌物呈泡沫状、有臭味是由于滴虫无氧酵解糖类，产生腐臭气体。带虫者阴道黏膜常无异常改变。

（三）处理原则

主要采用局部治疗与全身治疗相结合的方法，其中全身用药效果好，可杀灭阴道毛滴虫，恢复阴道正常的pH，保持阴道的自洁状态。强调夫妻双方同时治疗，以切断传播途径。

（四）护理措施

1.一般护理

注意休息，少吃刺激性食物。保持外阴清洁、干燥，尽可能避免搔抓外阴部以免皮肤破损。治疗期间勤换内裤、禁止性生活。内裤、坐浴及洗涤用品应煮沸5~10分钟，以避免交叉感染和保证疗效。并嘱患者的配偶同时治疗。

2.心理护理

耐心向患者介绍滴虫性阴道炎的相关知识，解释只要坚持按医嘱用药，可以治愈，以增强患者的信心，消除其无助感，使其愉快地接受治疗。

3.检查及用药指导

做分泌物培养之前，告知患者取分泌物前24~48小时应避免性交、阴道灌洗、局部用药及培养的目的。分泌物取出后应及时送检并注意保暖，否则滴虫活动力减弱，造成辨认困难。全身用药方法为：甲硝唑 400mg，每日 2~3 次，7 日为 1 个疗程；对初患者单次口服甲硝唑 2g，可收到同样效果。交代患者服药后可出现食欲缺乏、恶心、呕吐等胃肠道反应，偶有头痛、皮疹、白细胞减少等，一旦发现应停药。药物可通过胎盘进入到胎儿体内，并可由乳汁排泄，故孕 20 周前或哺乳期妇女禁用。对于不能耐受口服或不适宜全身用药者可以局部单独给药，也可全身及局部联合用药。局部用药法：甲硝唑阴道泡腾片 200mg 塞入阴道穹窿部，每晚 1 次，7 日为 1 个疗程。局部用药前，可先用 1% 乳酸液或 1%~0.5% 醋酸液冲洗阴道，改善阴道内环境，以提高疗效。同时嘱患者冲洗阴道要注意药液的浓度、温度与方法，在月经期间应暂停坐浴、阴道冲洗及阴道用药。

（五）健康教育

指导患者定期接受妇科病普查，努力提高自我保护意识。治愈前避免到游泳池、浴池等公共场所。患者应该及时就医，坚持彻底治疗。治疗后滴虫检查为阴性时，仍应于下次月经干净后继续治疗 1 个疗程，以巩固疗效。月经干净后复查白带，连续 3 个月检查均阴性，方可称为治愈。

二、外阴阴道假丝酵母菌病

外阴阴道假丝酵母菌病，又称外阴阴道念珠菌病，是一种常见的阴道炎，其发病率仅次于滴虫性阴道炎。80%~90% 的病原体为白假丝酵母菌，10%~20% 为光滑假丝酵母菌、近平滑假丝酵母菌、热带假丝酵母菌等。白假丝酵母菌是一种真菌，呈卵圆形，有芽生孢子及假菌丝并连成链状或分枝状念珠菌，对热的抵抗力不强，加热至 60℃ 1 小时即可死亡，但对干燥、日光、紫外线及化学制剂的抵抗力较强。

白假丝酵母菌为条件致病菌，正常情况下是阴道内常驻菌种，其繁殖、致病、发病取决于宿主抵抗力以及阴道内环境的变化。当阴道内糖原增加、酸度增高时，最适合白假丝酵母菌的繁殖而引起炎症。有假丝酵母菌感染的阴道 pH 在 4.0~4.7，通常小于 4.5。因而假丝酵母菌病多见于孕妇、糖尿病患者及接受大量雌激素治疗者。此外，长期应用抗生素抑制乳酸杆菌的生长，改变了阴道内微生物之间的相互制约关系，也有利于假丝酵母菌生长，因大量应用免疫抑制剂如糖皮质激素，或免疫缺陷综合征导致的机体抵抗力降低。其他诱因有胃肠道假丝酵母菌感染、服用含高剂量激素的避孕药，穿紧身化纤内裤、肥胖等可使会阴局部温度及湿度增加，假丝酵母菌易于繁殖引起感染。

（一）传播途径

1. 内源性感染

为主要感染方式，假丝酵母菌除寄生阴道外，还可寄生于人的口腔、肠道，这三个部位的假丝酵母菌可互相自身传染，当局部环境条件适合时易发病。

2. 性接触传播

少部分患者可通过性交直接传染。

3. 间接传染

通过接触感染的衣物间接传染。

（二）临床表现

主要表现为外阴、阴道奇痒，灼痛，严重时坐卧不宁，异常痛苦，还可伴有尿频、尿痛及性交痛。尿痛的特点是排尿时尿液刺激水肿的外阴及前庭导致疼痛。急性期白带增多，白带的特征是白色稠厚呈凝乳或豆渣样。检查见外阴红斑、水肿，常伴有抓痕，小阴唇内侧及阴道黏膜附有白色膜状物，擦除后露出红肿黏膜面，急性期还可能见到糜烂及浅表溃疡。

（三）处理原则

消除诱因，积极治疗原发病，及时停用广谱抗生素、雌激素、糖皮质激素。合理选用杀灭假丝酵母菌的药物，可局部用药，也可全身用药，主要以局部短疗程使用抗真菌药物为主。应用碱性溶液灌洗阴道或坐浴，以提高阴道 pH，抑制假丝酵母菌的生长，达到治愈目的。局部用药前可用 2%~4% 碳酸氢钠液冲洗阴道，改变阴道酸碱度，造成不利于假丝酵母菌生长的条件，再选用咪康唑栓剂、克霉唑栓剂或片剂、制霉菌素栓剂片剂等放于阴道内，连用 7 日。局部用药不能耐受者、未婚妇女或不愿局部用药者，可选用伊曲康唑、酮康唑、氟康唑等口服。

（四）护理措施

基本同滴虫性阴道炎。告知患者积极消除诱因的意义。鼓励患者坚持用药，不要随意中断疗程，但因唑类药物有肝毒性，故用药前及用药中应监测肝功能，有肝炎病史者及孕妇禁用。为提高疗效，可用2%~4%碳酸氢钠液坐浴或冲洗阴道。告知患者阴道冲洗时药液的浓度、温度和治疗时间，冲洗前药液要充分溶化，液温一般以40℃为宜，防止因药物浓度过浓和温度过高引起化学性阴道炎及表皮烫伤。妊娠期合并外阴阴道假丝酵母菌感染者，为避免胎儿感染，应禁服唑类药物并坚持局部治疗，甚至到妊娠8个月。应切断传播途径，嘱患者勤换内裤，用过的内裤、用具及毛巾均应用开水烫洗。

三、老年性阴道炎

老年性阴道炎常见于自然绝经后妇女，也可见于手术切除双侧卵巢、卵巢功能早衰、盆腔放疗后、营养不良等妇女。因卵巢功能衰退，雌激素水平下降，阴道壁的弹性组织减少，阴道黏膜萎缩变薄，阴道上皮内糖原含量减少，阴道内pH增高，多为5.0~7.0，嗜酸性的乳酸杆菌不再为优势菌，局部抵抗力下降，杀灭病原菌的能力降低。加之血供不足，当受到刺激或损伤，毛细血管容易破坏，出现阴道不规则点状出血，如细菌侵入繁殖，可引起老年性阴道炎。

（一）临床表现

主要表现为阴道分泌物增多，呈黄色水样，严重感染时可呈脓性或脓血性白带，有的还可有点状出血，有臭味。同时伴有外阴瘙痒、灼热不适等症状。妇科检查见阴道呈老年性改变，上皮皱襞消失、萎缩、菲薄。阴道黏膜充血，有散在小出血点或点状出血斑，重时有浅表溃疡。溃疡面可与对侧粘连，严重时造成狭窄甚至闭锁，炎症分泌物引流不畅导致阴道或子宫腔积脓。

（二）处理原则

增加机体及阴道抵抗力，抑制细菌生长，补充雌激素。常用1%乳酸、1%~0.5%醋酸冲洗阴道，增加阴道酸度。阴道冲洗后，将甲硝唑200mg或诺氟沙星100mg放入阴道深部，每日1次，7~10日为1个疗程。同时可针对病因给予小剂量雌激素，局部或全身用药。局部用药可用乙烯雌酚0.125~0.25mg，每晚放入阴道内 1 次，7 日为 1 个疗程。全身用药可口服尼尔雌醇，但乳腺癌或子宫内膜癌患者慎用。

（三）护理措施

1. 一般护理

注意休息，进食清淡饮食。保持外阴部清洁，勤换内裤。

2. 心理护理

耐心向患者讲述该病发生的原因，使患者知晓相关知识并及时治疗，对患者提出的问题及时回答，消除恐惧心理，使患者以积极乐观的态度配合治疗。

3. 用药指导

告知患者严格按医嘱正确用药，并传授局部用药方法。嘱患者上药前洗净双手及会阴，以减少感染的机会。自己上药有困难者。可指导其家属协助用药或由医务人员帮助使用。

4. 健康教育

坚持每年至少接受 1 次妇科普查，发现异常及时就医。加强围绝经期妇女的健康教育，使其掌握老年性阴道炎的预防措施。

第二节　宫颈炎护理

宫颈炎是育龄妇女的常见病，宫颈具有多种防御功能，是阻止下生殖道病原体进入到上生殖道的重要防线。但宫颈容易受到性交、分娩和宫腔操作的损伤，且宫颈管黏膜上皮为柱状上皮，抗病能力差，容易发生感染。宫颈炎症包括宫颈阴道部和宫颈管黏膜炎症，临床以慢性宫颈炎多见，本节仅介绍慢性宫颈炎。

一、病因

慢性宫颈炎多由急性宫颈炎转变而来，常因急性宫颈炎治疗不彻底，病原体隐藏于宫颈黏膜内形成慢性炎症，多见于分娩、流产或手术损伤宫颈后，病原体侵入而引起感染。部分患者可无急性过程，直接发生慢性宫颈炎。其主要病原体有葡萄球菌、链球菌、大肠埃希菌及厌氧菌。目前沙眼衣原体及淋病奈瑟菌引起慢性宫颈炎亦日益增多，单纯疱疹病毒感染也可能与慢性宫颈炎有关。

二、病理

1. 宫颈糜烂

宫颈糜烂是慢性宫颈炎最常见的一种病理改变，是指宫颈外口处的外观呈细颗粒状的红色区域，称为宫颈糜烂。糜烂面是由于宫颈阴道部的鳞状上皮因炎症刺激而脱落，被柱状上皮所覆盖，因柱状上皮菲薄，其下间质透出呈红色，并非真性糜烂。由于宫颈管柱状上皮抵抗力低，病原体容易侵入发生炎症。

宫颈糜烂根据其糜烂深浅限度分为三种类型。

（1）单纯型：糜烂表面为一片红色光滑面，糜烂较浅，有一层柱状上皮覆盖。

（2）颗粒型：腺上皮过度增生并伴有间质增生，糜烂面凹凸不平呈颗粒状。

（3）乳突型：间质显著增生，表面呈乳头状突出。

根据糜烂面积占宫颈的比例可分为三度：轻度（Ⅰ度）指糜烂面积占整个宫颈面积的 1/3 以内；中度（Ⅱ度）指糜烂面积占宫颈的 1/3~2/3；重度（Ⅲ度）指糜烂面积占宫颈的 2/3 以上。描述宫颈糜烂应同时说明糜烂面积和深浅，如重度糜烂、乳突型。

值得注意的是，在一些生理情况下如青春期、妊娠期或口服避孕药期间，由于雌激素水平增高，宫颈管柱状上皮增生，原始鳞柱交界外移，可见宫颈外口呈红色细颗粒状，形似糜烂，此为生理性宫颈糜烂。当雌激素水平下降，柱状上皮又可退回到宫颈管。

2. 宫颈肥大

由于慢性炎症长期刺激，宫颈组织充血、水肿，腺体和间质增生，还可能在腺体深部有黏液潴留，形成囊肿，使宫颈呈不同限度的肥大，但表面多光滑，有时可见到潴留囊肿突起。最后由于纤维结缔组织增生，使宫颈硬度增加。

3. 宫颈息肉

由于炎症的长期刺激，宫颈管局部黏膜增生，逐渐自基底部向宫颈外口突出，形成一个或多个宫颈息肉。息肉色红，呈舌状，质软而脆，血管丰富易出血；蒂细长，长短不一，多附于宫颈外口或宫颈管壁内。镜下可见息肉表面覆盖一层柱状上皮，中心为结缔组织，伴充血、水肿及炎性细胞浸润，极易复发，但恶变率低于 1%。

4. 宫颈腺囊肿

在宫颈糜烂愈合过程中，新生的鳞状上皮覆盖宫颈腺管口或深入腺管将腺管口阻塞，腺管周围的结缔组织增生或瘢痕形成，压迫腺管，使腺管变窄甚至阻塞，腺体分泌物不能引流，形成子宫颈腺囊肿。检查时可见宫颈表面突出多个数毫米大小的白色或青白色小囊肿，内含无色黏液。若囊肿感染，则外观呈白色或浅黄色小囊肿。

5. 宫颈黏膜炎

又称宫颈管炎，病变局限于子宫颈管黏膜及黏膜下组织。宫颈阴道部上皮表面光滑，宫颈口可有脓性分泌物阻塞。由于宫颈黏膜充血增生，可使子宫颈肥大，可达正常宫颈的 2~3 倍，质硬。宫颈黏膜炎常与宫颈糜烂、腺囊肿同时发生。

三、临床表现

慢性宫颈炎的主要症状是阴道分泌物增多。由于病原体、炎症的范围及限度不同，分泌物的量、性质、颜色及气味也不同，可为乳白色黏液状，或呈淡黄色脓性，如伴有息肉形成时易有血性白带或性交后出血。当炎症沿宫骶韧带扩散到盆腔时，可有腰骶部疼痛、盆腔部下坠痛等。宫颈黏稠脓性分泌物不利于精子穿过，可造成不孕。妇科检查时可见宫颈有不同限度糜烂、肥大、宫颈裂伤，有时可见宫颈息肉、宫颈腺体囊肿、宫颈外翻等，宫颈口多有分泌物，亦可有宫颈触痛和宫颈触血。

四、处理原则

需做宫颈涂片，先排除外宫颈上皮内瘤样变及早期宫颈癌后再进行治疗。治疗以局部治疗为主。采用物理或药物方法等使糜烂面的柱状上皮坏死脱落，代之以新生的鳞状上皮使糜烂面修复。其中物理疗法是最常用的有效治疗方法，临床常用的方法有激光治疗、冷冻治疗、红外线凝结疗法及微波疗法等。而对于糜烂面积较小和炎症浸润较浅的病例，则选用局部药物治疗，如妇康特栓剂 1 枚，每天放入阴道，连续治疗 7~10 日。但若为宫颈管炎，局部用药疗效差，需行全身治疗，根据分泌物培养和药敏试验结果，选用抗感染药物。

五、护理措施

1. 一般护理

注意个人卫生特别是性生活卫生，采取合适的计划生育措施，避免意外受孕手术造成感染或损伤。适当锻炼身体，增强体质。

2. 心理护理

给予患者关怀与安慰，耐心解答个体提出的问题，解释该病发病率高且易复发，解除患者的思想负担，引导患者积极配合治疗，使机体尽快康复。

3. 局部治疗的护理

对子宫糜烂者遵医嘱刺激子宫颈病变组织愈合，在排除禁忌证后告知患者在月经干净后 3~7 日，选用物理或药物疗法。在物理疗法过程中，嘱患者术后应每日清洗外阴 2 次，保持外阴清洁，禁止性交和盆浴 2 个月。告知患者术后均有阴道分泌物增多，在宫颈创面痂皮脱落前，阴道有大量黄水流出，在术后 1~2 周脱痂时可有少量血水或少许流血，如出血量多者需急诊处理。局部用止血粉或压迫止血，必要时加用抗生素预防感染。复查时间一般为两次月经干净后 3~7 日，未痊愈者可择期再做第二次手术。对有子宫颈息肉或宫颈肥大、糜烂面较深且累及子宫颈管者进行手术治疗后，嘱患者坚持定期做子宫颈刮片细胞学检查的重要性。

4. 健康教育

进行个人卫生与保健知识宣教，讲解宫颈炎发生的可能原因、不良后果及彻底治疗的重要性。指导妇女定期进行妇科检查，发现宫颈炎症积极治疗。指导选择合适的节育措施，避免多次流产，产后发现宫颈裂伤应及时缝合。

第三节　盆腔炎护理

盆腔炎即盆腔炎症性疾病（PID），是由女性上生殖道炎症引起的一组疾病，包括子宫内膜炎、输卵管炎、输卵管卵巢脓肿和盆腔腹膜炎。多数以疼痛为主要表现，约占90%以上。按其发病过程可分为急性盆腔炎和慢性盆腔炎。而由于盆腔器官多由内脏神经支配，疼痛感觉常定位不准确，而炎症本身并不是只单独局限于某个盆腔器官，因此，临床上有时不能确定炎症的确切部位到底是输卵管还是卵巢等，有时把局限在输卵管、卵巢附近的炎症称为附件炎。

一、急性盆腔炎

急性盆腔炎（APID）以产后或流产后感染最常见，其次为宫腔内手术操作后感染、经期卫生不良、感染性传播疾病、邻近器官的炎症蔓延以及慢性盆腔炎急性发作引起。急性盆腔炎是妇科常见三大急腹症之一，若不能及时发现并处理，则有可能会波及腹膜，引起弥散性腹膜炎、败血症甚至中毒性休克而危及生命。也可因治疗不彻底，使炎症长期存在，迁延成慢性盆腔炎，反复发作。

（一）临床表现

急性盆腔炎病程表现复杂，临床症状取决于炎症的轻重、炎症累及的器官和范围。发病时的典型症状是下腹疼痛伴发热，阴道分泌物增多。腹痛为持续性，活动或性交后加重。若病情严重可有寒战、高热、头痛、食欲缺乏。月经期发病可出现经量增多、经期延长，非月经期发病可有白带增多。根据感染的病原体不同，临床表现也有差异。淋病奈瑟菌感染起病急，多在48小时内出现高热、腹膜刺激征及阴道脓性分泌物。非淋病奈瑟菌性盆腔炎起病较缓慢，高热及腹膜刺激征不明显，常伴有脓肿形成。若为厌氧菌感染，则容易有多次复发、脓肿形成，患者的年龄往往大于30岁。沙眼衣原体感染病程较长，高热不明显，长期持续低热，主要表现为轻微下腹痛、久治不愈、阴道不规则出血。

患者呈急性病容，体温升高，心率加快，腹胀，下腹部查压痛、反跳痛及肌紧张，肠鸣音减弱或消失。妇科检查可见阴道充血，并有大量脓性分泌物，将宫颈表面的分泌物拭净，若见脓性分泌物从宫颈口外流，说明宫颈黏膜或宫腔有急性炎症；穹窿有明显触痛，宫颈充血、水肿、举痛明显；宫体稍大，有压痛，活动受限；子宫两侧压痛明显。若为单纯输卵管炎，可触及增粗的输卵管，有明显压痛；若为输卵管积脓或输卵管卵巢脓肿，则可触及包块且压痛明显。

（二）处理原则

采用支持疗法、药物疗法和手术疗法等措施控制炎症，消除病灶。针对易感病原体，联合选用最有效的抗生素。此外，抗生素的应用还应遵循足量、足疗程的原则，一般通过静脉给药，兼顾厌氧菌与需氧菌的控制。如脓肿形成，经药物治疗无效，输卵管脓肿或输卵管卵巢脓肿不消失，且已局限化、脓肿破裂时，均应手术治疗清除脓肿或脓液。

（三）护理措施

1. 一般护理

嘱患者卧床休息，取半卧位以利于分泌物引流或使脓液积聚于直肠子宫陷凹。鼓励进食，给予高热量、高蛋白质、高维生素饮食，补充液体，注意酸碱平衡。对高热患者，采用物理降温，出汗多时，及时更衣、更换床单，保持会阴部清洁，如会阴部有伤口要定时用消毒液擦洗，有腹胀者行胃肠减压。尽量避免不必要的妇科检查，以免炎症扩散。

2. 心理护理

与患者建立良好的护患关系，稳定患者情绪，并争取家属的理解与支持，减轻患者的恐惧与焦虑。

3. 对症护理

遵医嘱输液并给予足量有效的抗生素，注意纠正电解质紊乱和酸碱失衡状态，做好病情和用药反应的观察，定时测体温、脉搏、血压，并做好记录，有异常及时报告医生并配合处理。若需要手术治疗，则为患者提供相应的手术前后护理。

4. 健康教育

做好经期、孕期及产褥期的卫生宣教。指导性生活卫生，减少性传播疾病，经期禁止性交。患有急性盆腔炎时，应及早到医院诊治，以防转为慢性。

二、慢性盆腔炎

慢性盆腔炎（CPID）常为急性盆腔炎未能彻底治疗，或患者体质较差使病程迁延所致，但亦可无急性盆腔炎症病史，如沙眼衣原体感染所致的输卵管炎。慢性盆腔炎病情较顽固，当机体抵抗力较差时，可有急性发作。严重影响妇女健康、生活及工作，同时造成家庭与社会的负担。

（一）病理

1. 慢性输卵管炎与输卵管积水

大多为双侧，输卵管呈轻度或中度肿大，伞端可部分或全部闭锁并与周围组织粘连。输卵管峡部黏膜上皮和纤维组织增生粘连时，可形成结节状增厚，称为结节性输卵管炎。若伞端与峡部粘连闭锁，浆液性渗出物积聚形成输卵管积水。有时输卵管积脓中的脓液被逐渐吸收，浆液性液体继续自管壁充满管腔，亦可形成输卵管积水。积水输卵管表面光滑，管壁较薄，由于输卵管系膜不能随囊壁的增长而相应延长，故积水输卵管向系膜侧弯曲，形似腊肠或呈曲颈的蒸馏瓶状，可游离或与周围组织有粘连。

2. 输卵管卵巢炎及输卵管卵巢囊肿

当输卵管炎症波及卵巢时，可相互粘连形成炎性肿块，伞端与卵巢粘连贯通后，液体渗出可形成输卵管卵巢囊肿，亦可由输卵管卵巢脓肿的脓液被吸收后由渗出物替代而形成。

3. 慢性盆腔结缔组织炎

炎症蔓延到宫骶韧带，使纤维组织增生变硬，若蔓延范围广泛，可使子宫固定，宫旁组织也增生变厚，呈扇形向盆壁扩散，形成"冰冻骨盆"。

（二）临床表现

全身症状多不明显，有时仅有低热，易感疲倦。由于病程时间较长，部分患者可出现神经衰弱症状，如精神不振、周身不适、失眠等。当患者抵抗力差时，易有急性或亚急性发作。炎症形成的瘢痕粘连以及盆腔充血，常引起下腹部坠胀、疼痛及腰骶部酸痛。常在劳累、性交后及月经前后加剧。炎症导致盆腔充血，患者常有经量增多。卵巢功能损害时可致月经失调。输卵管粘连阻塞时可致不孕。

妇科检查时子宫常呈后倾后屈位，活动受限或粘连固定。若为输卵管炎，则在子宫一侧或两侧触到呈索条状的增粗输卵管，并有轻度压痛。若为输卵管积水或输卵管卵巢囊肿，则在盆腔一侧或两侧触及囊性肿物，活动多受限。若为盆腔结缔组织炎时，子宫一侧或两侧有片状增厚、压痛，宫骶韧带常增粗、变硬，有触痛。

（三）处理原则

采用综合治疗方法为宜，包括物理疗法治疗、中西医结合治疗、手术治疗，同时注意增强局部和全身的抵抗力。物理疗法常用短波、超短波、离子透入等，其原理主要是利用温热促进盆腔局部血液循环，改善组织营养状态，提高新陈代谢，利于炎症吸收和消退。中医疗法以清热利湿，活血化瘀为主。西医治疗主要是应用抗生素，必要时可在应用抗生素的同时，使用 α - 糜蛋白酶或透明质酸酶和地塞米松，以利粘连分解和炎症的吸收，提高疗效。手术治疗以彻底治愈为原则，避免遗留病灶再次复发。根据患者年龄、病变轻重及有无生育要求决定手术范围，行单侧附件切除术或全子宫切除术加双侧附件切除术，年轻患者尽量保留卵巢。

（四）护理措施

1. 一般护理

指导患者加强营养，进食高蛋白质、富含维生素类食物，注意劳逸结合，适当进行体育锻炼，提高身体素质和机体抵抗力。

2. 心理护理

慢性盆腔炎由于病程较长，患者思想压力大。在护理中应耐心倾听患者诉说，解除患者思想顾虑，增强治疗的信心。

3. 对症护理

对选用物理治疗者耐心讲解其原理及治疗注意事项。告知药物治疗者服药的剂量、方法，强调抗生素不宜长期应用，使用地塞米松停药时应注意逐渐减量。对于拟行手术患者，按医嘱为其提供常规手术护理，促使患者尽早康复。

4. 健康教育

加强健康指导，使患者患病后能及早到医院诊治。注意个人卫生特别是经期卫生，防止反复感染加重病情。指导患者养成良好的生活、卫生习惯，注意劳逸结合，避免过劳，防止慢性盆腔炎急性发作。

第三章　妇科肿瘤护理

第一节　子宫肌瘤护理

子宫肌瘤又称子宫平滑肌瘤，是女性生殖器最常见的一种良性肿瘤，以多发性子宫肌瘤常见。多无症状，少数表现为阴道出血，腹部触及肿物以及压迫症状等。如发生蒂扭转或其他情况时可引起疼痛，可能导致女性不孕、流产、尿频、排尿障碍等危害。

一、病因

确切病因尚不明了，根据好发于生育年龄妇女，绝经后肌瘤停止生长，甚至萎缩、消失等，提示子宫肌瘤的发生可能与女性激素有关。雌激素能使子宫肌细胞增生肥大，肌层变厚，子宫增大。女性激素通过相应激素受体起作用。子宫肌组织内雌激素受体含量随月经周期不同雌激素水平而变化。子宫肌瘤组织中雌激素受体和雌二醇含量较正常子宫肌组织高。但 17-B 羟类固醇脱氢酶含量较低，故雌二醇转变为雌酮的量少。合并妊娠时，胎盘生乳素有促进雌二醇对肌瘤的作用，故子宫肌瘤生长加快。同时卵巢功能、激素代谢均受高级神经中枢的调控，故神经中枢活动对肌瘤发病也可能起重要作用。

二、病理

子宫肌瘤为实质性球形结节，表面光滑；由于肌瘤压迫周围的肌壁纤维而形成假包膜，肌瘤与假包膜间有一层疏松网状间隙故易剥出；切面呈灰白色，质硬，可见漩涡状结构。因肌瘤的血供来自假包膜，当肌瘤生长过快或肌瘤过大时，可因血供障碍，使肌瘤而发生一系列变性，如玻璃样变、囊性变、红色变、肉瘤变和钙化。红色变多见妊娠晚期或产褥期，肉瘤变即肌瘤恶变，较少见。

三、分类

按肌瘤所在部位分为宫体肌瘤（占92%）和宫颈肌瘤（占8%）。肌瘤原发于子宫肌层，根据肌瘤发展过程中与子宫肌壁的关系分3类。

1. 肌壁间肌瘤

肌瘤位于子宫肌壁内，周围均被肌层包围。占60%~70%。

2. 浆膜下肌瘤

肌瘤向子宫浆膜面生长，突起在子宫表面，约占20%。肌瘤表面仅由子宫浆膜层覆盖。当瘤体继续向浆膜面生长，仅有一蒂与子宫肌壁相连，成为带蒂的浆膜下肌瘤，营养由蒂部血管供应。因血供不足易变性、坏死。若蒂部扭转而断裂，肌瘤脱落至腹腔或盆腔，形成游离性肌瘤。若肌瘤位于宫体侧壁向宫旁生长，突入阔韧带两叶之间称阔韧带肌瘤。

3. 黏膜下肌瘤

肌瘤向子宫黏膜方向生长，突出于宫腔，仅由黏膜层覆盖，称为黏膜下肌瘤。占10%~15%。肌瘤多为单个，使宫腔变形增大，子宫外形无明显变化。黏膜下肌瘤易形成蒂，在宫腔内生长犹如异物，常引起子宫收缩，肌瘤被挤经宫颈突入阴道。

子宫肌瘤常为多个，各种类型的肌瘤可发生在同一子宫，称多发性子宫肌瘤。

四、临床表现

（一）症状

多数患者无症状，仅于盆腔检查时偶尔被发现。如有症状则与肌瘤的部位、生长速度，及有无变性关系密切，而与肌瘤大小、数目多少关系不大。患有多个浆膜下肌瘤且长得很大者未必有症状，而一个较小的黏膜下肌瘤则可表现为月经过多及不规则阴道流血。

1. 阴道流血

为肌瘤患者的主要症状，占50%。2/3的病例为周期性出血，表现为月经量过多、经期延长，或周期缩短。1/3的病例为非周期性出血，表现为不规则阴道流血。阴道流血的性质和数量主要取决于肌瘤的部位，浆膜下肌瘤常无流血，肌壁间肌瘤可使子宫体积增大，较肌瘤子宫腔增大，子宫内膜面积大而导致。近子宫肌瘤的内膜中常见有较大的血管，所以其周围有丰富的血运，因而引起流血量增多，又因肌瘤妨碍子宫收缩，血窦不易关闭，流血持续时间延长，血量也增加。黏膜下肌瘤月经过多为其主要症状，即使肌瘤尚小也不例外，可致严重贫血。若伴有坏死、溃疡，则表现为不规则阴道流血或脓血性排液。

若肌瘤合并卵巢功能障碍，子宫内膜增生过长者可引起月经周期紊乱。有报道，31% 的子宫肌瘤患者为无排卵性月经伴子宫内膜增生过长。

2. 腹部包块

下腹部扪及肿块常为肌瘤患者求医的主诉，约占 69.6%。患者往往无其他不适而仅觉腹部膨大，扪及块物，尤其宫底部的浆膜下肌瘤向腹腔伸展者。当清晨膀胱充盈将子宫推向上方时，更易在腹部触及，块物常位于腹部正中，少数偏于一侧，质地坚硬，形态不规则。

3. 白带增多

肌壁间肌瘤使宫腔面积增大，内膜腺体分泌增多，并伴有盆腔充血以致白带增多，约占 41.9%。悬吊于阴道内的黏膜下肌瘤，表现易感染、坏死，产生大量的脓血性排液，及腐肉样组织排出，伴有臭味。

4. 腹痛、腰酸、下坠感

占 40%，肌瘤无并发症一般不引起腹痛，当浆膜下肌瘤蒂扭转，或肌瘤扭转后牵引子宫，引起子宫轴性扭转，才会引起腹痛。肌瘤红色变性时，患者常有剧烈腹痛，伴局部压痛，较大的肌瘤压迫、牵拉盆腔结缔组织、神经、血管，引起盆腔淤血，可产生下腹部坠胀及腰骶部酸痛等，此种症状虽不严重，但却持续固定，在经期由于盆腔充血症状则更为明显。子宫黏膜下肌瘤通过宫颈管脱入阴道内时可发生较严重下腹痛。

5. 压迫症状

子宫前壁下段肌瘤可压迫膀胱引起尿频、尿急；宫颈肌瘤可引起排尿困难、尿潴留；子宫后壁肌瘤（峡部或后壁）可引起下腹坠胀不适、便秘等症状。阔韧带肌瘤或宫颈巨型肌瘤向侧方发展，嵌入盆腔内压迫输尿管使上泌尿道受阻，形成输尿管扩张甚至发生肾盂积水。

6. 不孕

25%~40% 的肌瘤患者伴有不孕，因子宫角部肌瘤压迫输卵管入口，使子宫腔变形妨碍受精卵着床，肌瘤患者也常伴有卵巢功能障碍以致不孕。

（二）体征

体积大的子宫肌瘤可在下腹部扪及实质性不规则肿块。妇科检查：子宫均匀或不规则增大、质硬，或明显触及表面不规则的单个或多个结节状突起。浆膜下肌瘤可扪及单个实质性球状肿块与子宫有蒂相连。黏膜下肌瘤位于宫腔内者子宫均匀增大；脱出于宫颈外口者，内镜检查即可看到宫颈口处有肿物，粉红色、表面光滑，宫颈四周边缘清楚，若伴感染时可有坏死、出血及脓性分泌物。

五、诊断

根据病史、症状及检查所得一般诊断多无困难，对不能确诊者可采用下述辅助诊断方法。

1.诊断性刮宫

通过宫腔探针探测宫腔的大小，感觉宫腔形态，特别应注意宫腔底部有无突起，有无肿瘤悬吊的感觉。并将刮取的子宫内膜送病理检查，以除外子宫内膜增生过长或其他内膜病变等。

2.超声检查

为目前常用的辅助诊断方法：A型示波法显示在子宫区出现稀疏小波。B型超声显像则显示子宫增大，肌瘤区边缘出现明显的实质性暗区，其间有稀疏光点及异常回声。

3.宫腔镜检查

应用宫腔镜在直视下观察宫腔形态，有助于黏膜下肌瘤的诊断。

4.腹腔镜检查

当肌瘤需与卵巢肿瘤或其他盆腔肿块鉴别时，可在腹腔镜直视下观察子宫大小、形态及肿瘤生长部位与性质。

5.3X线摄片检查

子宫输卵管碘油造影可协助黏膜下肌瘤的诊断，X线摄片可显示宫底部凹陷呈马鞍状，如肌瘤已悬吊于宫腔内，则有充盈缺损。

6.气腹造影摄片

也能协助鉴别浆膜下子宫肌瘤与卵巢肿瘤，肌瘤若有钙化可见钙化阴影。

六、治疗要点

根据患者的年龄、症状、肌瘤大小及部位、数目及生育要求选择适当的治疗方案。

1.随访观察

适用于肌瘤较小，无症状，尤其是近绝经者。绝经后肌瘤多可萎缩或逐渐消失。每3~6个月随访1次。

2.药物治疗

适用于肌瘤在2个月妊娠子宫大小以内，症状较轻，近绝经期或身体情况不宜手术治疗者。常用药物有促性腺激素释放激素激动剂（GnRH-α）亮丙瑞林，通过抑制垂体、卵巢功能，降低体内雌激素水平；还可用雄激素对抗雌激素；抗雌激素制剂三苯氧胺。

3.手术治疗

适于肌瘤超过2.5个月妊娠子宫或症状明显致继发贫血、保守治疗失败者。手术可经腹、经阴道或宫腔镜、腹腔镜下手术。手术方法有肌瘤摘除术及子宫切除术。肌瘤摘除术适用于希望保留生育功能的患者，黏膜下肌瘤可经阴道或宫腔镜切除。肌瘤较大，症状明显，药物治疗无效，不需保留生育功能，或疑癌变者应行子宫次全切除术或子宫全切除术。

七、护理措施

1.一般护理

为患者提供安静、舒适的休养环境，保障患者充足睡眠；保持外阴部的清洁卫生，每日擦洗外阴1~2次；提供高热量、高蛋白、富含维生素、含铁丰富的食物，以增强机体抵抗力。对于贫血需要补充铁剂的患者，应告知服用铁剂的注意事项。

2.心理护理

建立良好护患关系，向患者及家属解释子宫肌瘤是良性肿瘤，手术治疗不切除卵巢，不会影响生活质量及性功能，纠正错误认识，缓解焦虑情绪；同时解释子宫肌瘤的临床特点、治疗方案及预后，使其主动接受并配合治疗；允许并鼓励患者及家属参与决策过程，共同商讨治疗和护理方案。让患者清楚地认识全子宫切除术与次全子宫切除术可能出现的并发症，两种术式的优缺点，为患者提供表达内心感受的机会。

3. 观察病情，对症护理

注意观察有无面色苍白、脉搏细数等症状，保留患者的会阴垫以准确评估阴道出血量。出血多者，按照医嘱给予止血药、缩宫素及抗生素预防感染，必要时输血。注意患者主诉，有排尿及排便困难者，考虑有压迫症状，应给予导尿或缓泻剂软化粪便等处理。阴道分泌物呈烂肉样、脓血性且有异味，伴体温升高，考虑黏膜下肌瘤脱出者，应每日外阴冲洗 1~2 次，保持局部清洁，防止感染，做好肌瘤摘除的术前准备。腹痛者，应注意腹痛的部位、限度和性质，若出现急性剧烈的腹痛，考虑为浆膜下子宫肌瘤蒂扭转或肌瘤的红色样变，应立即通知医师，并做好急诊手术的准备。

4. 手术护理

经阴道行黏膜下肌瘤摘除术的患者，应按阴道手术患者护理，若肌瘤蒂部留置止血钳，通常于 24~48 小时后取出，嘱患者行走或睡觉时注意安全；全子宫切除或肌瘤摘除的患者，除按腹部手术护理以外，术后应特别注意观察阴道有无出血，出血的量及性状。若术后 7~8 天有少量粉红色出血，血量逐渐减少，多为阴道残端肠线吸收所致，暂观察，保持会阴部的清洁，按医嘱服用抗生素，预防感染。若出血量多、色红，有血块，应及时汇报医师。

5. 出院指导及随访

接受保守治疗者要明确随访时间和目的，一般每 3~6 个月复查 1 次，若肌瘤继续增大或出现明显症状，应及时就诊；手术治疗者术后 1 个月到门诊检查，了解术后康复情况。术后 3 个月内避免重体力劳动和性生活，如有不适及时就诊，原则上患者的日常活动及性生活的恢复，都应该通过术后复查全面评估身心状况后确定。行子宫肌瘤摘除术的患者，术后有复发的可能，更应强调定期随访。

八、健康指导

1. 宣传教育

月经期应多休息，避免疲劳；鼓励患者摄入高蛋白、富含维生素和含铁量丰富的食物，应忌烟酒，忌食辛辣食物，保持心情舒畅；增强自我保健意识，强调妇女定期进行盆腔检查，做到有病早治。

2. 合理用药

指导患者在医师医嘱下接受药物治疗，应讲明药物名称、用药目的、剂量、方法、不良反应及应对措施。如患者使用雄激素治疗，每月总量应控制在 300mg 以内。嘱咐患者不能擅自停药或用药过量。

3. 妊娠并发子宫肌瘤者

应定期接受产前检查，多能自然分娩，不需急于干预，但要预防产后大出血；若肌瘤阻碍胎先露下降，或导致难产时，应按医嘱做好剖宫产的准备，并给予相应的护理。

第二节　宫颈癌护理

宫颈癌也称子宫颈癌，是女性生殖器官最常见的恶性肿瘤之一，严重威胁妇女的生命。发病年龄呈双峰分布：35~39 岁和 60~65 岁，平均年龄为 52.2 岁。该病的发生有明显的地区差异，我国主要集中在中部地区，山区多于平原。近年来，由于国内外普遍采用阴道脱落细胞涂片检查方法进行普查，在早期诊断的基础上配合手术治疗等，有效地控制了宫颈癌的发生和发展，使宫颈癌发病率和病死率明显下降。

一、病因及发病机制

宫颈癌的发病因素目前尚不清楚，可能是多种因素综合引起的，早婚、早育、多产、宫颈慢性炎症及有性生活紊乱史者，宫颈癌的发病率明显增高。凡有阴茎癌、前列腺癌或其妻曾患宫颈癌者均为高危男子。与高危男子有性接触的妇女易患宫颈癌。近年来还发现，通过性交而传播的某些病毒，如单纯疱疹病毒Ⅱ型、人乳头瘤病毒等也可能与宫颈癌的发病有关。

二、组织发生、发展及病理

宫颈癌的病变多发生在宫颈外口的鳞状上皮和柱状上皮交界处。按组织发生学划分，宫颈癌分为鳞状细胞癌、腺癌、腺鳞癌，其中以鳞状细胞癌为主。按病变的发生、发展过程，可分为宫颈上皮内瘤样病变（包括宫颈不典型增生、宫颈原位癌）和宫颈浸润癌，外观可正常，或类似一般宫颈糜烂。随着病程的发展，表现为以下 4 种类型。

1. 外生型

又称菜花型，此型最常见。癌组织向外生长，最初呈息肉样或乳头状隆起，继而发展为向阴道内突出的菜花样赘生物，质脆易出血。

2. 内生型

又称浸润型。癌组织向宫颈深部组织浸润，宫颈肥大、质硬，表面光滑或仅有表浅溃疡，整个宫颈段膨大如桶状。

3. 溃疡型

不论外生型或内生型病变进一步发展，癌组织坏死脱落，可形成凹陷性溃疡。严重者宫颈为空洞所代替，形如火山口。

4. 颈管型

癌灶发生在子宫颈外口内，隐蔽于宫颈管，侵入宫颈及子宫下段供血层，并转移到盆壁的淋巴结。不同于内生型，该型是由特殊的浸润性生长扩散到宫颈管。

三、转移途径

宫颈癌以直接蔓延和淋巴转移为主，血行转移极少见。直接蔓延是最常见的转移途径。癌组织直接侵犯邻近组织、向下波及阴道，向上累及子宫下段及子宫体，向两侧可扩散至子宫颈旁及阴道旁组织，甚至延伸至骨盆壁，向前、后蔓延，可侵犯膀胱或直肠，甚至造成生殖道瘘。淋巴转移即癌组织局部浸润后，侵入淋巴管，形成癌栓，随淋巴液到达局部淋巴结，并在淋巴管内扩散。血行转移多发生在晚期。癌组织破坏小血管后，可经体循环转移到肺、肾、脊柱等。

四、临床分期

根据国际妇产科协会（FIGO 2000 年）修订的标准分期。目前临床上分 0~Ⅳ期。

1. 0 期

原位癌（浸润前癌）

2. Ⅰ期

癌灶局限于子宫颈（包括累及腺体）。

Ⅰa 肉眼未见癌灶，仅在显微镜下可见浸润癌。

Ⅰa1 间质浸润深度小于等于 3mm，宽度小于等于 7mm。

Ⅰa2 间质浸润深度 3~5mm，宽度小于等于 7mm。

Ⅰb 临床可见癌灶局限于宫颈，或显微镜下病变大于Ⅰa2。

Ⅰb1 临床可见癌灶最大直径小于等于 4cm。

Ⅰb2 临床可见癌灶最大直径大于 4cm。

3. Ⅱ期

癌灶超过宫颈，但未达到盆壁或阴道浸润未达到下 1/3。

Ⅱa无宫旁浸润。

Ⅱb有宫旁浸润。

4. Ⅲ期

癌灶超越宫颈，阴道浸润已达下1/3，宫旁浸润已达盆壁，有肾盂积水或肾无功能者。

Ⅲa癌灶累及阴道下1/3，但未达盆壁。

Ⅲb癌灶浸润已达盆壁，或肾盂积水，或肾无功能。

5. Ⅳa期

癌灶弥散超出真骨盆，或癌浸润膀胱黏膜及直肠黏膜。

6. Ⅳb期

远处转移。

五、临床表现

（一）症状

接触性出血及绝经后出血常为宫颈癌的最早症状。晚期明显症状为阴道流血、阴道排液、疼痛。

1. 阴道流血

当癌肿侵及间质内血管时出现流血。早期表现为性交后或双合诊检查后有少量出血，称为接触性出血。以后可有月经间期或绝经后少量断续不规则出血，晚期出血量较多，一旦侵蚀较大血管可能引起致命性大出血。年轻患者也可表现为经期延长，周期缩短，经量增多等；老年患者常诉绝经后不规则阴道流血。宫颈癌合并妊娠者常因阴道流血而就医。

2. 阴道排液

多发生在阴道流血之后，白色或血性，稀薄如水样或米泔样，有腥臭，晚期癌组织坏死继发感染时，则出现大量脓性或米汤样恶臭白带。

3. 疼痛

此为晚期症状，表示宫颈旁已有明显浸润。由于病变累及盆壁、闭孔神经、腰骶神经等，可出现严重持续性腰骶部或坐骨神经痛。当盆腔病变广泛时，可因静脉或淋巴回流受阻，导致下肢肿痛、输尿管梗死、肾盂积水。

（二）体征

早期无明显体征，宫颈上皮内瘤样病变、镜下早期浸润癌患者局部无明显病灶，宫颈光滑或与慢性宫颈炎无明显区别，随着宫颈浸润癌的生长发展，宫颈局部表现不同。外生型癌可见宫颈表面有呈息肉状或乳头状突起的赘生物向外生长，继而向阴道突起，形成菜花状赘生物；合并感染时，表面有灰白色渗出物，触之易出血。内生型则表现为宫颈肥大、质硬、宫颈管膨大如桶状，宫颈表面光滑或有表浅溃疡。晚期患者因癌组织坏死脱落，宫颈表面凹陷性溃疡，或被空洞替代，并盖有坏死组织，有恶臭。癌灶浸润阴道壁时，局部见有赘生物，浸润盆腔，形成冰冻骨盆。

六、处理原则

处理方案应根据临床分期、患者年龄和全身情况，综合分析后确定。常用治疗方法有手术、放疗及化疗等综合应用方案。

1. 手术治疗

适用于Ⅰa~Ⅱa期患者，无严重内外科并发症，无手术禁忌证者。根据病情选择不同术式。多主张采用子宫根治术和盆腔淋巴结清扫术。由于宫颈癌转移至卵巢的机会较少，因此卵巢无病变的年轻患者可将其保留。

2. 放射治疗

放射治疗（简称放疗）适用于各期患者。目前对早期病例主张以腔内照射为主、体外照射为辅。晚期癌，特别是局部瘤体巨大，出血活跃或伴有感染者，则先行体外照射，辅以腔内照射。放疗的优点是疗效高，危险少；缺点是个别患者对放疗不敏感，并能引起放射性直肠炎、膀胱炎等并发症。

3. 手术及放射综合疗法

适用于宫颈病灶较大者，术前放疗，待癌灶缩小后再行手术。或手术后证实淋巴结或子宫旁组织有转移者，放疗作为术后的补充治疗。

4. 化学药物治疗

通常简称化疗，适用于晚期或复发转移的宫颈癌患者。近年也有采用化疗作为手术或放疗的辅助治疗，用以治疗局部巨大肿瘤。常用的化疗药物中以顺铂疗效较好，通常主张采用联合化疗方案。

七、护理措施

（一）常规护理

1. 生活护理

指导患者注意休息，减少体能消耗。进食富含营养、易消化、高热量、富含维生素、低脂的饮食，必要时可请营养师根据患者目前的营养状态及饮食习惯制订饮食计划，以增强患者体质。

2. 病情观察

严密观察生命体征的变化，观察阴道出血情况。对于癌症晚期患者严密观察有无并发症的出现，如下腹痛、腰痛、坐骨神经痛、肾盂积水、肾功能损害等，一旦发现应及时汇报医生，以便全面了解患者情况，制订出适合的治疗方案。

（二）手术治疗护理

1. 手术前患者的护理

（1）术前积极纠正并发症：正确评估患者各系统的功能状态是否能耐受手术、术后能否按期恢复。老年患者术前更应周密做好全身各系统的检查。

（2）阴道准备：术前阴道冲洗 2 次 / 日，连续 3 天，冲洗时避免损伤病灶而引起大出血。手术前夜肠道按清洁灌肠准备。

（3）术前密切观察患者生命体征变化：了解有无不宜手术的情况发生（如月经来潮、体温突然升高等）。术前一天送手术通知单。术前禁饮食，做好备皮、下尿管、备血及各种药敏试验。

（4）护送患者进手术室：向手术室护士交代患者目前病情和治疗情况。

2. 术后护理

（1）严密观察生命体征变化：根治性子宫切除术及盆腔淋巴结切除术是妇科大型手术，手术时间长，手术创伤范围大。术后应当重点观察生命体征变化，24 小时内多采用心电监护。观察腹部切口有无渗血，做好详细的护理记录，病情变化及时报告医生。

（2）保留导管的护理

导尿管的护理：因宫颈癌根治术手术范围广，支配膀胱功能的神经和血管受到不同限度的损伤，使膀胱功能恢复缓慢，故术后导尿管一般保留 7~14 日，甚至 21 日。在留置尿管期间应注意：①预防感染：用 1:5000 高锰酸钾液擦洗会阴，2 次 / 日；嘱患者每日饮水 2000~2500ml 保持尿色清亮，以达到膀胱内冲洗的作用；每周更换尿袋 1~2 次；定期查尿常规。②锻炼膀胱功能：在拔尿管前 3 日开始夹尿管，每 2 小时开放 1 次，以锻炼膀胱肌肉，促使排尿功能恢复。③导残余尿：拔尿管后，嘱患者 1~2 小时排尿 1 次，排尿后测残余尿量，残余尿少于 100ml，提示膀胱功能已恢复；若残余尿量超过 100ml 或拔管后不能自解小便，应及时给患者再次留置尿管，保留 3~5 日后，再行拔管测残余尿量，直至残余尿量少于 100ml。

引流管的护理：术后留置腹腔或阴道引流管，应保持引流管通畅，注意观察引流液的色、量和质，发现异常及时报告医生并协助处理。一般在术后 48~72 小时拔取引流管。

（3）其他护理：术后患者一般体质较弱，饮食应以易消化、高热量、富含维生素及纤维素的食物为主，以利于术后体力恢复及防止便秘。护士协助患者定时做肢体活动，以防止血栓性静脉炎的发生。

（三）放射治疗护理

1. 体外照射的护理

（1）心理护理：首先向患者进行放疗知识的宣教，让其充分了解放疗的目的、作用、治疗前的准备、治疗中的注意事项、不良反应及应对措施，使患者对自己的放疗计划有一个完整的概念，对治疗树立信心及做好各种配合。也应针对患者特殊、复杂的心理，采取积极有效的心理疏导方法，告知患者放疗可以缩小癌灶，抑制或消除可能存在的转移癌灶，对晚期子宫颈癌的治疗是安全有效的，从而增强患者的治疗信心，使其主动接受放疗。

（2）阴道冲洗护理：阴道冲洗是放疗的重要辅助手段，可以减轻阴道黏膜充血、水肿，并能清除放疗后的坏死组织，提高放射敏感度，预防盆腔腹膜炎。在放疗期间，尤其在腔内照射前，若冲洗不及时易引起感染，影响子宫颈癌治疗的顺利进行。每日常规阴道冲洗 1 次。

（3）放疗全身反应护理：一般放疗后 2~3 周，患者会出现食欲减退、乏力、疲劳、头晕、头痛、恶心，甚至呕吐等症状。应及时给予对症处理，指导患者合理饮食起居，做轻微活动。每天测量体温，如果体温超过 38℃，应暂停放疗，并给予对症处理。每周做血常规检查 1 次，白细胞计数低于 3.0×10^9/L 时，应暂停放疗。

（4）照射皮肤护理：由于放射皮肤变薄、萎缩、软组织纤维化，致使毛细血管扩张，皮肤会出现充血、发红等炎性反应，继而出现皮肤干燥、脱皮、瘙痒难忍或烧灼感。嘱患者保护照射野皮肤，每日 2 次涂抹比亚芬软膏、鱼肝油软膏或氢化可的松软膏，穿宽松、柔软的纯棉内衣，用温水和柔软毛巾轻轻沾洗，禁用肥皂擦洗或热水浸浴，禁用碘酒、乙醇等刺激性消毒剂，局部皮肤忌搔抓、撕剥，防止皮肤损伤造成感染。保持外阴、腹股沟清洁干燥，如会阴及臀部溃烂者，取截石或膝胸位，生理盐水冲洗创面，在创面可涂抹金因肽，或遵医嘱用维生素 B12 10mg ＋庆大霉素 24 万 U ＋地塞米松 15mg，用灭菌注射器抽出药液后，注入 500ml 生理盐水中混合备用。早期用无菌纱布浸湿外敷，每日 2 次，7 日为 1 个疗程；有水疱者，先抽出水再外敷，每日 3 次，7 日为 1 个疗程，应严格无菌操作。要始终保持照射区定位线条清晰，如发现不清晰应及时请主管医师补画。

（5）放射性直肠炎护理：在放疗剂量 2000~3000cGy 时，部分患者可出现不同程度的腹痛、腹泻等。应做好解释工作，消除患者恐惧心理，鼓励其进食少渣半流质饮食，口服消炎药、止泻药，也可使用中药小剂量保留灌肠或直肠栓剂等。宜进高蛋白、富含维生素、少渣、低纤维饮食，避免吃易产气的食物如糖、豆类、碳酸类饮料，忌辛辣、刺激性食物。严重腹泻者需暂停放疗，有脱水和电解质失衡者应及时补液和补充电解质，并多食水果、饮料及肉汤类饮食。

（6）放射性膀胱炎护理：放疗前排空膀胱，在阴道内填充纱布块，以增加放射源与膀胱间的距离，减少膀胱放射线受量。并嘱患者每天饮水 1000~2000ml，应遵医嘱给予口服止血药和消炎药，以缓解膀胱刺激征。每次排尿后注意外阴及尿道口的清洁，防止逆行感染。重度放射性膀胱炎反复出现肉眼血尿者，遵医嘱用庆大霉素 24 万 U ＋地塞米松 5mg ＋肾上腺素 1mg ＋生理盐水 50ml 膀胱灌注。嘱患者灌注前排尽尿液，勤翻身、改变体位，使药液充分接触膀胱内壁，以抗感染、止血，促进上皮组织修复和黏膜愈合。如出血不止会造成患者贫血，可在膀胱镜下行电灼治疗，如严重贫血应输注浓缩红细胞。

2. 腔内照射的护理

（1）照射前排空大、小便，减少直肠、膀胱的放射线受量。

（2）治疗当天测量体温，如有异常，及时通知医师停止治疗。

（3）治疗前做好皮肤准备：剃尽阴毛，检查有无脓疮。

（4）放疗期间应坚持每日行阴道冲洗，治疗当日行阴道冲洗。冲洗完毕，阴道内填塞无菌纱布，如发现阴道有脓性分泌物或有异味，应查明原因。

（5）腔内照射中护理：患者安置好妇科施源器后，平卧于治疗床上，听从操作者指挥，严格遵守无菌操作，以防感染。对第一次治疗的患者，告知患者从阴道插入施源导管可能会有不适，嘱患者不能挪动或坐起。在整个照射过程，嘱咐患者要保持安静，不能随便移动，以防施源器移位，影响治疗。如出现不适可通过对讲机呼叫，及时处理。如在插入宫腔施源器后引起下腹部疼痛，嘱患者做深呼吸，同时鼓励安慰患者，分散患者的注意力，使患者放松，顺利完成治疗。照射过程严密观察患者的情况，如有异常应立即停机处理。

（6）腔内照射后护理：照射后应密切观察患者情况，询问患者有何不适，如有不适应及时处理。照射后取出纱布并清点，以防纱布留置在阴道内。检查阴道有无出血，如有活动性出血，应及时填塞纱布，交班时说明纱布数量，第二天冲洗时取出。回病房后要严密观察病情及生命体征的变化、有无下腹疼痛、注意排尿情况，超过 6 小时未排尿者需导尿。观察阴道有无出血、渗血，如有出血症状，立即用可吸收明胶海绵、大纱布块做阴道填塞，遵医嘱输液、输血，嘱患者卧床休息，减少活动。

（7）鼓励患者多饮水，少食多餐，如胃肠反应严重可补充液体，下腹痛、体温高者应考虑盆腔腹膜炎的发生，及时通知医师进行处理。

（四）化疗护理

按化疗患者的护理常规进行护理。

（五）心理护理

子宫颈癌患者住院后往往心生恐惧和焦虑，护士应当与患者及家属建立良好的护患关系，提供相关疾病知识，使患者树立战胜疾病的信心。向患者详细讲解子宫颈癌的诊疗过程，介绍治疗方案、手术目的、意义、疾病的预后，以及针对可能出现的不适症状做出的应对措施，使其能更好地配合诊疗和护理。帮助其解除对疾病的恐惧心理；调整其饮食，改善营养状态，使患者以最佳身心状况接受治疗；要求其丈夫正确对待妻子生殖器官被切除的事实。

八、健康指导

1. 术后随访

术后 2 年内每 3 个月复查 1 次，3~5 年内每半年复查 1 次，第 6 年开始每年复查 1 次；如有不适随时就诊。

2. 普及防癌知识

宣传子宫颈癌发病的高危因素，积极治疗子宫颈疾病，提倡晚婚少育；宣传定期进行防癌检查的重要性，30 岁以上妇女到妇科就诊时，应常规接受宫颈刮片细胞学检查，一般妇女每 1~2 年复查 1 次；有接触性出血者应及时就诊。

第三节　子宫内膜癌护理

子宫内膜癌发生于子宫体的内膜层，以腺癌为主，又称子宫体癌。是女性生殖道常见的三大恶性肿瘤之一，多见于 50 岁以上的妇女，高发年龄 58~61 岁。癌肿生长缓慢，发生转移也较晚。但是，一旦蔓延至子宫颈，侵犯子宫肌层或子宫外，其预后极差。随着我国人口的老龄化，该病的发病率也明显上升。

一、病因

子宫内膜癌的确切病因仍不清楚。可能与子宫内膜增生过长有关，尤其是缺乏孕激素对抗而长期接受雌激素刺激的情况下，可能导致子宫内膜癌的发生。未婚、少育、未育或家族中有癌症史的妇女，肥胖、高血压、糖尿病、绝经延迟及其他心血管疾病患者发生子宫内膜癌的机会增多。

二、病理

病变多发生在子宫底部的内膜，以双侧子宫角附近为多见，其次为子宫后壁。就病变的形态和范围而言有以下两种：

（1）弥散型子宫内膜大部或全部为癌组织侵犯，病灶呈不规则菜花样突出子宫腔。癌组织呈灰白色或淡黄色，表面有出血、坏死，有时形成溃疡。病变虽广泛累及内膜，但较少浸润肌层。晚期可侵犯肌壁全层。

（2）局限型病灶局限于宫腔的一小部分，多见于子宫底或局部，呈息肉或小菜花状。极早期病变很小，诊断性刮宫可能将癌灶刮净。局限型癌灶易侵犯肌层，晚期可扩散于整个宫腔。

根据镜下表现可分内膜样腺癌、腺癌伴鳞状上皮分化、透明细胞癌、浆液性腺癌四种类型。

三、转移途径

子宫内膜癌的早期病变局限于子宫内膜，肿瘤生长缓慢，有时 1~2 年内病变还局限于子宫腔内。主要扩散途径有三种。

1. 直接蔓延

病灶沿子宫内膜生长蔓延扩散并向肌层浸润，穿透浆膜而蔓延至输卵管、卵巢，并可广泛种植于盆腔腹膜、直肠子宫陷凹或大网膜。也可直接向下侵犯子宫颈及阴道。

2. 淋巴转移

是内膜癌的主要转移途径。当癌肿侵犯至深肌层或扩散到宫颈管，或癌组织分化不良时，易发生淋巴转移。

3. 血行转移

少见，晚期转移到肺、肝、骨等处。

四、临床表现

（一）症状

极早期无明显症状，仅在普查或其他原因检查时偶然发现，一旦发现症状多有以下表现。

1. 阴道流血

表现为不规则阴道流血，量一般不多。绝经后患者表现为持续性或间歇性流血；尚未绝经者表现为经量增多，经期延长，或经间期出血。

2. 阴道排液

少数患者诉阴道排液增多，早期多为浆液性或浆液血性，晚期并发感染则有脓性或脓血性，有恶臭。

3. 疼痛

晚期癌瘤浸润周围组织，或压迫神经时可引起下腹及腰骶部疼痛，并向下肢及足部放射。当癌灶侵犯宫颈，堵塞宫颈管致宫腔积脓时，可出现下腹胀痛及痉挛性疼痛。

（二）体征

早期无明显异常，随病情发展，妇科检查发现子宫增大，质稍软；晚期偶见癌组织自宫颈口脱出，质脆，触之易出血。合并宫腔积脓者，子宫明显增大，极软。癌灶向周围浸润，子宫固定，在子宫旁或盆腔内可触及不规则结节样物。

五、处理原则

以尽早手术治疗为主要原则。根据病情及患者具体情况选择手术、放射治疗或药物治疗，可单用或联合应用。早期患者手术根据病情选择子宫次根治术及双侧附件切除术，或行广泛子宫切除术或双侧盆腔淋巴结清扫术与腹主动脉旁淋巴结清扫术。已有转移或可疑淋巴结转移者，可于术前或术后加用放射治疗，提高疗效。放射治疗适用于老年患者，或有严重并发症不能耐受手术或晚期不宜手术的病例。药物治疗适用晚期不能手术或治疗后复发者。

六、护理措施

（一）一般护理

为患者提供安静、舒适的环境，减少夜间不必要的治疗，确保7~8小时睡眠，必要时可使用镇静剂。患者通常年龄较大，身体虚弱，鼓励进食高蛋白、富含维生素、足够矿物质、易消化饮食，进食不足或全身状况差者，遵医嘱静脉补充营养。患者阴道排液多时，嘱其取半卧位，勤换会阴垫，每日冲洗会阴2次。

（二）心理护理

患者出现异常症状并需要入院接受相关检查和治疗时，对检查结果的担心以及各项检查过程带来的不适，使得患者充满焦虑和恐惧，医护人员在各项检查和护理过程中，进行适当的解释，可以缓解患者的不良情绪。当被告知子宫内膜癌时，患者及其家属会出现不同的心理反应。应向患者及家属说明子宫内膜癌的病程发展缓慢，就诊多在发病早期，若治疗及时，则预后较好，从而减轻患者及家属的焦虑情绪，增强治病信心。有关疾病实际情况是否告知患者本人，应与患者家属有很好的沟通，避免对患者造成不良的刺激。

（三）观察病情、预防感染

观察生命体征、一般情况，注意阴道出血、排液、腹痛及并发症引起的各种表现。因老年人阴道自净作用弱，应加强会阴护理；其次应注意提高机体免疫力。

（四）治疗护理

治疗原则以手术为主，放疗与化疗为辅的原则。子宫内膜癌处理方法如下。

1.手术治疗

手术治疗常为首选，既可以进行术中病理分期，又可以切除肉眼所见的病灶。Ⅰ期患者一般行筋膜外全子宫切除及双侧附件切除术；Ⅱ期行改良根治性子宫切除术及双侧附件切除术；Ⅲ期、Ⅳ期行肿瘤细胞减灭术。

2.药物治疗

药物治疗多适用于有严重并发症不能耐受手术者,恶性肿瘤晚期或复发患者,不能手术切除或年轻、早期、要求保留生育功能者。子宫内膜癌患者多体弱及并发多种疾病,应加强并发症的治疗护理；指导患者正确服药,注意药物的不良反应。常用药物有如下几种：①孕激素：适用于晚期或复发的患者，主张高效、大剂量、长期服用。孕激素长期服用后可出现胃肠道反应、水钠潴留、水肿、药物性肝炎等不良反应。②他莫昔芬（三苯氧胺）：长期治疗后可引起潮热、畏寒、急躁等类似围绝经期综合征的表现，骨髓抑制表现为白细胞、血小板计数下降，其他可有头晕、恶心、呕吐、不规则阴道少量流血、闭经等；若出现大出血、心脑血管意外、低血糖反应等，立即向医师汇报，并协助处理。③化疗药物：常用的有顺铂、多柔比星等，主要用于恶性肿瘤晚期或复发患者的综合治疗。

七、健康教育

（1）大力加强子宫内膜癌的防治知识宣传，定期行防癌普查，中老年妇女每年一次妇科检查。对具有高危因素的人群，应增加检查次数并严格掌握雌激素的用药指征，加强监护、随访。

（2）对患者提出利于康复的合理化建议，如合理、科学的饮食，休息等，给患者制订日常锻炼计划。

（3）强调出院后定期复查的重要性，术后 2 年内，每 3~6 个月复查一次，第 3~5 年，每 6 个月至 1 年复查一次，如有异常及时检查。

（4）对出院后需服用药物治疗的患者，要详细讲解服药的方法及注意事项，可能出现的问题及应对方法。

第四节　卵巢肿瘤护理

卵巢肿瘤是妇科常见肿瘤，可发生于任何年龄，多见于生育期女性，青少年或老年人患病多为恶性肿瘤。由于卵巢的组织学特点，致卵巢肿瘤不仅组织类型多，而且有良性、交界性及恶性之分；由于卵巢位于盆腔的解剖位置特点，致使卵巢恶性肿瘤早期不易被发现，使卵巢恶性肿瘤成为威胁女性健康最严重的生殖系统肿瘤。

一、病因

1. 机体因素

卵巢肿瘤在月经初潮早、绝经晚、未产的妇女中发病率高，而分娩次数多、哺乳和口服避孕药的妇女发病危险减少。这种"不断排卵"致癌学说，认为排卵造成卵巢上皮细胞的损伤，反复损伤和修复过程促发癌变。

2. 遗传因素

是近年来研究较多的病因之一，多数病例因常染色体显性遗传所致。

二、分类

（一）卵巢上皮样肿瘤

最常见的卵巢肿瘤，根据其组织病理形态又分良性、恶性和交界性肿瘤。

1. 浆液性囊腺瘤／癌

浆液性囊腺瘤为卵巢常见的良性上皮样肿瘤，占卵巢良性肿瘤的25%，以单侧多见，中等大小，囊腔多呈单房、囊壁光滑，囊腔内充满淡黄色浆液；浆液性囊腺癌是最常见的卵巢恶性肿瘤，多呈半实质性、结节状或分叶状，表面光滑，表面为灰白色，多为双侧多房，腔内充满乳头。浆液性囊腺癌转移早，生长迅速，预后差。

2. 黏液性囊腺瘤 / 癌

黏液性囊腺瘤为常见的卵巢良性肿瘤，发生率约占卵巢良性肿瘤的 20%，肿瘤以单侧多见，囊腔以多房常见，囊内充满胶冻状黏液。黏液性囊腺瘤可长成巨大肿瘤，囊液通过囊壁的裂缝渗透、弥散到盆腔及腹腔内，形成腹腔黏液瘤，类似恶性肿瘤的转移灶。黏液性囊腺癌以单侧多见，半实半囊或实性肿物，囊腔内常见充满血性混合液，囊壁有乳头生长凸向囊腔。

（二）卵巢生殖细胞肿瘤

1. 成熟畸胎瘤

其是最常见的卵巢良性肿瘤，又称皮样囊肿。可发生于任何年龄，但以生育期妇女多见，肿瘤多呈单侧类圆形，中等大小，单房，内含两种或三种胚层组织，易发生卵巢囊肿并发症。成熟畸胎瘤恶变率为 2%~4%，多发生在绝经后女性。

2. 未成熟畸胎瘤

其属恶性肿瘤，多见青少年，多为单侧实质性肿瘤。

（三）卵巢性索间质肿瘤

1. 颗粒细胞肿瘤

其为低度、实质性卵巢恶性肿瘤，肿瘤细胞可分泌大量雌激素，致青春期患者表现为性早熟，生育期患者表现为月经紊乱，老年期患者表现为皮肤细嫩等"返老还童"现象。该肿瘤具有手术切除后易复发的特点。

2. 卵泡膜细胞瘤

其属卵巢良性肿瘤，具有分泌功能的肿瘤，肿瘤细胞可分泌雌激素。

3. 纤维瘤

其肿瘤组织源于卵巢间质的纤维结缔组织，属非特异性性腺间质肿瘤。纤维瘤多呈单侧、实质性、质硬、中等大小。部分纤维瘤患者伴有胸腔积液或腹腔积液，手术切除纤维瘤后，胸腔积液或腹腔积液自然消失，临床将此征象称为梅格斯综合征。

（四）转移性肿瘤

转移性肿瘤占卵巢肿瘤的 5%~10%。由原发于卵巢外的恶性肿瘤弥散至卵巢所致，其原发部位以胃肠道、乳腺和子宫最多见。治疗原则是缓解和控制症状。如果原发瘤已经切除且无其他转移和复发迹象，转移瘤仅局限于盆腔，可进行肿瘤细胞减灭术，术后配合化疗或放疗，预后差。

卵巢恶性肿瘤的主要转移途径为直接蔓延及腹腔种植。淋巴转移也是重要的途径，横膈为常见转移部位。血行转移少见。

三、临床表现

（一）卵巢良性肿瘤

1. 症状

肿瘤体积较小，多无症状，常在妇科检查时偶然发现。肿瘤增大时，可感到腹胀或腹部扪及肿块。肿瘤继续长大占满盆腔、腹腔时，可出现尿频、便秘、气急、心悸等压迫症状。

2. 体征

检查见腹部膨隆，包块活动度良好，叩诊呈实音，无移动性浊音。双合诊检查和三合诊检查可在子宫一侧或双侧触及圆形或类圆形肿块，多为囊性，表面光滑，活动，与子宫无粘连。

（二）卵巢恶性肿瘤

1. 症状

早期常无症状。晚期主要症状为腹胀、腹部肿块及胃肠道症状。肿瘤向周围组织浸润或压迫，可引起腹痛、腰痛或下肢疼痛；压迫盆腔静脉可出现下肢水肿；具有内分泌功能的肿瘤可引起不规则阴道流血或绝经后阴道流血表现。可有消瘦、贫血等恶病质表现。

2. 体征

三合诊检查可在直肠子宫陷凹处触及质硬结节或肿块，肿块多为双侧，实性或囊实性，表面凹凸不平，活动差，与子宫分界不清，常伴有腹腔积液。有时可在腹股沟、腋下或锁骨上触及肿大的淋巴结。

（三）卵巢肿瘤并发症

1. 蒂扭转

约 10% 卵巢肿瘤可发生蒂扭转。表现为体位改变后突然发生一侧下腹剧痛，常伴恶心、呕吐甚至休克，为常见的妇科急腹症。好发于蒂较长、中等大、活动度良好、重心偏于一侧的肿瘤，常在体位突然改变或妊娠期及产褥期子宫大小、位置改变时发生。囊性畸胎瘤（又称皮样囊肿或良性囊性畸胎瘤）是最容易发生蒂扭转的一种卵巢生殖细胞肿瘤。蒂扭转后，由于肿瘤静脉回流受阻，引起充血，呈紫褐色，甚至血管破裂出血。可因动脉阻塞致肿瘤发生坏死、感染。其表现为突然发生下腹剧烈疼痛，严重时可伴恶心、呕吐，甚至休克。妇科检查可触及张力较大肿块，压痛以瘤蒂处最明显，并有肌紧张。一经确诊后，应立即手术切除肿瘤。术时勿将扭转之蒂转回，宜在蒂扭转部近侧钳夹切断，防止血栓脱落进入到血液循环。

2. 破裂

约3%卵巢肿瘤会发生破裂，有自发性破裂和外伤性破裂。自发性破裂常因肿瘤发生恶性变，肿瘤快速、浸润性生长穿破囊壁所致。外伤性破裂则在腹部受重击、分娩、性交、妇科检查及穿刺后引起。患者可出现轻微腹痛、剧烈腹痛伴恶心、呕吐，也可导致腹腔内出血、腹膜炎及休克。妇科检查时，原肿块缩小或消失。确诊后，应立即剖腹探查，切除囊肿，清洗腹腔。

3. 感染

较少见。多继发于肿瘤扭转或破裂。患者可有发热、腹痛、腹部压痛及反跳痛、腹肌紧张、腹部肿块及血白细胞计数升高等表现。

4. 恶变

肿瘤在短时间内迅速生长，特别是双侧性卵巢肿瘤，应考虑有恶变可能。尽快诊断尽早手术。

四、辅助检查

（一）腹腔积液或腹腔冲洗液细胞学

腹腔积液明显者，可直接从腹部穿刺，若腹腔积液少或不明显，可从后穹窿穿刺。所得腹腔积液经离心浓缩，固定涂片。

（二）肿瘤标志物

1.CA125

80%的卵巢上皮性癌患者CA125水平高于35KIU/L，90%以上患者CA125水平的消长与病情缓解或恶化相一致，尤其对浆液性腺癌更有特异性。

2.AFP

对卵巢内胚窦瘤有特异性价值，或者未成熟畸胎瘤、混合性无性细胞瘤中含卵黄囊成分者均有诊断意义。其正常值为小于25μg/L。

3.HCG

对于原发性卵巢绒癌有特异性。

4. 性激素

颗粒细胞瘤、卵泡膜细胞瘤产生较高水平的雌激素。黄素化时，亦可有睾酮分泌。浆液性、黏液性或纤维上皮瘤有时也可分泌一定的雌激素。

（三）影像学检查

1. 超声扫描

对于盆腔肿块的检测有重要意义，可描述肿物大小、部位、质地等。良恶性的判定依经验而定，可达 80%~90%，也可显示腹腔积液。通过彩色多普勒超声扫描，能测定卵巢及其新生组织血流变化，有助诊断。

2. 盆腔或（和）腹部 CT 及 MRI

对判断卵巢周围脏器的浸润、有无淋巴转移、有无肝脾转移和确定手术方式有参考价值。

3. 胸部、腹部 X 线摄片

对判断有无胸腔积液、肺转移和肠梗阻有意义。

（四）腹腔镜检查

对盆腔肿块、腹腔积液、腹胀等可疑卵巢恶性肿瘤患者行腹腔镜检查可明确诊断。若肿块过大或达脐耻中点以上、腹膜炎及肿块黏连于腹壁，则不宜进行此检查。腹腔镜检查的作用：①明确诊断，做初步临床分期。②取得腹腔积液或腹腔冲洗液进行细胞学检查。③取得活体组织，进行组织学诊断。④术前放腹腔积液或腹腔化疗，进行术前准备。

五、治疗要点

根据患者年龄、生育要求、肿瘤的性质、临床分期以及患者全身情况等综合分析，卵巢肿瘤一经确诊，首选手术治疗。

术中剖开肿瘤肉眼观察区分良、恶性，目前主张良性肿瘤采取早期手术治疗，只需切除肿瘤即可；若为恶性肿瘤，以根治性手术为主，依据术中冷冻切片组织学检查确定的病理类型，决定手术范围，术后辅以规范的化学药物治疗，多主张联合应用化疗，适当结合放疗及免疫治疗等综合治疗方法。

若卵巢肿块直径小于 5cm，疑为卵巢瘤样病变者，可做短期观察，一般为

2~3 个月。如怀疑为卵巢输卵管脓肿，应给予适当的抗生素，可用盆腔 B 超观察疗效，密切随访。卵巢肿瘤并发症属于急腹症，确诊后应立即手术。

六、护理措施

（一）生活护理

及时向患者介绍病房的环境、规章制度、主管医师、负责护士。提供安静、舒适、整洁的环境，避免各种不良刺激。安慰体贴患者，与患者多交谈，及时了解患者的心理状况。向患者说明手术治疗的必要性和安全性，对患者提出的疑问给予明确的答复。指导患者摄入高蛋白、富含维生素、高热量、易消化的食物，如动物肝脏、鸡蛋、瘦肉、豆乳制品、海产品、红枣等。必要时静脉补充营养，如输血、清蛋白、氨基酸等。根据患者情况，采取舒适的体位。

（二）病情观察

注意观察患者腹痛的特点，如发生蒂扭转、破裂等，则可发生急性剧烈腹痛；恶性肿瘤浸润周围组织或压迫神经，可产生腰痛、下腹疼痛。重视盆腔肿块生长速度、质地，观察是否有气急、心悸、尿频、便秘等压迫症状出现，及明显消瘦、贫血、水肿、衰竭等恶病质的表现。

（三）对症护理

1. 手术患者的护理

按腹部手术护理内容做好术前准备及术后护理，包括与病理科联系快速切片组织学检查及应对必要时扩大手术范围的准备。巨大卵巢肿瘤患者应备沙袋，术后腹部置沙袋压迫，以防腹压骤然下降引起休克。

2. 抽腹腔积液时的护理

需放腹腔积液者，备好腹腔穿刺用物，并协助医生完成操作过程。放腹腔积液过程中，严密观察患者反应、生命体征变化及腹腔积液性状，并记录。一次可放腹腔积液 3000ml 左右，不宜过多，速度宜慢，放腹腔积液后腹部用腹带包扎，以免腹压骤降发生虚脱。

3. 腹腔化疗患者的护理

注意手术后留置的腹腔化疗管是否脱落。及时更换敷料，保持敷料干燥。腹腔化疗前抽腹腔积液，将化疗药物稀释后注入腹腔，注入后指导患者更换体位，使药物尽量接触腹腔每个部位。严密观察药物对机体的不良反应，如发现有骨髓、肝、肾、心、肺及神经系统的不良反应，应及时报告医生。

4. 辅助检查的护理

向患者介绍卵巢肿瘤可能施行的各种检查方法及目的，以取得患者主动配合。如行腹腔或后穹窿穿刺抽吸腹腔积液做细胞学检查时，应严格无菌操作，抽出液贴好标签，尽快送检。

（四）心理护理

对患者得知病情后的情绪反应表示理解、同情，鼓励其表达宣泄自己的感受，以详细了解患者的顾虑和要求，了解患者应对压力的方式方法，适当讲解病情，解答疑惑，用陪伴和语言表达关心。安排访问已康复的病友，分享感受，增强治愈信心；鼓励亲属照顾，增强家庭的支持作用。

七、健康指导

1. 术后随访

卵巢癌易复发，应长期进行随访和监测。术后 1 年内每月 1 次；术后 2 年每 3 个月 1 次；术后 3~5 年每 6 个月 1 次；5 年以后每年 1 次。良性肿瘤者，术后 1 个月常规复查。晚期化疗患者疗程较长，应督促患者克服困难，完成治疗计划。

2. 定期普查

30 岁以上的妇女每 1~2 年进行 1 次妇科检查，高危人群最好每半年接受一次检查。盆腔肿块诊断不清，宜及早行腹腔镜检查或剖腹探查。

第四章　妊娠疾病护理

第一节　自然流产护理

流产是指妊娠不足 28 周，胎儿体重不足 1000g 而自然终止者。妊娠 12 周以前终止者为早期流产，妊娠 12~28 周终止者为晚期流产。在妊娠 20 周至 28 周之间，胎儿体重在 500~1000g，娩出后有存活的可能，称为"有生机儿"。有学者主张把流产定义为妊娠不足 20 周终止者。

流产分为人工流产与自然流产两大类。前者指药物或机械等人为因素终止妊娠；后者为非人为因素导致者，按自然流产发展的不同阶段，分为先兆流产、难免流产、不全流产、完全流产、稽留流产、习惯性流产，以及流产合并感染等临床类型。自然流产的发生率 3.6%~16%。其中，60%~80% 为早期流产。

一、病因

（一）胚胎因素

由于卵子和精子本身的缺陷，胚胎染色体结构或数目异常，引起受精卵和胚胎发育异常或绒毛变性，是早期自然流产的最常见原因。

（二）母体因素

1. 内分泌失调

妊娠早期卵巢黄体功能不全，致孕激素产生不足；甲状腺功能异常、糖尿病等均可影响胚胎的正常发育，导致流产。

2. 全身性疾病

急性传染病、高热，孕早期病毒感染，慢性疾病如严重贫血、心力衰竭。

3. 子宫病变

子宫畸形、子宫发育不良、子宫肌瘤等，可影响胚胎、胎盘生长发育导致流产；宫颈重度裂伤或宫颈内口松弛易致晚期流产。

4. 创伤及其他

外伤、妊娠早期腹部手术等易刺激子宫收缩而引起流产。免疫因素，如母儿血型不合也可导致流产。

（三）环境因素

生活环境中有各种各样的有害物质，特别是在妊娠早期接触到有害物质时，引起胎儿发育畸形甚至死亡，导致流产。如过多接触放射线和铅、砷、甲醛、有机汞、苯等化学物质以及高温、噪声等，均可能导致流产。

（四）不良生活习惯

妊娠期间过度劳累，性生活过度，过度饮酒、吸烟、吸毒等。

（五）强烈应激或意外伤害

妊娠期间手术或发生外伤，如车祸、摔跤等，可引起流产。

（六）免疫功能异常

母体免疫功能异常也可引起流产，如母体抗精子抗体的存在，导致妊娠期间对胎儿免疫耐受降低。

二、病理

孕 8 周前的早期流产，胚胎多先死亡，随后发生底蜕膜出血并与胚胎绒毛分离、出血，已分离的胚胎组织有如异物引起子宫收缩。妊娠物多能完全排出。因此时胎盘绒毛发育不成熟，与子宫蜕膜联系尚不牢固，胚胎绒毛易与底蜕膜分离，出血不多。早期流产时胚胎发育异常，一类是全胚发育异常，即生长结构障碍，包括无胚胎、结节状胚、圆柱状胚和发育阻滞胚；另一类是特殊发育缺陷，以神经管畸形、肢体发育缺陷等最常见。孕 8~12 周时胎盘绒毛发育茂盛，与底蜕膜联系较牢固，流产的妊娠物往往不易完整排出，部分妊娠物滞留在宫腔内，影响子宫收缩，导致出血量较多。孕 12 周以后的晚期流产，胎盘已完全形成，流产时先出现腹痛，然后排出胎儿、胎盘。胎儿在宫腔内死亡过久，被血块包围，形成血样胎块而引起出血不止。也可因血红蛋白长久被吸收而形成肉样胎块，或胎儿钙化后形成石胎。其他还可见压缩胎儿、纸样胎儿、浸软胎儿、脐带异常等病理表现。

三、临床类型

（一）流产的临床类型

按流产发展的不同阶段，分为以下类型。

1. 先兆流产

先兆流产指妊娠 28 周前，先出现少量阴道流血，有时伴有轻微下腹痛或腰背痛。妇科检查：宫颈口未开，胎膜未破，妊娠产物未排出，子宫大小与停经周数相符。经休息及治疗后，妊娠可以继续；若阴道流血量增多或下腹痛加剧，可发展为难免流产。

2. 难免流产

难免流产由先兆流产发展而来，流产已不可避免。阴道流血量增多，常超过月经量，下腹痛呈阵发性加剧。妇科检查宫口已开大，有时可见胎膜或胚胎组织堵塞；子宫大小与妊娠周数相符或略小；尿妊娠试验阳性或阴性。

3. 不全流产

不全流产指妊娠产物已部分排出体外，尚有部分残留在宫腔内。多发生于妊娠 8~12 周。残留组织影响宫缩血窦不能关闭，可致持续性流血，甚至休克，若不及时处理可危及生命。妇科检查宫口开大或有胎盘组织堵塞；子宫较停经月份小。尿妊娠试验阴性。反复出血易发生感染。

4. 完全流产

妊娠产物已全部排出。多发生于孕 8 周之前或孕 12 周以后。阴道流血逐渐停止，腹痛逐渐消失，妇科检查宫口已关闭，子宫接近正常大小。

（二）三种特殊情况流产

1. 稽留流产

稽留流产指胚胎或胎儿在子宫内已死亡，尚未自然排出者。多数患者有过先兆流产症状，此后子宫不再增大反而缩小，可有少量咖啡色分泌物；妊娠试验阴性；妇科检查宫口闭，子宫明显小于停经周数；B 超提示无胎心。若胚胎死亡日久，胎盘组织机化与子宫黏连不易剥离，易感染；同时胎盘在自溶蜕变过程中，释放凝血活酶，消耗大量纤维蛋白原致凝血功能障碍，导致弥散性血管内凝血（DIC）

的发生。

2. 习惯性流产

习惯性流产是指自然流产连续发生 3 次或 3 次以上者，近年来，国际上常称复发性自然流产。每次流产多发生于同一妊娠月份，其临床经过与一般流产相同，早期流产的原因常为黄体功能不足、甲状腺功能低下、染色体异常等。晚期流产最常见的原因为宫颈内口松弛、子宫畸形、子宫肌瘤等。

3. 流产并发感染

流产并发感染多见于流产时间长的流产患者，也常发生在不全流产或非法堕胎等，有可能引起宫腔感染。严重时，感染可扩展到盆腔、腹腔乃至全身，并发盆腔炎、腹膜炎、败血症及感染性休克等，称流产感染。

四、辅助检查

1.B 超检查

对疑为先兆流产者，根据妊娠囊的形态，有无胎心搏动，确定胚胎或胎儿是否存活，以指导正确的治疗方法。若妊娠囊形态异常或位置下移，预后不良。不全流产及稽留流产均可借助 B 超检查协助确诊。

2. 妊娠试验

临床多采用早早孕诊断试纸条法，对诊断妊娠有价值。为进一步了解流产的预后，多选用放射免疫法连续进行血液 HCG 的定量测定，正常妊娠 6~8 周时，其值每日应以 66% 的速度增长，若 48 小时增长速度小于 66%，提示妊娠预后不良。

3. 孕激素测定

测定血孕酮水平，能协助判断先兆流产的预后。

五、治疗原则

确诊流产后，应根据其临床类型进行相应处理。

1. 先兆流产

卧床休息，禁忌性生活。对黄体功能不足的患者，可应用黄体酮治疗。治疗期间，观察患者症状及检验结果变化，必要时进行超声检查明确胎儿发育情况。在保胎治疗前，应首先排除异位妊娠（宫外孕）。

2. 难免流产及不完全流产

一旦确诊，应尽早使胚胎及胎盘组织完全排出。早期妊娠发生难免流产或不全流产时，应及时行负压吸宫术。认真检查流产组织，并送病理检查。晚期流产，须促进宫缩，等胎儿及胎盘完全娩出后，检查胎盘胎膜是否完全，必要时刮宫以清除宫腔内残留的妊娠产物。阴道流血过多者，完善化验检查，必要时输血输液、抗休克治疗，出血时间较长者，应给予抗生素预防感染。

3. 完全流产

如没有感染征象一般不需要处理，可行超声检查，明确宫腔内有无残留。

4. 稽留流产

通常行人工流产术。如胚胎停止发育时间较长，妊娠组织机化与子宫壁紧密黏连，可能造成手术困难，并可能由于凝血功能异常而导致大出血。处理前应检查血常规，出凝血时间，血小板计数等，并做好输血准备。

5. 流产感染

多发生于不完全性流产并发感染，治疗原则应积极控制感染。若阴道流血不多，应用静脉广谱抗生素，待控制感染后再行彻底清宫术。若已合并感染性休克者，应积极纠正休克；若感染严重或腹盆腔有脓肿形成时，应行手术引流，必要时切除子宫。

六、护理措施

（一）一般护理

1. 卧床休息

指导先兆流产的孕妇卧床休息，尽量减少活动，注意做好生活护理。

2. 避免刺激，减少出血

禁止性生活及不必要的阴道检查、肛查及其他诱发宫缩的刺激，保持情绪平稳。

3. 保持外阴清洁，预防感染

指导患者勤换月经垫及内裤，外阴擦洗每日2次及便后擦洗。

（二）急救护理

对不全流产大量出血导致休克的患者，应进行抗休克护理，包括立即建立静脉通路，补充血容量，吸氧，保暖，取中凹卧位，密切观察生命体征的变化，同时迅速做好清宫术术前准备。

（三）病情观察

（1）观察并记录患者生命体征、面色等情况，及时了解病情变化和严重限度。

（2）观察患者腹痛和阴道流血情况，发现异常征象，及时报告医生。

（3）遵照医嘱留取血、尿标本，及时追查结果。

（四）心理护理

孕妇及家属由于失去胎儿，往往会出现伤心、悲观的情绪，护士应当给予同情和理解，还应与孕妇及家属讨论本次流产的原因，并向他们解释流产的相关知识，帮助他们为再次妊娠做好准备。

（五）症状护理

（1）加强会阴护理，每日2次会阴擦洗，并嘱患者于每次大小便后及时清洗，保持外阴部清洁。必要时给予抗生素预防感染。

（2）大量阴道出血时，应立即测量血压、脉搏，正确估计出血量。同时肌内注射缩宫素，促进子宫收缩，减少出血。建立静脉通道，做好输血准备。

（3）若需手术治疗，要及时做好术前准备及术中、术后护理。

（六）治疗护理

1. 先兆流产

需卧床休息，禁忌性生活，遵医嘱给予对胎儿无危害的适量镇静剂、孕激素等。黄体酮每日肌内注射20mg，对黄体功能不足的患者，具有保胎效果。经治疗2周，症状不见缓解或反而加重者，提示可能胚胎发育异常，进行B型超声检查及β-hCG测定，确定胚胎状况，给予相应处理，包括终止妊娠。护士须向孕妇及家属讲明以上保胎措施的必要性，以取得孕妇及家属的理解和配合。

2. 难免流产

一旦确诊，应尽早使胚胎及胎盘组织完全排出。早期流产应及时行负压吸宫术，对排出的妊娠产物进行认真检查，并送病理检查。晚期流产，因子宫较大，吸宫或刮宫有困难者，可用缩宫素10U加于5%葡萄糖液500ml内静脉滴注，促使子宫收缩。当胎儿及胎盘排出后须检查是否完全，必要时刮宫以清除宫腔内残留的妊娠产物。

3. 不全流产

一经确诊，应及时行吸宫术或钳刮术，以清除宫腔内残留组织。流血多有休克者，应同时输血、输液，出血时间较长者，应给予抗生素预防感染。

4. 完全流产

如无感染征象，注意产后休养，预防感染。

5. 稽留流产

应及时促使胎儿和胎盘排出，以防稽留时间过长发生凝血功能障碍。处理前应做凝血功能检查。

6. 习惯性流产

以预防为主，在受孕前，对男女双方均应进行详细检查。

7. 流产并发感染

流产并发感染多为不全流产并发感染，应积极控制感染。①阴道流血不多者：应用广谱抗生素 2~3 日，待控制感染后再行刮宫，清除宫腔残留组织以止血。②阴道流血量多者：静脉滴注广谱抗生素和输血的同时，用卵圆钳将宫腔内残留组织夹出，使出血减少，切不可用刮匙全面搔刮宫腔，以免造成感染扩散。术后继续应用抗生素，待感染控制后再行彻底刮宫。若已并发感染性休克者，应积极纠正休克。若感染严重或腹腔、盆腔有脓肿形成时，应行手术引流，必要时切除子宫。

七、健康教育

加强卫生宣教，嘱患者清宫术后取半卧位，以利于阴道分泌物的排出；禁止性生活及盆浴 1 个月。加强营养，补充 B 族维生素、维生素 E、维生素 C 等。护士应与患者家属共同讨论此次流产的原因，并向他们讲解流产的相关知识，使其对流产有正确的认识，指导下一次妊娠。早期妊娠时，应注意避免性生活，勿从事重体力劳动，防止流产发生。有习惯性流产者，孕前应行必要的检查，治疗期必须超过以往发生流产的妊娠月份，病因明确者应积极接受治疗，防止流产再次发生。

第二节　早产护理

妊娠 28 周至 37 周间分娩者称早产，此时娩出的新生儿称早产儿，出生体重在 1000~2499g。早产儿各器官尚未发育成熟，因此病死率较高，故预防早产是降低围产儿病死率的重要措施。

一、病因

（1）胎膜早破、绒毛膜羊膜炎最常见，30%~40% 早产与此有关。

（2）下生殖道及泌尿道感染，如 B 族溶血性链球菌、沙眼衣原体、支原体感染、急性肾盂肾炎等。

（3）妊娠合并症与并发症，如妊娠期高血压疾病、妊娠期肝内胆汁淤积症、妊娠合并心脏病、慢性肾炎、病毒性肝炎、急性肾盂肾炎、急性阑尾炎、严重贫血、重度营养不良等。

（4）子宫过度膨胀及胎盘因素，如羊水过多、多胎妊娠、前置胎盘、胎盘早剥、胎盘功能减退等。

（5）子宫畸形，如纵隔子宫、双角子宫等。

（6）宫颈内口松弛。

（7）每日吸烟多于 10 支，酗酒。

二、临床表现

早产的临床表现主要是子宫收缩，最初是不规则宫缩，伴少量阴道血性分泌物，渐转变为规则宫缩，间隔 5~6 分钟，持续 30 秒以上伴宫颈管消退 ≥ 75% 及宫颈口扩张 2cm 以上可诊断为早产临产。胎膜早破的发生较足月临产多。诊断早产应与生理性子宫收缩相区别，后者一般为不规则，无痛感，且不伴宫颈管消失等改变。

三、对母儿的影响

早产主要对新生儿会造成较大的危害，多因器官发育不健全出现各种并发症，如新生儿肺炎、新生儿呼吸窘迫综合征等。孕妇由于突然提前的分娩，常来不及准备入院待产；产后也多因不能立即母乳喂养而影响乳汁的分泌及产后恢复等。

四、辅助检查

通过全身体格检查及产科检查，核实孕周，评估胎重、胎方位等。观察产程进展，确定早产的进程。

1.B 超检查

排除胎儿畸形，确定胎儿数目及多胎妊娠类型，明确胎儿先露部、了解胎儿生长状况及宫内安危、排除死胎、估计羊水量，排除前置胎盘及胎盘早剥等。

2. 阴道窥器检查及阴道流液涂片

了解有无胎膜早破。

3. 宫颈及阴道分泌物培养

排除 B 族链球菌感染及沙眼衣原体感染。

4. 羊膜穿刺

胎膜早破者，可抽取羊水送细菌培养，排除绒毛膜羊膜炎，以及检测磷脂酰甘油或卵磷脂／鞘磷脂比值等，了解胎儿肺成熟度。

五、治疗

治疗原则：①胎儿存活、无明显畸形、无明显绒毛膜羊膜炎及胎儿窘迫、无严重妊娠合并症及并发症、宫口开大 2cm 以下，以及早产预测阳性者，应设法延长孕周，防止早产。②早产不可避免时，应设法提高早产儿的存活率。

（一）卧床休息

取左侧卧位，可减少宫缩频率，有利于提高子宫血流量，改善胎盘功能及增加胎儿氧供及营养。

（二）药物治疗

主要应用抑制宫缩、抗感染及促胎肺成熟药物。

1. β 受体激动剂

子宫平滑肌细胞膜上分布较多 β2 受体，当其兴奋时，激活细胞内腺苷酸环化酶，使三磷酸腺苷变成环腺苷酸（cAMP）增加，细胞内游离钙浓度降低，使子宫平滑肌松弛，宫缩抑制。这类药物的主要不良反应有：母儿心率增快，心肌耗氧量增加，收缩压增高，血糖增高，水、钠潴留，血浆容量增加等，故对并发心脏病、重度高血压、未控制的糖尿病等患者慎用或不用。

常用的药物为利托君、沙丁胺醇等。利托君通常先静脉给药，150mg 溶于 5% 葡萄糖液 500ml 中，开始保持 50~100μg/min 滴速，每 30 分钟增加 50μg/min，至宫缩抑制，最大给药浓度不超过 300μg/min，宫缩抑制 12~24 小时后改为口服，10mg 每 4~6 小时一次。用药过程中，应密切注意孕妇主诉及心率、血压、宫缩的变化，并限制静脉输液量，如患者心率大于 130 次/分，应减药量；出现胸痛，应立即停药并作心电监护。长期用药者，应监测血糖。沙丁胺醇是目前国内最常用的 β2 受体激动剂，作用缓和，不良反应较轻。常用剂量为：口服 2.4~4.8mg，每 6~8 小时一次，通常首次剂量 4.8mg，宫缩消失后停药。

2. 硫酸镁

镁离子直接作用于子宫平滑肌细胞，拮抗钙离子对子宫收缩的活性，能抑制早产宫缩。常用方法为：硫酸镁 4.0g 溶于 5% 葡萄糖液 100ml 中静脉滴注，30 分钟滴完，此后保持 1.0~1.5g/h 滴速至宫缩小于 6 次/h。24 小时总量不超过 30g。通常所需的血镁浓度与中毒浓度接近，故对肾功能不良、肌无力、心肌病患者慎用或不用。用药过程中，应密切注意患者呼吸、尿量、膝反射。如呼吸小于 16 次/分、尿量少于 25ml/h、膝反射消失，应立即停药，并给予钙剂对抗，可将 10% 葡萄糖酸钙 10ml 溶于 10% 葡萄糖液 10ml 中缓慢静脉注射。

3. 钙拮抗剂

通过影响钙离子细胞内流而抑制宫缩。常用药物为硝苯地平 10mg 舌下含，每 6~8 小时一次。治疗过程中，应密切注意孕妇心率、血压的变化。对充血性心力衰竭，主动脉瓣狭窄者禁用。对已用硫酸镁者慎用，以防血压急剧下降。

4. 前列腺素合成酶抑制剂

因这类药物能通过胎盘到达胎儿，大剂量长期应用，可使胎儿动脉导管提前关闭，导致肺动脉高压；且有使肾血管收缩，抑制胎儿尿形成，使肾功能受损，羊水减少的严重不良反应，故最好仅在 β2 受体激动剂、硫酸镁等药物使用受限制或无效，且在妊娠 34 周前选用。常用药物为吲哚美辛，开始 50mg，每 8 小时口服一次，24 小时后改为 25mg，每小时一次。用药过程中，应密切监测羊水量及胎儿动脉导管血流情况。此外，消化性溃疡禁用该药。

（三）控制感染

感染是早产的重要诱因之一，应用抗生素治疗早产可能有益，特别是对阴道分泌物培养 B 族链球菌阳性或羊水细菌培养阳性及泌尿道感染者。

（四）预防新生儿呼吸窘迫综合征

对妊娠 35 周前的早产，应用肾上腺糖皮质激素 24 小时后至 7 日内，能促胎儿肺成熟，明显降低新生儿呼吸窘迫综合征的发病率。同时，也能使脑室周围及脑室内出血减少，坏死性小肠炎发生率降低。常用药物为：倍他米松 12mg 静脉滴注，每日 1 次，共 2 次；地塞米松 10mg 静脉滴注，每日 1 次，共 2 次。

早产分娩处理对不可避免的早产，停用一切抑制宫缩的药物，严密观察产程进展并做好产时处理，设法降低早产儿的发病率与病死率。

1. 经阴道分娩

大部分早产儿可经阴道分娩。产程中左侧卧位，间断面罩给氧。肌内注射维生素 K 可减少新生儿颅内出血的发生。密切监测胎心，慎用可能抑制胎儿呼吸的镇静剂。第二产程常规行会阴后斜切开，缩短胎头在盆底的受压时间，从而减少早产儿颅内出血的发生。

2. 剖宫产

为减少早产儿颅内出血的可能性，一些学者提出对早产胎位异常者可考虑剖宫产结束分娩。但这一手术的决定需在评估早产儿存活可能性的基础上加以权衡。

六、护理措施

（一）常规护理

1. 生活护理

（1）产妇的护理：对先兆早产的产妇，应嘱其绝对卧床休息，采取左侧卧位，给予氧气吸入。

（2）早产儿护理：①保持室内空气流通，定期打开窗户置换新鲜空气。②在早产儿出生之后的 3 个月之内，最好限制客人的来访时间，避免客人可能带来的传染病。家人如果有感冒者一定要戴口罩。③不要摇晃婴儿入睡。④早产儿喂养，母乳是早产儿最理想的天然营养食品，母乳内含乳清蛋白较多，氨基酸易于促进孩子的生长发育，初乳还含有多种抗体，如免疫球蛋白 IgA 等，这些对早产儿尤为重要。

2. 病情观察

（1）产妇情况的观察。①先兆早产要严密观察患者的全身情况，如腹痛限度、有无阴道流血、流水以及胎心的变化。②早产临产要观察产程进展和胎心的变化。

（2）早产儿的观察。①观察体温变化：及时将温箱调整为早产儿的适中温度。具体是根据其出生体重、生后日龄进行相应的调整，使早产儿的体温维持正常。②观察呼吸的变化，预防新生儿呼吸窘迫综合征的发生。③营养监测：详细记录每次出入量，每日固定时间准确称量体重，以便分析调整补充营养。④早产儿病情变化快，除应用监护仪监测体温、血压、呼吸和脉搏等生命体征外，还应注意观察早产儿精神反应、哭声、反射情况，以及面色、皮肤颜色及肢体末梢温度及大小便变化，并随时做详细的记录。

（二）对症护理

1. 先兆早产的护理

遵医嘱给药，减少刺激，尽量避免肛查及阴道检查。

2. 早产临产的护理

做好分娩的准备工作，观察产程进展和胎心的变化，协助医生进行早产儿的抢救工作。

3. 早产儿护理

（1）避免交叉感染。病室除了具备空调和空气净化设备外，严格执行消毒隔离制度，工作人员相对固定，严格控制入室人数，室内物品定期更换消毒，防止交叉感染。

（2）每次接触早产儿前后均应洗手或用快速消毒液擦拭双手，严格控制医源性感染。室内物品定期更换，每日消毒，防止空气污染。暖箱要进行日常清洁消毒；每日更换氧气湿化瓶、吸引器、暖箱水槽中的水，防止"水生菌"滋生。

（3）呼吸管理与氧疗，早产儿易发生缺氧和呼吸暂停。

（4）加强皮肤、黏膜、脐带的护理。早产儿体重低于2000g，皮肤护理采用床上浴；早产儿体重超过2000g，如情况稳定，可以抱出暖箱进行皮肤护理，但注意时间不宜过长。

（三）用药护理

1. 产妇用药护理

先兆早产给予抑制宫缩药物。常用硫酸镁、沙丁胺醇和利托君治疗，护士严密观察药物的不良反应及用药效果。尤其是沙丁胺醇，不良反应较大，如心率增快、血压下降、恶心、出汗及血糖增高等，故患有糖尿病、心血管疾病的孕妇要慎用或禁用。用药期间如有异常及时向医生汇报。

2. 早产儿用药护理

（1）出生后遵医嘱给药：补充维生素K1、维生素C、维生素A、维生素D和叶酸等药物。

（2）补液控制与管理：如果早产儿摄入量不足，需要经静脉给药时，要注意补液管理。在配液时剂量应精确（包括葡萄糖液），最好采用输液泵，严格控制输液速度，定时观察记录。必要时，遵医嘱进行微量法测血糖浓度，防止发生医源性高血糖或低血糖。

（四）心理护理

产妇常有焦虑、精神紧张，一方面担心早产儿的安危，同时缺乏护理和照顾孩子的经验，另一方面担心早产儿与其他足月儿在生长发育时的差异，如身高、体重、智商等。护士应稳定产妇的情绪，指导和教会产妇及其家属对早产儿的护理方法。同时对早产儿治疗和护理过程中可能会出现的一些意外给产妇解释清楚，取得产妇理解。

七、健康教育

1. 早产的预防

（1）加强孕期保健，从妊娠早期开始，定期做好产前检查，积极治疗并发症，对可能引起早产的因素应充分重视，尽早发现异常，进行恰当的处理。

（2）注意孕期的劳逸结合，保持情绪稳定，避免各种不良刺激，节制性生活。尤其妊娠后期应适当左侧卧位休息，以改善子宫、胎盘的血液循环。

（3）合理饮食调理，营养多样化，食用含蛋白质丰富的鱼、肉、蛋及豆类食品，含维生素丰富的新鲜蔬菜及水果。

2. 出院指导

（1）护士应指导正确喂养。早产儿各方面能力较正常婴儿差，尤其表现为吃奶力气不足，应耐心喂养。一般出院初期，一次喂奶多需要 30~40 分钟，喂奶期间婴儿经常会睡着，可以抚摩耳部唤醒婴儿完成喂养。

（2）预防接种。早产儿预防接种应根据情况适当延迟，当体重达到 2000g 时，可以考虑实施预防接种。出院时，应嘱家长适时到当地保健部门为婴儿行预防接种。

（3）定期随访。在生长发育的过程中，定期到医院监测孩子的身高、体重，了解与同龄孩子的主要差异等，同时取得医护人员的正确指导，如发现异常随时就诊。

第三节　异位妊娠护理

异位妊娠是指受精卵种植在子宫体腔以外的妊娠，又称宫外孕。异位妊娠是妇产科常见的急腹症，发病率约 1%。异位妊娠包括输卵管妊娠、卵巢妊娠、腹腔妊娠、宫颈妊娠及阔韧带妊娠等。其中输卵管妊娠最为常见，占异位妊娠的95% 左右。下面以输卵管妊娠为例介绍异位妊娠的护理。

一、病因及发病机制

（一）病因

任何妨碍受精卵正常进入到宫腔的因素均可造成输卵管妊娠。

1. 输卵管炎症

包括输卵管黏膜炎和输卵管周围炎，是引起输卵管妊娠的常见原因。

2. 输卵管发育不良或功能异常

输卵管过长、肌层发育差、黏膜纤毛缺乏、双输卵管、有输卵管副伞等。

3. 其他

内分泌失调、精神神经功能紊乱、受精卵游走、输卵管手术、子宫内膜异位症、放置宫内节育器、辅助生殖技术等。

（二）发病机制

输卵管慢性炎症可以使输卵管管腔黏膜粘连，管腔变窄，纤毛受损。输卵管与周围粘连，输卵管扭曲，输卵管壁平滑肌蠕动减弱，输卵管痉挛和蠕动异常等因素，使受精卵向子宫腔运行受阻，在输卵管腔内着床。

二、临床表现

输卵管妊娠的临床表现与孕卵着床部位、有无流产或破裂、内出血量多少及出血速度有关。

（一）症状

1. 停经

输卵管壶腹部及峡部妊娠一般停经 6~8 周，间质部妊娠停经时间较长。当月经延迟几日即出现阴道不规则流血时，常被误认为月经来潮。约有 25% 无明显停经史。应详细询问病史，若有腹痛与阴道不规则流血的生育期妇女，即使无停经史亦不能完全除外输卵管妊娠。

2. 阴道流血

常表现为短暂停经后出现不规则流血，量少，点滴状，色暗红或深褐色。部分患者阴道流血量较多，似月经量，约 5% 患者表现为大量阴道流血。阴道流血表明胚胎受损或已死亡，导致 HCG 下降，卵巢黄体分泌的激素难以维持蜕膜生长而发生剥离出血，并伴有蜕膜碎片或管型排出。当病变去除后，阴道流血才停止。

3. 腹痛

95% 以上输卵管妊娠患者以腹痛为主诉就诊。输卵管妊娠未破裂时，增大的胚胎膨胀输卵管，导致输卵管痉挛及逆蠕动，患侧下腹出现隐痛或胀痛。输卵管妊娠破裂时，突感患侧下腹部撕裂样剧痛，疼痛为持续性或阵发性；血液积聚在直肠子宫陷凹而出现肛门坠胀感（里急后重）；出血多时可流向全腹而引起全腹疼痛，恶心呕吐；血液刺激横膈，出现肩胛部放射痛。腹痛可出现于阴道流血前或后，也可与阴道流血同时发生。

4. 昏厥和休克

部分患者由于腹腔内急性出血及剧烈腹痛，入院时即处于休克状态，患者面色苍白、四肢厥冷、脉搏快而细弱、血压下降。休克程度取决于内出血速度及出血量，而与阴道流血量不成比例。体温一般正常，休克时略低，腹腔内积血被吸收时略高，但一般不超过 38℃。间质部妊娠一旦破裂，常因出血量多而发生严重休克。

（二）体征

1. 一般情况

内出血较多时呈贫血面貌，可有面色苍白、脉搏细而弱、血压下降。体温一般正常或较低，合并感染时则升高。

2. 腹部体征

出血量不多时，患侧下腹明显压痛、反跳痛，轻度肌紧张；出血较多时可见腹膨隆，全腹压痛及反跳痛，但压痛仍以输卵管妊娠处为甚，移动性浊音阳性。当输卵管妊娠流产或破裂而形成较大血肿，或与子宫、附件、大网膜、肠管等粘连包裹成大包块时，可在下腹部扪及触痛、质实的块物。

3. 盆腔体征

妇科检查，可见阴道少量血液，后穹窿饱满、触痛；宫颈触痛明显，有血液自宫腔流出；子宫略增大、变软，内出血多时检查子宫有漂浮感；子宫后方或患侧附件扪及压痛性包块，边界多不清楚，其大小、质地、形状随病变差异而不同。包块过大时，可将子宫推向对侧，如包块形成过久，机化变硬，边界可逐渐清楚。

三、辅助检查

1. 后穹窿穿刺

腹腔内血液易积聚在子宫直肠陷凹，即使血量不多，也可经阴道后穹窿穿刺抽出，若抽出暗红色不凝血，说明有腹腔内出血。是一种简单可靠的诊断方法。

2. B 超

宫外可见轮廓不清的液性或实性包块，如包块内见胚囊或胎心搏动即可确诊。

3. 血液 HCG 测定

用灵敏度高的放射免疫法定量测定血 β-HCG 和酶联免疫法测定尿 β-HCG，其值较低时，有助于异位妊娠的诊断。

4. 腹腔镜检查

适用于输卵管妊娠尚未破裂的早期患者。

5. 子宫内膜病理检查

将宫腔内容物送检仅见蜕膜而无绒毛，可排除宫内妊娠。

四、治疗要点

1. 手术治疗

应在积极纠正休克的同时，进行手术抢救。腹腔镜技术也为异位妊娠的诊断和治疗开创了新的手段。根据输卵管妊娠发生的部位及是否流产或破裂，手术方式有输卵管切除术和保守性手术。

2. 保守治疗

保守治疗包括期待疗法和药物治疗。期待疗法是基于少数输卵管妊娠可能发生自然流产后被吸收，症状轻而无须手术或药物治疗。适用于疼痛轻、随诊可靠、无输卵管妊娠破裂迹象、血 β-HCG 值继续下降、输卵管妊娠包块直径小于 3cm 者。

早期输卵管妊娠，可用中药或中西医结合的方法，治疗原则为活血化瘀，既可免除手术创伤，又可治疗局部炎症和粘连，保留患侧输卵管。早期输卵管妊娠未发生破裂或流产，且要求保存生育能力的年轻患者，近年来使用化疗药物甲氨蝶呤等方法进行保守治疗也取得了较好的效果。

五、护理措施

1. 心理护理

配合医师做好患者及其家属的思想工作，以亲切的态度和具体的行动赢得患者及家属的信任，提供异位妊娠的有关知识，帮助患者及家属以正常的心态接受此次妊娠失败的现实；简明地向患者及家属讲明手术的必要性或药物治疗的注意事项。保持周围环境安静、有序，减少和消除患者的紧张、恐惧心理，协助患者接受治疗方案。

2. 手术治疗患者的护理

护士在严密监测患者生命体征的同时，配合医师积极纠正患者休克症状，做好术前准备。手术治疗是输卵管异位妊娠的主要处理方法。对于严重内出血并发现休克的患者，护士应立即开放静脉，交叉配血，做好输血、输液的准备，补充血容量，并按急诊手术要求迅速做好术前准备。

3. 保守治疗患者的护理

（1）密切观察患者的一般情况、生命体征，重视患者的主诉，注意腹痛和阴道流血的变化，尤应注意阴道流血量与腹腔内出血量不成比例。

（2）应告诉患者病情发展的一些指征，如有无腹痛加剧、肛门坠胀感、阴道流血量增多等，以便当患者病情发展时能及时发现。

（3）嘱患者绝对卧位休息，避免增加腹压，尽量减少输卵管妊娠破裂的概率。

患者卧床休息期间，应提供相应的生活护理。

（4）应用化疗药物时，严格掌握药物剂量及给药方法，注意观察药物不良反应。

4.急性内出血患者的护理

严密观察生命体征，交叉配血试验，做好输血准备；建立静脉通道，按医嘱输液、输血、补充血容量；吸氧，保暖；注意患者的尿量，以协助判断组织灌注量；复查血常规，了解贫血限度及积极治疗后的改善情况；做好急诊手术的术前准备。

六、健康指导

（1）嘱患者注意休息，指导患者摄取足够的营养物质，尤其是富含铁蛋白的食物，提高机体抵抗力。

（2）指导患者注意保持良好的卫生习惯，尤其是外阴部清洁、禁止性生活1个月，防止发生感染。

（3）采取有效的避孕措施，制订家庭护理计划。

（4）输卵管妊娠治疗后约有再发生率10%，不孕症发生率50%~60%。因此，护士须告诫患者，下次妊娠时要及时就医，并且不宜轻易终止妊娠。

第四节　胎膜早破护理

胎膜早破（PROM）是指在临产前发生胎膜破裂。胎膜早破可导致产胎儿和新生儿的风险明显升高。胎膜早破是产科的难题。一般认为胎膜早破发生率为10%，大部分发生在37周后，称足月胎膜早破；若发生在妊娠不满37周称足月前胎膜早破（PPROM），发生率为2.0%。胎膜早破的妊娠结局与破膜时孕周有关，孕周越小，围生儿预后越差。常引起早产及母婴感染。

一、病因

导致胎膜早破的因素很多，往往是多因素相互作用的结果。

1. 感染

胎膜早破患者经腹羊膜腔穿刺，羊水细菌培养28%~50%呈阳性，其微生物分离结果往往与宫颈内口分泌物培养结果相同，提示生殖道病原微生物上行性感染是引起胎膜早破的主要原因之一。其机制可能是微生物附着于胎膜，趋化中性粒细胞，浸润于胎膜中的中性粒细胞脱颗粒，释放弹性蛋白酶，分解胶原蛋白成碎片，使局部胎膜抗张能力下降，而致胎膜早破。

2. 胎膜受力不均

胎位异常、头盆不称等，可使胎儿先露部不能与骨盆入口衔接，盆腔空虚致使前羊水囊所受压力不均，引起胎膜早破。

3. 羊膜腔压力增高

双胎妊娠、羊水过多等，使羊膜腔内压力增高，加上胎膜局部缺陷，如弹性降低、胶原减少，增加的压力作用于薄弱的胎膜处，引起胎膜早破。

4. 部分营养素缺乏

母血维生素C浓度降低者，胎膜早破发病率较正常孕妇增高近10倍。体外研究证明，在培养基中增加维生素C浓度，能降低胶原酶及其活性，而胶原是维持羊膜韧性的主要物质。铜元素缺乏能抑制胶原纤维与弹性硬蛋白的成熟。胎膜早破者常发现母脐血清中铜元素降低。故维生素 C、铜元素缺乏，使胎膜抗张能力下降，易引起胎膜早破。

5.宫颈内口松弛

常因手术机械性扩张宫颈、产伤或先天性宫颈局部组织结构薄弱等，使宫颈内口括约功能破坏，宫颈内口松弛，前羊水囊易于楔入，使该处羊水囊受压不均，加之此处胎膜最接近阴道，缺乏宫颈黏液保护，常首先受到病原微生物感染，造成胎膜早破。

二、临床表现

孕妇突感有较多液体从阴道流出，有时可混有胎脂及胎粪，无腹痛等其他产兆。肛诊将胎先露部上推，见阴道流液量增加。阴道窥器检查，见阴道后穹窿有羊水积聚或有羊水自宫口流出，即可确诊胎膜早破。伴羊膜腔感染时，阴道流液有臭味，并有发热、母儿心率增快、子宫压痛、白细胞计数增多、C- 反应蛋白升高。隐匿性羊膜腔感染时，无明显发热，但常出现母儿心率增快。

三、辅助检查

1.阴道窥器检查

见液体自宫颈流出，或在后穹窿较多的积液中见到胎脂样物质。

2.阴道液酸碱度检查

正常阴道液呈酸性，羊水 pH 为 7.0~7.5，如阴道液 pH>6.5，提示胎膜早破可能大，该方法诊断准确率达 90%。

3.阴道液涂片检查

阴道液涂片干燥后镜检出现羊齿植物叶状结晶为羊水。

4.羊膜镜检查

可直视胎儿先露部，看不到前羊膜囊，即可诊断为胎膜早破。

四、对孕妇胎儿影响

（一）对母体影响

1.感染

破膜后，阴道病原微生物上行性感染更容易、更迅速。随着胎膜早破潜伏期（指破膜到产程开始的间隔时间）延长，羊水细菌培养阳性率增高，且原来无明显临床症状的隐匿性绒毛膜羊膜炎常变成显性。除造成孕妇产前、产时感染外，胎膜早破还是产褥感染的常见原因。

2. 胎盘早剥

足月前胎膜早破可引起胎盘早剥，确切机制尚不清楚，可能与羊水减少有关。据报道，最大羊水池深度小于 1cm，胎盘早剥发生率 12.3%；而最大羊水池深度大于 2cm，发生率仅 3.5%。

（二）对胎儿影响

1. 感染

胎膜早破并发绒毛膜羊膜炎时，常引起胎儿及新生儿感染，表现为肺炎、败血症、颅内感染。

2. 早产儿

30%~40% 早产与胎膜早破有关。早产儿易发生新生儿呼吸窘迫综合征、胎儿及新生儿颅内出血、坏死性小肠炎等并发症，围生儿病死率增加。

3. 脐带脱垂或受压

胎先露未衔接者，破膜后脐带脱垂的危险性增加；因破膜继发性羊水减少，使脐带受压，亦可致胎儿窘迫。

4. 胎肺发育不良及胎儿受压综合征

妊娠 28 周前胎膜早破保守治疗的患者中，新生儿尸解发现，肺/体重比值减小、肺泡数目减少。活体 X 线摄片显示小而充气良好的肺、钟型胸、横膈上抬到第 7 肋间。胎肺发育不良常引起气胸、持续肺高压，预后不良。破膜时，孕龄越小、引发羊水过少越早，胎肺发育不良的发生率越高。如破膜潜伏期长于 4 周，羊水过少限度重，可出现明显胎儿宫内受压，表现为铲形手、弓形腿、扁平鼻等。

五、治疗

（一）足月胎膜早破治疗

观察 12~24 小时，80% 患者可自然临产。临产后观察体温、心率、宫缩、羊水流出量、性状及气味，必要时 B 型超声检查了解羊水量，胎儿电子监护进行宫缩应激试验，了解胎儿宫内情况。若羊水减少，且 CST 显示频繁变异减速，应考虑羊膜腔输液。如变异减速改善，产程进展顺利，则等待自然分娩，否则，行剖宫产术。若未临产，但发现有明显羊膜腔感染体征，应立即使用抗生素，并终止妊娠。如检查正常，破膜后 12 小时，给予抗生素预防感染，破膜 24 小时仍未临产且无头盆不称，应引产。

（二）足月前胎膜早破治疗

1. 期待治疗

密切观察孕妇体温、心率、宫缩、白细胞计数、C-反应蛋白等变化，以便及早发现患者的明显感染体征，及时治疗。避免不必要的肛门及阴道检查。

（1）应用抗生素：足月前胎膜早破应用抗生素，能降低胎儿及新生儿肺炎、败血症及颅内出血的发生率；亦能大幅度减少绒毛膜羊膜炎及产后子宫内膜炎的发生。尤其对羊水细菌培养阳性或阴道分泌物培养 B 族链球菌阳性者，效果最好。B 族链球菌感染用青霉素；支原体或衣原体感染，选择红霉素或罗红霉素。如感染的微生物不明确，常用内酰胺类抗生素。可间断给药，如开始给氨苄西林或头孢菌素类静脉滴注，48 小时后改为口服。若破膜后长时间不临产，且无明显临床感染征象，则停用抗生素，进入到产程时继续用药。

（2）宫缩抑制剂应用：对无继续妊娠禁忌证的患者，可考虑应用宫缩抑制剂预防早产。如无明显宫缩，可口服利托君；有宫缩者，静脉给药，待宫缩消失后，口服维持用药。

（3）纠正羊水过少：若孕周小，羊水明显减少者，可进行羊膜腔输液补充羊水，以帮助胎肺发育；若产程中出现明显脐带受压表现（CST 显示频繁变异减速），羊膜腔输液可缓解脐带受压。

（4）肾上腺糖皮质激素促胎肺成熟：妊娠 35 周前的胎膜早破，应给予倍他米松 12mg 静脉滴注，每日 1 次，共 2 次；或地塞米松 10mg 静脉滴注，每日 1 次，共 2 次。

2. 终止妊娠

（1）经阴道分娩：如果妊娠达 35 周以上，胎肺已成熟，分娩发动，可令其自然分娩。

（2）剖宫产：胎头高浮、胎位异常、宫颈不成熟、胎肺成熟、明显羊膜腔感染，并伴有胎儿窘迫的，在抗感染的同时行剖宫产术结束分娩。

六、护理措施

（一）一般护理

1. 休息

一旦发生胎膜早破，孕妇应住院待产，卧床休息。护理人员应协助孕妇做好日常生活护理。

2. 减少刺激

禁止灌肠，避免不必要的肛查与阴道检查。给予营养丰富易消化食物，多吃水果、蔬菜和粗纤维食物，防止便秘。

（二）病情观察

（1）监测胎儿窘迫现象：观察胎心率变化，必要时行胎儿电子监护，监测胎动及胎儿宫内安危。

（2）监测羊水及感染征象：注意观察羊水性状、颜色和气味，注意有无羊水胎粪污染。定时测体温、脉搏，查血常规，了解子宫有无压痛等情况，及时发现感染征象。

（3）产程观察：胎膜早破易诱发早产、宫内感染及产褥感染。对足月妊娠的孕妇，临产后要密切观察产程进展和胎心音情况，适时地结束分娩。对孕龄未达 37 周、无产兆和感染征象孕妇，应严密观察，尽量延长孕龄，预防感染。

（三）治疗护理

1. 防止脐带脱垂

破膜后及时听胎心音，观察羊水性状，记录破膜时间，并进行严密监护。另外，还应立即肛查或阴道检查，了解先露高低、宫口情况及有无脐带脱垂。若宫口未开全，先露未入盆，应立即卧床并抬高臀部，左侧卧位，禁灌肠。一旦发现脐带脱垂而宫口未开全应立即氧气吸入，在胸膝卧位下戴无菌手套将脐带送回宫腔，做好即行剖宫产准备；若宫口已开全，应协助立即助产。

2. 防感染

严格按照护理操作常规工作，孕妇外阴部保持清洁，床单经常更换清洗，卫生纸高压消毒灭菌，每日碘伏消毒液擦洗会阴部 2 次，并注意观察羊水的颜色、性状、气味，并做好记录。密切观察体温情况，如果体温超过 37.5℃，应及时报告医生，进行血常规检查。若破膜 12 小时以上者，应预防性使用抗生素；已经发生感染者，则应该终止妊娠，分娩结束后应给予抗生素控制感染。

3. 防早产

若破膜发生于妊娠37周以前，在预防感染和脐带脱垂的同时，按医嘱给予子宫收缩抑制剂，如硫酸镁、沙丁胺醇、利托君等保守治疗。且在保守治疗中尽量避免干扰和刺激，少做肛查和阴道检查。定期监测胎儿，以了解胎儿在宫内的情况，一旦发生异常现象，应及时报告医生终止妊娠。

4. 纠正羊水过少

如羊水池深度小于2cm，孕周少于35周，可经腹羊膜腔输液，减轻脐带受压。输入液体温度37℃左右，每天250~500ml，速度15~30ml/h，使羊水池深度达到5~8cm，输入过程中注意预防感染。

5. 协助终止妊娠

妊娠已足月，等待自然临产；破膜24小时未临产应予引产；有产科指征者做好术前准备并配合医生进行剖宫产；若发生感染，无论胎龄大小均应及时终止妊娠。

（四）心理护理

向孕妇和家属说明目前的情况，医护人员采取处理措施的目的和意义，指导配合治疗与监护，协助孕妇做好各种生活护理，减轻焦虑。

七、健康指导

1. 疾病知识指导

孕期应向孕妇及家属讲解胎膜早破的诱因，以预防其发生。若妊娠期突感较多液体从阴道流出时，要立即平卧，并及时去医院就诊。

2. 卫生、饮食指导

孕妇孕期注意生殖道卫生，尽早治疗下生殖道感染如滴虫性阴道炎、细菌性阴道病等；注意妊娠期营养，预防维生素C和铜元素缺乏。先露部高浮、双胎、羊水过多等子宫过于膨大者，应多休息，避免腹压突然增加，如拎重物，下蹲等，另外及时治疗咳嗽。宫颈内口松弛者，根据情况可于妊娠14~16周行宫颈环扎术；妊娠后期避免性生活。

第五节　胎盘早剥护理

妊娠 20 周后或分娩期，正常位置的胎盘于胎儿娩出前，全部或部分从子宫壁剥离，称为胎盘早剥。它是晚期妊娠严重的并发症之一。由于其起病急、发展快，处理不当可威胁母儿生命。国内报道，发生率 0.46%~2.10%，围生儿病死率为 20%~42.8%，是无胎盘早剥的 15 倍；国外报道，发生率 1%~2%，围生儿病死率约 15%。发生率的高低还与产后是否仔细检查胎盘有关，有些轻型胎盘早剥患者症状不明显，易被忽略。

孕 28 周后若胎盘附着于子宫下段，甚至胎盘下缘达到或覆盖宫颈内口，其位置低于胎先露部，称前置胎盘。前置胎盘是妊娠晚期出血的主要原因之一，是威胁母儿生命安全的严重并发症。

一、病因

1. 血管病变

胎盘早剥孕妇并发重度妊娠高血压疾病、慢性高血压及慢性肾脏疾病，尤其已有全身血管病变者居多。当底蜕膜螺旋小动脉痉挛或硬化，引起远端毛细血管缺血、坏死以致破裂出血，血液流至底蜕膜层形成血肿，导致胎盘自子宫壁剥离。

2. 机械性因素

外伤（特别是腹部直接受撞击或摔倒腹部直接触地等）；行外倒转术矫正胎位；脐带过短或脐带绕颈，分娩过程中胎先露部下降过度牵拉脐带。

3. 子宫静脉压突然升高

妊娠晚期或临产后，孕产妇长时间取仰卧位时，巨大的妊娠子宫压迫下腔静脉，阻碍静脉血液回流，静脉压升高，引起蜕膜静脉床淤血或破裂，导致胎盘自子宫壁剥离。

4. 宫腔内压力骤减

双胎妊娠的第一胎儿娩出过快；羊水过多破膜时羊水流出过快，使子宫内压骤然降低，子宫突然收缩，均可导致胎盘自子宫壁剥离。

5. 吸烟

近 10 年的研究证实了吸烟与胎盘早期剥离的相关性，有报道吸烟使胎盘早期剥离发生危险增加 90%，并随着每天吸烟数量的增加，胎盘早期剥离发生的危险性也增加。

6. 滥用可卡因

有报道指出，50 例妊娠期间滥用可卡因孕妇，其中 8 例死胎是由于胎盘早期剥离引起的。另有报道，112 例孕妇在孕期滥用可卡因，结果发生胎盘早期剥离者占 13%。

7. 孕妇年龄及产次

孕妇年龄与胎盘早期剥离发生是相关的，但有学者报道产次比年龄更倾向于与胎盘早期剥离有关。随着产次的增加，发生胎盘早期剥离的危险性呈几何级数增加。

二、分类

根据出血特点分为显性剥离、隐性剥离及混合性剥离三种类型。

1. 显性剥离

胎盘剥离面积大，出血多形成胎盘后血肿，当血液冲开胎盘边缘，沿胎膜与子宫壁之间向外流出，即为外出血。

2. 隐性剥离

指胎盘边缘仍附着子宫壁上，或胎膜与子宫壁未分离，或胎头固定于骨盆入口，均使胎盘后血液不能外流，而积聚于胎盘与子宫壁之间，即为内出血。发生内出血时，若血液渗透进入到子宫肌层，引起肌纤维分离、变性、断裂，血液侵入至浆膜层时，使子宫表面出现紫色淤斑，尤其在胎盘附着处最为明显，称为子宫胎盘卒中。

3. 混合性剥离

当内出血量过多时，血液仍会冲开胎盘边缘，向子宫颈口外流，形成混合性出血。

三、临床表现

根据病情严重程度，胎盘早剥分为三度。

Ⅰ度：多见于分娩期，胎盘剥离面积小，患者常无腹痛或腹痛轻微，贫血体征不明显。腹部检查见子宫软，大小与妊娠周数相符，胎位清楚，胎心率正常。一般产前不易发现，产后检查胎盘母体面有凝血块及压迹才可诊断。

Ⅱ度：胎盘剥离面为胎盘面积1/3左右。主要症状为突然发生持续性腹痛、腰酸或腰背痛，疼痛限度与胎盘后积血量成正比。无阴道流血或流血量不多，贫血程度与阴道流血量不相符。腹部检查见子宫大于妊娠周数，子宫底随胎盘后血肿增大而升高。胎盘附着处压痛明显（胎盘位于后壁则不明显），宫缩有间歇期，胎位可扪及，胎儿尚存活。

Ⅲ度：胎盘剥离面超过胎盘面积1/2。症状较Ⅱ度重。患者可出现恶心、呕吐、面色苍白、四肢湿冷、脉搏细数、血压下降等休克症状，且休克限度大多与阴道流血量不成正比。腹部检查见子宫硬如板状，宫缩间歇期不能松弛，胎位扪不清，胎心消失。若患者无凝血功能障碍属Ⅲa，有凝血功能障碍属Ⅲb。

常见并发症有：胎盘早剥可致产后出血、弥散性血管内凝血（DIC）、急性肾衰竭、羊水栓塞、子宫胎盘卒中等。早产率、围生儿病死率均升高。

四、对孕妇胎儿影响

胎盘早剥对母婴预后影响极大。贫血、剖宫产率、产后出血率、DIC发生率均升高。胎盘早剥出血可引起胎儿急性缺氧，新生儿窒息率、早产率明显升高，围生儿病死率约11.9%，25倍高于无胎盘早剥者。近年发现胎盘早剥新生儿可有严重后遗症，表现为显著神经系统发育缺陷、脑性麻痹等。

五、辅助检查

1.B超检查

胎盘与子宫壁之间有血肿时，在胎盘后方出现液性低回声区，暗区常不止一个，并见胎盘增厚。胎盘后血肿较大时，能见到胎盘胎儿面凸向羊膜腔，甚至能使子宫内的胎儿偏向对侧。若血液渗入羊水中，能见到羊水回声增强、增多，这是羊水混浊所致。当胎盘边缘已与子宫壁分离时，未形成胎盘后血肿，见不到上述图像。这说明 B 超诊断胎盘早剥有一定的局限性。重型胎盘早剥常伴胎心音、胎动消失。

2. 实验室检查

主要了解贫血程度与凝血功能。重型胎盘早剥者应检查肾功能和二氧化碳结合力，若并发弥散性血管内凝血，应进一步做筛选试验（血小板计数、凝血酶原测定、纤维蛋白原测定）与纤溶确诊试验（凝血酶时间、优球蛋白溶解时间、血浆鱼精蛋白副凝试验）。

六、治疗原则

（1）小于 34 周，对怀疑胎盘早剥者，胎儿宫内情况良好，不影响母亲生命，未临产，可住院严密监测下采取期待治疗，期待的目的是增加早产儿孕龄，减少早产儿病死率。

卧床休息，严密监护，观察母亲宫高、子宫张力、阴道出血情况，测定血红蛋白，监测凝血功能的变化等；定期监测胎心、胎儿监护、B 超等；促胎肺成熟。宫缩抑制剂：有临床症状的胎盘早剥患者，用宫缩抑制剂是禁忌的，美国妇产科医师协会认为，只有在极早期合并轻度早剥的病例中，如果母体血流动力学恒定，用硫酸镁抑制宫缩、降低子宫张力可作为一种适当的措施。

（2）轻型胎盘早剥，已临产，宫口已开大，估计短时间内可迅速分娩者，可在严密监测母儿安危指标的情况下试行阴道分娩，但必须先行破膜，使羊水缓慢流出，并用腹带包裹腹部，缩小子宫容积，压迫胎盘，使之停止继续剥离，产程中发现异常，应及时改行剖宫产结束分娩。

（3）重型胎盘早剥一旦确诊，必须立即终止妊娠。足月、近足月，估计胎儿成活者，发病急或病情重，未临产或估计短时间内不能经阴道分娩者，应立即采取剖宫产，保证孕妇安全，提高围产儿成活率。对于孕周小，估计不能成活或已发生胎死宫内，短时内不能阴道分娩，但孕妇病情危重，为抢救孕妇也应剖宫产。而对于妊娠足月、近足月，宫口开大，阴道流血不多，胎心异常者，估计短时内可经阴道分娩者，应尽量缩短产程，必要时阴道助产。

七、护理措施

（一）一般护理

绝对卧床休息，建议左侧卧位，以免影响胎儿血液供应。住院期间，护士应提供一切生活护理，满足基本需要。定时间断吸氧，以改善胎儿宫内血氧供应。加强会阴护理。

（二）心理护理

提高心理支持，做好家属工作，讲清病情，希望得到家属的支持与理解。对于失去孩子或子宫切除者，护士要多巡视、多安慰，尽快解除产妇的心理障碍，劝其接受现实，恢复正常的心态，很好地度过悲伤期。

（三）病情观察

①严密观察患者生命体征的变化，定时测血压、脉搏，听胎心，注意阴道出血量及腹痛情况。护士在评估病情轻重时，不能以阴道出血多少为标准，而应以全身症状为评估指标。因患者阴道出血多少与贫血程度及全身情况不成正比。②记录24小时液体出入量，观察尿量，当出现少尿或无尿时，应考虑肾衰竭的可能。③密切观察血凝情况，如皮肤黏膜有无出血点，注射部位有无出血，阴道流血量、颜色，以及血凝情况等，如有出血倾向应考虑可能发生DIC，立即报告医生。

（四）治疗护理

胎盘早剥的治疗原则：纠正休克，及时终止妊娠，防止并发症的发生。

1. 纠正休克

对处于休克状态的危重患者，开放静脉通道，迅速补充血容量，改善血循环。休克抢救成功与否，取决于补液量和补液速度。最好输新鲜血，既可补充血容量，又能补充凝血因子。

2. 及时终止妊娠

胎儿娩出前，胎盘剥离有可能继续加重。Ⅱ度或Ⅲ度胎盘早剥一旦确诊，必须及时终止妊娠。根据孕妇病情轻重、胎儿宫内状况、产程进展、胎产式等决定终止妊娠的方式。

（1）经阴道分娩：以外出血为主，Ⅰ度胎盘早剥、宫口已开大、估计短时间内可以结束分娩者，或产妇一般情况较好者，可以考虑经阴道分娩。人工破膜使羊水缓慢流出，缩小子宫腔容积，用腹带裹紧腹部压迫胎盘，使其不再继续剥离，必要时静脉滴注缩宫素。产程中，应密切观察心率、血压、子宫底高度、阴道流血量以及胎儿宫内状况，一旦发现病情加重或出现胎儿窘迫征象，应行剖宫产结束分娩。

（2）剖宫产：①Ⅱ度胎盘早剥，特别是初产妇且短时间内不能结束分娩者。②Ⅰ度胎盘早剥，但胎儿宫内缺氧，需抢救胎儿者。③Ⅲ度胎盘早剥，产妇病情恶化，胎死宫内，不能立即分娩者。④破膜后产程无进展者。剖宫产取出胎儿与胎盘后，立即注射宫缩剂并按摩子宫。护士在此过程中，应立即配合做好阴道分娩或即刻手术的准备工作，积极准备新生儿抢救器材。

3. 并发症护理

（1）子宫胎盘卒中：若发现子宫胎盘卒中，配以按摩子宫和热盐水纱垫湿热敷子宫，尽量使子宫恢复收缩，若发生难以控制的大量出血，可在输新鲜血、新鲜冰冻血浆及血小板的同时，行子宫次全切除术。

（2）凝血功能障碍：①输新鲜血：及时、足量输入新鲜血液是补充血容量及凝血因子的有效措施。库存血若超过4小时，血小板功能即受破坏，效果差。为纠正血小板减少，有条件可输血小板浓缩液。②输纤维蛋白原：若血纤维蛋白原低，同时伴有活动出血，且血不凝，经输入新鲜血等效果不佳时，可输纤维蛋白原3g，将纤维蛋白原溶于注射用水100ml中静脉滴注。通常给予3~6g纤维蛋白原即可收到较好效果，每4g纤维蛋白原可提高血纤维蛋白原1g/L。③输新鲜血浆：新鲜冰冻血浆疗效仅次于新鲜血，尽管缺少红细胞，但含有凝血因子，一般1L新鲜冰冻血浆中含纤维蛋白原3g，且可将Ⅴ、Ⅷ因子提高到最低有效水平。因此，在无法及时得到新鲜血时，可选用新鲜冰冻血浆做应急措施。④肝素：肝素有较强的抗凝作用，适用于DIC高凝阶段。胎盘早剥患者DIC的处理主要是终止妊娠以中断凝血活酶继续进入到血内。对于处于凝血障碍的活动性出血阶段，应用肝素可加重出血，故一般不主张应用肝素治疗。⑤抗纤溶剂：6-氨基乙酸等能抑制纤溶系统的活动，若仍有进行性血管内凝血时，用此类药物可加重血管内凝血，故不宜使用。若病因已去除，DIC处于纤溶亢进阶段，出血不止时则可应用，如6-氨基乙酸4~6g、氨甲环酸0.25~0.5g或氨甲苯酸（对羧基苄胺）0.1~2g溶于5%葡萄糖液100ml内静脉滴注。

（3）尿量：观察尿量，防止发生肾功能衰竭。注意尿色，警惕DIC的发生。当出现少尿或无尿症状时，应考虑肾功能衰竭的可能。遵医嘱用20%甘露醇 200ml 静脉滴注，或呋塞米 40mg 静脉注射，必要时重复使用。

（4）产后出血：胎盘早剥患者容易发生产后出血，故在分娩后应及时应用子宫收缩剂如催产素、麦角新碱等，并按摩子宫。卡贝缩宫素，是一种人工合成的长效催产素类似物，静脉注射半衰期为 40~50min，比缩宫素碱强 10 倍，用药后 2 分钟内即有子宫活性，具有起效迅速、效果持久、使用便捷的特点。胎儿娩出后，静脉注射卡贝缩宫素 $100\mu g$，1 分钟内推注完，单次肌内注射卡贝缩宫素比持续静脉滴注缩宫素能更有效地预防有产后出血危险因素的产妇发生产后出血。

子宫胎盘卒中的处理方法：①应用大量子宫收缩药，促进子宫收缩。②按摩子宫，促进子宫收缩。③热生理盐水热敷子宫，观察子宫局部血液循环恢复情况，若子宫收缩好，局部血液循环尚好，应该尽量保留子宫。

上述保守处理不能达到止血目的时，应行血管结扎或行介入栓塞治疗。其中，经皮穿刺插管子宫动脉栓塞术不但能明确诊断，治疗产后大出血还有止血迅速、有效、并发症少的优点。若仍不能控制出血或出血量多进入到休克时，须立即止血，抢救生命则必须行子宫切除术。如子宫大量出血且血液不凝固，按 DIC 处理。

4. 产褥期护理

注意观察生命体征和阴道流血量，若流出的血液不凝固，应考虑 DIC。注意加强营养，纠正贫血。给予抗生素，防止感染。

八、健康指导

（1）加强对孕妇的宣教，为预防胎盘早剥，应使孕妇规律接受产前检查，及时治疗妊娠期高血压疾病、慢性肾病等。

（2）妊娠晚期避免长时间仰卧位及腹部外伤；处理羊水过多和双胎妊娠时，避免宫腔内压力骤降。

（3）产褥期应注意加强营养，纠正贫血。勤更换会阴垫，保持会阴部清洁，防止感染。

（4）根据产妇身体状况给予母乳喂养指导。死产者及时给予退乳措施，指导避孕，剖宫产术后需避孕 2 年方能再次受孕。

第六节　前置胎盘护理

胎盘在正常情况下附着于子宫体部的后壁、前壁或侧壁。妊娠 28 周后若胎盘附着于子宫下段，甚至胎盘下缘达到或覆盖宫颈内口，其位置低于胎先露部，称为前置胎盘。前置胎盘是妊娠晚期阴道出血最常见的原因，也是妊娠晚期严重并发症，其发生率国内报道 0.24%~1.57%，国外报道 0.5%。

一、病因

1. 子宫内膜病变与损伤

多次刮宫、分娩、剖宫产及感染等是引起前置胎盘的高危因素。以上情况可引起子宫内膜炎或子宫内膜受损，使受孕子宫蜕膜生长不全，当受精卵着床后，血液供给不足，为摄取足够营养，胎盘伸展到子宫下段。据统计，发生前置胎盘的患者，85%~95% 为经产妇。

2. 胎盘异常

双胎妊娠胎盘较单胎胎盘大而伸展到子宫下段，致使双胎的前置胎盘发生率较单胎的高一倍；主要胎盘虽在宫体部，而副胎盘则可位于子宫下段近宫颈内口处；膜状胎盘大而薄，能扩展到子宫下段。

3. 受精卵滋养层发育迟缓

当受精卵移行到宫腔，受精卵滋养层尚未发育到具有着床的能力，继续下移至子宫下段，并在该处着床形成前置胎盘。

二、分类

根据胎盘边缘与宫颈内口的关系，将前置胎盘分为三种类型。

1. 完全性前置胎盘

又称中央性前置胎盘。宫颈内口全部被胎盘组织覆盖。

2. 部分性前置胎盘

其宫颈内口的一部分被胎盘组织覆盖。

3. 边缘性前置胎盘

胎盘附着于子宫下段，胎盘边缘达宫颈内口但未覆盖宫颈内口。

三、临床表现

特点为妊娠晚期无痛性阴道流血，可伴有因出血多所致的症状。

1. 无痛性阴道流血

妊娠晚期或临产时，突发性无诱因、无痛性阴道流血是前置胎盘的典型症状。妊娠晚期子宫峡部逐渐拉长形成子宫下段，而临产后的宫缩又使宫颈管消失而成为产道的一部分。但附着于子宫下段及宫颈内口的胎盘不能相应的伸展，与其附着处错位而发生剥离，致血窦破裂而出血。初次出血一般不多，但也可初次即发生致命性大出血。随着子宫下段的逐渐拉长，可反复出血。完全性前置胎盘初次出血时间较早，多发生在妊娠 28 周左右，出血频繁，出血量也较多；边缘性前置胎盘初次出血时间较晚，往往发生在妊娠末期或临产后，出血量较少；部分性前置胎盘的初次出血时间及出血量则介于以上两者之间。部分性及边缘性前置胎盘患者胎膜破裂后，若胎先露部很快下降，压迫胎盘可使出血减少或停止。

2. 贫血、休克

反复出血可致患者贫血，其限度与阴道流血量及流血持续时间呈正比。有时，一次大量出血可致孕妇休克、胎儿发生窘迫甚至死亡。有时，少量、持续的阴道流血也可导致严重后果。

3. 胎位异常

常见胎头高浮，约 1/3 患者出现胎位异常，其中以臀先露为多见。

四、对母儿的影响

1. 产后出血

胎盘附着于子宫下段时，此处组织薄弱，收缩力差，分娩时胎盘不易完全剥离，不能使子宫有效收缩止血，因此容易发生产后出血，且较难控制。

2. 植入性胎盘

胎盘绒毛穿透底蜕膜侵入子宫肌层形成植入性胎盘，导致胎盘剥离不全，可引发致命性出血。

3. 产褥感染

因胎盘剥离位置低，增加了细菌入侵机会，加之产前多次反复阴道流血引发贫血，均增加了产褥感染的概率。

4. 羊水栓塞

破膜时，羊水经开放的血窦进入到母体血液循环，羊水中的有形成分形成栓子，造成羊水栓塞。羊水栓塞罕见，但病情危急、凶险，可危及母儿生命。

5. 早产儿及围生儿发病率、病死率高

长时间或大量阴道流血可致胎儿窘迫，甚至缺氧死亡；当危及孕妇及胎儿生命时，常提前终止妊娠，使早产率、新生儿窒息发生率、新生儿病死率增加。

五、辅助检查

1. B 超检查

B 超检查可清楚显示子宫壁、胎盘、胎先露部及宫颈的位置，并根据胎盘下缘与宫颈内口的关系，确定前置胎盘类型。阴道 B 型超声能更准确地确定胎盘边缘和宫颈内口的关系。B 超诊断前置胎盘时，必须注意妊娠周数。妊娠中期胎盘占据子宫壁一半面积，因此胎盘贴近或覆盖宫颈内口机会较多；妊娠晚期胎盘占据宫壁面积减少到 1/3 或 1/4。子宫下段形成及伸展，增加宫颈内口与胎盘边缘间的距离，故原在子宫下段的胎盘可随宫体上移而改变成正常位置胎盘。所以许多学者认为，妊娠中期 B 超检查发现胎盘前置者，不宜诊断为前置胎盘，而应称为胎盘前置状态。

2. 实验室检查

患者有不同程度的血红蛋白、红细胞计数减少。

3. 产后检查

胎盘胎膜对产前有出血患者应在产后检查胎盘，以便核实诊断。前置部位的胎盘有凝血块附着，胎膜破口距胎盘边缘小于 7cm 者，诊断可成立。

六、鉴别诊断

前置胎盘主要应与 I 型胎盘早剥、脐带帆状附着、前置血管破裂、胎盘边缘血窦破裂、宫颈病变等产前出血相鉴别。结合病史，通过 B 超检查及分娩后检查胎盘，一般不难鉴别。

七、治疗要点

前置胎盘的治疗原则是抑制宫缩、止血、纠正贫血和预防感染。

1. 期待疗法

适用于阴道流血量不多，全身情况良好，胎儿存活但胎儿体重小于 2000 克，妊娠小于 34 周的患者。目的是在保证母体安全的前提下，尽可能延长孕周，等待胎儿达到或接近足月以提高胎儿存活率。可以适当给予宫缩抑制剂、镇静药、止血药及抗生素等药物，如反复出血，孕周已达 35~36 周，需提前终止妊娠者，用地塞米松促胎儿肺成熟。

2. 终止妊娠

具有下列情况之一者，应考虑终止妊娠：①阴道流血多，失血性休克的患者，无论胎儿成熟与否，为抢救孕妇生命。②胎龄已达 36 周以上，胎儿成熟度检查提示胎儿肺成熟。③胎龄未达 36 周，出现胎儿宫内窘迫，出血多，危及胎儿生命。

终止妊娠的方法：根据胎盘类型、胎儿宫内情况决定分娩方式，如完全性前置胎盘、部分性前置胎盘或胎儿宫内窘迫多以剖宫产结束分娩；边缘性前置胎盘出血不多，胎心无异常者可阴道试产，若试产失败，应立即改剖宫产结束分娩。

八、护理措施

（一）一般护理

患者应取左侧卧位，绝对卧床休息，血止后可轻微活动。定时、间断吸氧，每日 3 次，每次 1 小时，提高胎儿血氧供应。指导孕妇加强营养，纠正贫血。加强会阴护理，保持会阴清洁、干燥，防止逆行感染。监护胎儿宫内情况，包括监测胎心率、胎动计数，行无应激试验等。

（二）心理护理

鼓励患者表达她的焦虑与恐惧，使其保持心态平静，并耐心向患者解释病情，消除其紧张和顾虑的心理，使其能积极配合治疗并得到充分休息。

（三）病情观察

严密观察并记录孕妇生命体征，监测感染。观察阴道流血的量、色、时间，并计算出血量。监测胎儿宫内情况。注意孕妇的主诉，如腰酸、下腹坠胀等，其往往是宫缩引起阴道流血的征兆，应立即给予处理。

（四）治疗护理

1. 期待疗法

在保证孕妇安全的前提下，尽可能延长孕周，以提高围生儿存活率。

（1）适应证：孕周不足 34 周、胎儿体重小于 2000g、胎儿存活、阴道流血量不多、一般情况良好的孕妇。

（2）护理：绝对卧床休息，强调左侧卧位，以防活动引起出血。定时、间断吸氧，每日 3 次，每次 1 小时，以增加胎儿血氧供应。避免阴道检查及肛门检查。卧床休息期间，护士应提供一切生活护理，严密观察出血情况，配血备用。遵医嘱用药，如应用补血药、宫缩抑制剂、镇静剂等。给予广谱抗生素预防感染。监测胎儿宫内情况，指导孕妇自计胎动，每日 4 次监测胎心音，必要时胎心监护。协助运送孕妇做必要的辅助检查，如 B 超检查等。若有大量出血，应置孕妇于头低足高位，在短期内补足血容量，遵医嘱做好术前准备、新生儿抢救准备。

在期待治疗过程中，必要时可应用宫缩抑制剂。常用药物有硫酸镁、利托君、沙丁胺醇等。估计孕妇今日需终止妊娠者，若胎龄小于 34 周，应促胎肺成熟。地塞米松每次 5~10mg，每日 2 次，肌内注射，连用 2~3 日，有利于减少产后新生儿呼吸窘迫综合征的发生。

2. 终止妊娠

（1）适应证：孕妇反复发生多量出血甚至休克者，无论胎儿成熟与否，为了母亲安全，应终止妊娠；胎龄不低于 36 周；胎儿成熟度检查提示胎儿肺成熟者；胎龄未达孕 36 周，出现胎儿窘迫征象，或胎儿电子监护发现胎心异常者；胎儿已死亡或出现难以存活的畸形等。

（2）护理：终止妊娠的方法是根据前置胎盘的类型和孕妇、胎儿的安危情况而定。若需剖宫产，应积极做好术前准备，积极纠正贫血、预防感染等，做好处理产后出血和抢救新生儿的准备。若为阴道分娩，在输血、输液条件下，协助人工破膜、腹部包扎腹带、迫使胎头下降，同时静脉滴注缩宫素以加强宫缩。

3. 产后护理

产后注意观察子宫收缩情况，防止产后出血。指导产妇加强营养，纠正贫血，必要时遵医嘱输血。加强会阴护理，预防感染。

九、健康指导

1. 知识指导

告诉患者前置胎盘发生的原因，防止多产，避免多次刮宫、引产或宫内感染，减少子宫内膜损伤或子宫内膜炎。

2. 指导就医

妊娠期出血，无论量多少均应就医，做到及时诊断，正确处理。

3. 预防感染

产褥期禁止盆浴、性交，防止感染。

第七节　妊娠高血压疾病护理

妊娠高血压疾病是妊娠期特有的疾病。本病的命名强调生育年龄妇女发生高血压、蛋白尿等症状与妊娠之间的因果关系，多数病例在妊娠期出现一过性高血压、蛋白尿等症状，分娩后随之消失。妊娠高血压疾病的基本病理变化是全身小动脉痉挛，肾小动脉痉挛导致肾脏缺血，最终出现少尿或无尿，血尿素氮与肌酐升高，发生急性肾衰竭（ARF）。该病严重影响母婴健康，是引起孕产妇及围生儿死亡的主要原因。

一、病因及发病机制

（一）病因

1. 好发因素

年轻初产妇或高龄初产妇；家族中有高血压史，尤其是孕妇之母亲、姐妹有重度子痫前期史者；有慢性高血压、慢性肾炎、糖尿病等病史的孕妇；精神过分紧张或受刺激，致使中枢神经系统功能紊乱者；营养不良，如贫血、低蛋白血症者；体型矮胖者；寒冷季节或气温变化过大，气压升高时；子宫张力过高（如羊水过多、双胎妊娠、糖尿病巨大儿及葡萄胎等）者。

2. 病因学说

免疫学说、胎盘浅着床、血管内皮功能障碍、营养缺乏、胰岛素抵抗及其他因素。

（二）发病机制

全身小血管痉挛是本病的基本病变。由于小血管痉挛，导致血管狭窄，血流阻力增大，内皮细胞损伤，血管通透性增加，蛋白质和体液渗出，引起高血压、水肿、蛋白尿等；全身各系统各脏器灌流减少、缺血、缺氧，严重时造成心、脑、肝、肾及胎盘损害，引起抽搐、昏迷、脑水肿、脑出血、肺水肿、肝细胞坏死、肝被膜下出血、心肾功能衰竭、胎盘早剥及凝血功能障碍导致弥散性血管内凝血（DIC）等。

二、分类与临床表现

（一）妊娠期高血压

妊娠 20 周后首次发现血压大于 18.7/12kPa（140/90 mmHg），产后 12 周恢复正常；尿蛋白（-）；可伴上腹部不适或血小板减少，产后方可确诊。

（二）子痫前期

1. 轻度

妊娠 20 周后首次发现血压大于 18.7/12kPa（140/90mmHg）；尿蛋白大于 300mg/24 h 或（+）；可伴上腹部不适、头痛等症状。

2. 重度

血压大于 21.3/14.7kPa（160/110mmHg）；尿蛋白（++）或大于 2.0g/24h；血小板小于 $100 \times 10^9/L$；血清丙氨酸转氨酶（ALT）或门冬氨酸转氨酶（AST）升高；血肌酐大于 $106 \mu mol/L$；微血管病性溶血［血乳酸脱氢酶（LDH）升高］；持续头痛、头晕、视物模糊或其他脑神经障碍；持续性上腹部不适、恶心、呕吐。

（三）子痫

在子痫前期基础上出现抽搐或昏迷。子痫发作的典型表现是眼球固定、瞳孔散大，头歪向一侧、牙关紧闭、口角和面部肌肉颤动，几秒后全身肌肉强直、双手紧握、双臂伸直，抽搐时呼吸暂停，面色发绀，约持续 1 分钟后，抽搐强度减弱，全身肌肉松弛，随后吸气深长，发鼾，恢复呼吸。患者抽搐发作前和发作时神志丧失。

（四）慢性高血压并发子痫前期

高血压孕妇尿蛋白（-），妊娠 20 周后出现尿蛋白大于 300 mg/24 h；高血压孕妇妊娠 20 周前突然尿蛋白增加，血压进一步升高或血小板小于 $100 \times 10^9/L$。

（五）妊娠合并慢性高血压

孕前或孕后出现血压大于 18.7/12kPa（140/90mmHg），产后 12 周后仍未恢复正常。

三、辅助检查

1. 血液检查

留取血标本，查血细胞计数、血红蛋白、血细胞比容、血液黏稠度、谷丙转氨酶、血尿素氮、肌酐、血尿酸、凝血功能、电解质及二氧化碳结合力等，以了解血液浓缩程度、肝肾功能、有无凝血功能异常、电解质紊乱及酸中毒。

2. 尿常规检查

查尿蛋白定量、有无管型，从而确定病情严重限度及肾功能损害情况。

3. 眼底检查

眼底改变是反映本病严重限度的一项重要标志。通常眼底检查可见视网膜小动脉痉挛，动静脉管径比可由正常的 2:3 变为 1:2，甚至 1:4，严重时可出现视网膜水肿、棉絮状渗出、出血，甚至视网膜剥离或突然失明。这些情况产后多可逐渐恢复。

4. 其他检查

心电图、超声心动图、胎儿成熟度检查、胎盘功能、脑血流图检查。

四、治疗要点

（一）妊娠期高血压

孕妇可住院，也可在家治疗。增加产前检查次数，密切监测母儿情况，注意孕妇有无头痛、眼花、上腹部不适等主诉。保证充足的睡眠，取左侧卧位。对于精神紧张、焦虑者给予镇静药，应保证充足的蛋白质、热量，除全身水肿者，不必限制盐的摄入。间断吸氧，提高血氧含量，改善全身主要脏器和胎盘的血氧供应。

（二）子痫前期

应住院治疗，防止子痫及并发症发生。治疗原则为休息、解痉、镇静、降血压、合理扩容、必要时利尿，密切监测母胎状态、适时终止妊娠。

1. 镇静

适当镇静可消除患者的焦虑和精神紧张，达到降低血压、缓解症状及预防子痫发作的作用。主要用药有地西泮、氯丙嗪等。

2. 解痉

首选药物为硫酸镁，镁离子能抑制运动神经末梢释放乙酰胆碱，阻断神经和肌肉间的信息传导，使骨骼肌松弛；此外，镁离子可降低机体对血管紧张素 Ⅱ 的反应，缓解血管痉挛状态、减少血管内皮细胞损伤；镁离子可提高孕妇和胎儿血红蛋白的亲和力，改善氧代谢。

3. 降血压

适用于血压≥ 160/110mmHg，或舒张压≥ 110mmHg 或平均动脉压≥ 140mmHg者；原发性高血压、妊娠前高血压已用降血压药者，须应用降血压药物。选用药物的原则为对胎儿无不良反应，不影响心排血量、肾血流量及子宫胎盘灌注量。常用药物有肼屈嗪、拉贝洛尔、硝苯地平等。

4. 扩容

一般不主张应用扩容剂，仅用于严重的低蛋白血症、贫血，可选用人血清蛋白、血浆、全血等。

5. 利尿

一般不主张应用，仅用于全身性水肿、急性心力衰竭、肺水肿、血容量过多且伴有潜在性肺水肿者。常用利尿剂有呋塞米、甘露醇等。

6. 适时终止妊娠

终止妊娠是治疗妊娠期高血压疾病的有效措施。终止妊娠的指征：①经积极治疗 24~48 小时仍无明显好转者。②孕周已超过 34 周。③孕龄不足 34 周，胎盘功能减退，胎儿已成熟者。④孕龄不足 34 周，胎盘功能减退，胎儿尚未成熟者，可用地塞米松促胎肺成熟后终止妊娠。⑤子痫控制后 2 小时可考虑终止妊娠。

（三）子痫的处理

子痫是妊娠期高血压疾病所致母儿死亡的最主要原因，应争取时间积极处理。处理原则为控制抽搐，纠正缺氧和酸中毒，控制血压，抽搐控制后终止妊娠。

五、护理措施

（一）妊娠期高血压的护理

1. 休息

妊娠期高血压的孕妇可在家休息，无须住院，但需创造安静的环境。嘱孕妇每天睡眠不少于 10 个小时，睡觉时以左侧卧位为宜。

2. 镇静

对于精神紧张、焦虑或睡眠欠佳者，遵医嘱给予少量镇静剂。

3. 饮食指导

指导孕妇高蛋白质、富含维生素、低盐饮食，并多吃含铁、钙、锌等微量元素的食品。对有妊娠期高血压疾病高危因素者，补钙可预防妊娠期高血压疾病的发生、发展。

4. 加强产前检查

适当增加产前检查的次数，加强母儿的监测，嘱患者每日数胎动、测体重及血压，密切观察病情变化。间断吸氧，以增加血氧含量。

（二）子痫前期的护理

1. 一般护理

（1）子痫前期患者应住院治疗，卧床休息，左侧卧位。将患者安排在避光、安静的单间，各种治疗护理集中进行，避免刺激。床边备好舌钳、开口器、急救车等急救物品。

（2）严密监测生命体征，遵医嘱按时测血压、脉搏，观察孕妇有无头痛、头晕、视物模糊等自觉症状。

（3）观察孕妇有无腹痛、阴道出血等症状，听胎心、胎动 3 次 / 天，严密观察宫缩情况，有无胎盘早剥的先兆。

（4）观察有无头痛、恶心、呕吐、视物模糊、意识障碍等脑水肿表现。

（5）记录 24 小时尿量，查 24 小时尿蛋白、出凝血时间、肝肾功能等。

2. 治疗配合

（1）解痉：解痉药物首选硫酸镁。用药方法：硫酸镁可采用肌内注射或静脉给药。肌内注射常于用药 2 小时后，血药浓度达高峰，且下降缓慢，作用时间长，但局部刺激性较强，常不为患者接受。目前，临床常用静脉滴注的方式给药，首剂量为 25% 硫酸镁 20ml 加于 0.9% 氯化钠溶液 100ml 中，快速静脉滴注，然后将 25% 硫酸镁 60ml 加于 500ml 林格液（或乳酸钠山梨醇）中静脉滴注，滴速以硫酸镁 1~2g/h 为宜，最快不超过 2g/h，每日维持用量为 15~20g。用药过程中需监测血清镁离子浓度。因硫酸镁过量会引起呼吸及心肌收缩功能受到抑制，危及生命。正常孕妇血清中镁离子浓度为 0.75~1mmol/L，治疗浓度为 1.7~3mmol/L，超过 3mmol/L 将出现中毒现象。中毒现象首先表现为膝反射消失，随着血镁浓度的增加可出现全身肌张力减退及呼吸抑制，严重时出现呼吸、心搏停止。

硫酸镁使用注意事项：用药期间，应定时检查。要求：①膝反射必须存在。②呼吸不少于 16 次 / 分。③ 24 小时尿量不少于 600ml 或每小时不少于 25ml。由于钙离子可与镁离子争夺神经细胞上的同一受体，阻止镁离子的继续结合，故使用硫酸镁治疗时应准备钙剂。当发现硫酸镁中毒时，立即用 10% 葡萄糖酸钙 10ml 静脉注射（宜在 3 分钟以上推完），必要时可每小时重复 1 次，直至呼吸、排尿和神经抑制恢复正常，但 24 小时内不超过 8 次。

（2）镇静：镇静药物有解痉降压及抑制子痫抽搐的作用。多选用冬眠合剂 1 号（含氯丙嗪 50mg，异丙嗪 50mg，哌替啶 100mg）加于 10% 葡萄糖 500ml 中静脉滴注。使用时应严密观察血压变化，从每分钟 4 滴开始，根据血压情况遵医嘱调整滴数，防止血压骤降。

（3）降血压：降血压的目的是为了延长孕周或改变围生期结局。适用于血压 ≥ 160/110mmHg，或舒张压 ≥ 110mmHg，或平均动脉压 ≥ 140mmHg。常用药物有肼屈嗪、硝苯地平、甲基多巴、硝普钠等。应用时须严密监测血压，防止血压大幅升降。

（4）利尿：一般不主张使用，当患者出现全身水肿、急性心力衰竭、肺水肿等情况时，可考虑。常用利尿剂有呋塞米、甘露醇等。

（5）扩容治疗：仅用于严重的低蛋白血症、贫血。可选用人血清蛋白、血浆、全血等。扩容治疗时，应严密观察脉搏、呼吸、血压及尿量，防止肺水肿及心力衰竭的发生。

（6）终止妊娠：是治疗妊娠期高血压疾病的最有效措施。①终止妊娠的指征是：子痫前期患者积极治疗 24~48 小时无明显好转者；子痫前期患者孕龄超过 34 周；子痫前期患者，孕龄不足 34 周，胎盘功能减退，胎儿已成熟者或胎儿不成熟，可先用地塞米松促胎肺成熟后终止妊娠；子痫控制后 2 小时的患者。②终止妊娠的方法：引产适用于病情控制后，宫颈条件成熟者。先行人工破膜，羊水清亮者可给予缩宫素静脉滴注引产。第一产程需密切观察产程进展，为产妇提供安静的环境和充分的休息。第二产程应以会阴侧切术、胎头吸引术或产钳助产术等缩短产程。第三产程应预防产后出血。产程中应加强母儿安危状况及血压监测，一旦出现头痛、视物模糊、恶心、呕吐等病情加重症状，立即以剖宫产结束分娩。剖宫产适用于有产科指征，但宫颈条件不成熟，不能在短时间内经阴道分娩者；胎盘功能明显减退，胎儿宫内窘迫者。

（三）子痫的护理

1. 病情监测

严密观察并记录抽搐频率、次数，昏迷时间，持续时间。

2. 环境

子痫患者应安排单人病房，加用床挡，暗室布置，避免声光刺激。保持室内空气流通，必要时予以吸氧。各项治疗及护理操作集中进行，动作要轻柔，防止诱发抽搐。

3. 床头备好抢救物品

开口器、舌钳、压舌板、电动吸痰器及急救车等。

4. 专人护理

严密监测血压、脉搏和呼吸并记录，并记录 24 小时出入量。

5. 保持呼吸道通畅

患者昏迷或未清醒时，将头偏向一侧，防止呕吐物误吸。

6. 纠正缺氧和酸中毒

可使用面罩或气囊吸氧。

7. 给予镇静剂

抽搐发作时，首选硫酸镁静脉注射或静脉滴注，必要时加用其他镇静剂。

（四）心理护理

指导孕妇妊娠期保持心情愉快，注意休息。耐心回答患者提出的疑问，向患者解释治疗的方法和重要性，增强其信心，使其积极配合治疗。

六、健康指导

（1）孕妇及家属应了解妊娠期高血压疾病的知识及对母儿的危害，自觉于妊娠早期接受产前检查，坚持定期检查。

（2）未分娩的患者病情缓解出院后，仍要注意休息和营养，应按时服药，增加产前检查次数，注意血压、蛋白尿的变化，防止病情进一步发展。

（3）妊娠期高血压患者产后出院，每周应复测血压，直至血压稳定于正常范围，防止发展为慢性高血压。

（4）做好计划生育的指导，告知采取有效的避孕措施，防止短时间内再次怀孕而加重病情。

第五章　异常分娩护理

第一节　产力异常护理

产力是分娩的动力，包括子宫收缩力、腹肌和膈肌收缩力，以及肛提肌收缩力，其中以子宫收缩力为主。在分娩过程中，子宫收缩的节律性、对称性及极性不正常或强度、频率有改变，称为子宫收缩力异常，简称产力异常。临床上子宫收缩力异常分为子宫收缩乏力（简称宫缩乏力）和子宫收缩过强（简称宫缩过强）两类，每类又分为协调性子宫收缩和不协调性子宫收缩。

一、子宫收缩乏力

（一）病因

1. 头盆不称或胎位异常

头盆不称或胎儿先露部异常如枕后位、面先露、额先露、臀位或横位等造成先露部下降受阻，不能紧贴子宫下段或宫颈内口，因而不能引起反射性子宫收缩，是导致继发性子宫收缩乏力的最常见原因。

2. 精神因素

多见于35岁以上的高龄初产妇，恐惧及精神过度紧张，以致中枢神经系统功能紊乱而影响正常的子宫收缩。

3. 子宫因素

多胎妊娠、巨大胎儿、羊水过多等使子宫壁过度膨胀、子宫肌纤维过度伸展，经产妇或曾有急、慢性子宫感染使子宫肌纤维变性，子宫发育不良，子宫畸形（如双角子宫等），子宫肌瘤等均可引起宫缩乏力。

4. 体质和内分泌因素

身体过于肥胖或健康状态差，如营养不良、贫血和其他慢性疾病致体质衰弱；或临产后，产妇体内雌激素、催产素及前列腺素等分泌不足，雌、孕激素比例失调，均可影响子宫肌纤维的收缩能力。

5. 药物影响

临产后不恰当地使用大剂量镇静剂或镇痛剂，如吗啡、氯丙嗪、硫酸镁、苯巴比妥、哌替啶等，可使子宫收缩受到抑制。

6. 其他

临产后产妇过度疲劳、尿潴留、前置胎盘等，均可使宫缩乏力。

（二）临床表现

子宫收缩乏力分为协调性和不协调性两类。类型不同，临床表现也不同。

1. 协调性宫缩乏力（低张性宫缩乏力）

其特点是子宫收缩虽有节律性、对称性和极性，但收缩力弱，持续时间短而间歇时间长，宫腔压力低（< 15mmHg），宫缩小于 2 次 /10 分。当宫缩高峰时，子宫体隆起不明显，用手指压子宫底部肌壁仍可出现凹陷。这种宫缩乏力多属于继发性宫缩乏力，临产早期宫缩正常，多在宫颈活动时宫缩减弱。此种宫缩乏力对胎儿影响不大。

2. 不协调性宫缩乏力（高张性宫缩乏力）

多见于初产妇，其特点是子宫收缩的极性倒置，宫缩的兴奋点不是起自两侧宫角部，而是来自子宫下段的一处或多处，子宫收缩波由下而上扩散，节律不协调；宫腔内压力达 20mmHg，宫缩时宫底部不强，而是子宫下段强，宫缩间歇期子宫壁也不完全松弛，致使宫口不能如期扩张，不能使胎先露部如期下降，属无效宫缩。产妇自觉下腹部持续疼痛、拒按、烦躁不安，严重者出现脱水、电解质紊乱、肠胀气、尿潴留。胎儿 - 胎盘循环障碍，出现胎儿宫内窘迫，潜伏期延长。

3. 产程曲线异常

产程图是产程监护和识别难产的重要手段，产程进展的标志是宫口扩张和胎先露部下降。子宫收缩乏力时，表现在产程图上的异常主要有 8 种类型（图 5-1）。

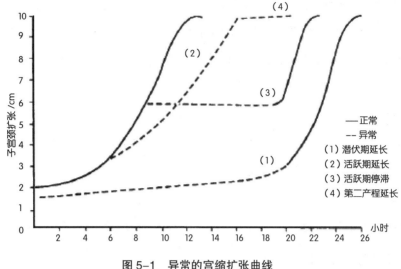

图 5-1　异常的宫缩扩张曲线

（1）潜伏期延长：从临产规律宫缩开始至宫口扩张 3cm，超过 16 小时。

（2）活跃期延长：从宫口开大 3cm 至宫口开全超过 8 小时。

（3）活跃期停滞：活跃期宫口扩张停止 2 小时以上。

（4）第二产程延长：第二产程初产妇超过 2 小时、经产妇超过 1 小时，胎儿尚未娩出。

（5）第二产程停滞：第二产程达 1 小时，胎头下降无进展。

（6）胎头下降延缓：活跃期晚期及第二产程，初产妇胎头下降速度＜ 1.0cm/h，经产妇胎头下降速度＜ 2.0cm/h，为胎头下降延缓。

（7）胎头下降停滞：活跃期晚期胎头不下降，停在原处达 1 小时以上。

（8）滞产：总产程超过 24 小时。

以上 8 种异常产程，可以单独或合并存在。

（三）对母儿的影响

1. 对产妇的影响

由于子宫收缩乏力，产程延长，产妇休息不好，进食少，精神与体力消耗大，可出现疲乏无力、肠胀气、排尿困难等，严重时可引起脱水、酸中毒、低钾血症、影响子宫收缩。由于第二产程延长，膀胱被压迫于胎先露部（特别是胎头）与耻骨联合之间，可导致组织缺血、水肿、坏死，形成膀胱阴道瘘、胎膜早破，多次肛诊或阴道检查增加了感染机会。产后宫缩乏力影响胎盘剥离、娩出和子宫壁的血窦关闭，容易引起产后出血。手术产率高，产褥期并发症亦增多。

2. 对胎儿的影响

协调性宫缩乏力容易造成胎头在盆腔内旋转异常，使产程延长，手术产率高，胎儿产伤增多；不协调性宫缩乏力不能使子宫壁完全放松，对胎盘 - 胎儿循环影响大，胎儿在子宫内缺氧，容易发生胎儿窘迫。胎膜早破易造成脐带受压或脱垂，发生胎儿宫内窘迫甚至胎死宫内。

（四）处理原则

1. 协调性子宫收缩乏力

无论是原发性还是继发性，一旦出现，首先应寻找原因，检查有无头盆不称与胎位异常，阴道检查了解宫颈扩张和胎先露下降情况。如发现有头盆不称，估计不能经阴道分娩者，应及时行剖宫产术。如判断无头盆不称和胎位异常，则首先要改善产妇全身状况，消除紧张恐惧心理，使其能够得到适当的休息与睡眠，补充营养与水分，满足基本需要。然后根据产程进展情况实施加强宫缩的措施，促使产妇尽快地安全度过分娩。

2. 不协调性子宫收缩乏力

原则上调节子宫收缩，恢复子宫收缩的生理极性和对称性，给予适量的强镇静剂如哌替啶、吗啡、地西泮等，使产妇充分休息后恢复为协调性子宫收缩。如经上述处理，不协调性宫缩未能纠正，或伴有胎儿窘迫，或伴有头盆不称，均应行剖宫产。若不协调性子宫收缩已被控制，而子宫收缩力仍弱，可按协调性子宫收缩乏力处理，但在子宫收缩恢复协调性之前，严禁使用缩宫素。

（五）护理措施

1. 协调性子宫收缩乏力的护理

明显头盆不称不能从阴道分娩者，应积极做剖宫产的术前准备。估计可经阴道分娩者做好以下护理。

（1）第一产程的护理：①保证休息：关心和安慰产妇，消除紧张情绪，对产程时间长、过度疲劳或烦躁不安的产妇按医嘱给予镇静剂，如地西泮（安定）10mg 缓慢静脉注射或哌替啶 100mg 肌内注射。②鼓励进食：注意营养与水分的补充。鼓励产妇多进食易消化、高热量的饮食，不能进食或入量不足者静脉补充营养。伴有酸中毒时可依据二氧化碳结合力补充适量的 5% 碳酸氢钠，同时注意纠正电解质紊乱。③注意膀胱和直肠的排空：初产妇宫口开大不足 3cm，胎膜未破者，可给予温肥皂水灌肠，以促进肠蠕动，排出粪便和积气，刺激子宫收缩。自然排尿有困难者可先行诱导法，无效时应予以导尿。

加强子宫收缩：如经上述处理子宫收缩仍乏力，且能排除头盆不称、胎位异常和骨盆狭窄，无胎儿窘迫，产妇无剖宫产史，则按医嘱可选择以下方法加强子宫收缩：①针刺穴位：通常针刺合谷、三阴交、太冲、关元等穴位，有增强宫缩的效果。②人工破膜：宫口扩张大于 3cm，无头盆不称，胎头已衔接者，可行人工破膜。破膜后先露下降紧贴着子宫下段和宫颈内口，反射性加强子宫收缩，促进产程进展。但破膜前必须先做阴道检查，特别对胎头尚未完全衔接者应除外脐带先露，以免破膜时发生脐带脱垂。破膜时间应选择在两次宫缩之间，以防羊水流出过速而将脐带冲出引起脐带脱垂。同时在破膜后要保持会阴部清洁卫生，使用消毒会阴垫；③缩宫素静脉滴注：在处理协调性子宫收缩乏力时，恰当地使用缩宫素十分重要。使用前应除外头盆不称、胎位异常、前置胎盘、胎儿窘迫及有子宫或子宫颈手术史者。先用 5% 葡萄糖 500ml 静脉滴注，调节为 8~10 滴 / 分，然后加入缩宫素 2.5~5U，摇匀，每隔 15 分钟观察 1 次子宫收缩、胎心、血压和脉搏，并予记录。如子宫收缩不强，可逐渐加快滴速，一般不宜超过 40 滴 / 分，以子宫收缩达到持续 40~60 秒，间隔 2~4 分钟为好。在使用缩宫素静脉滴注时，必须专人监护，随时调节剂量、浓度和滴速，避免因子宫收缩过强（持续时间超过 1 分钟，间隔少于 2 分钟）而发生胎儿窘迫或子宫破裂等严重并发症。

剖宫产术的准备：如经上述处理产程仍无进展，或出现胎儿宫内窘迫，产妇体力衰竭等，应立即准备行剖宫产术。

（2）第二产程的护理：经第一产程中各种方法处理后，一般宫缩转为正常，进入到第二产程。此时应做好阴道助产和抢救新生儿的准备，密切观察胎心、宫缩和胎先露下降情况。若第二产程出现子宫收缩乏力，在无头盆不称的前提下，也应加强子宫收缩，给予缩宫素静脉滴注，促进产程进展。

（3）第三产程的护理：第三产程期间，与医生继续合作，预防产后出血及感染。于胎儿前肩娩出时，用缩宫素 10U 肌内注射或静脉滴注；胎儿、胎盘娩出后加大缩宫素剂量，防止产后出血。同时，密切观察子宫收缩、阴道出血及产妇的各项生命体征情况。凡破膜 12 小时、总产程超过 24 小时、肛查或阴道助产操作多者，应给予抗生素预防感染，并注意产后保暖及及时饮用一些高热量饮品，使产妇得到休息与恢复。

2. 不协调性子宫收缩乏力的护理

调节子宫收缩，遵医嘱给予适当的镇静药物，如哌替啶100mg或吗啡10~15mg，让产妇得到充分休息。同时护理人员要关心患者，耐心细致地向产妇解释疼痛的原因，指导产妇宫缩时的深呼吸及放松技巧，缓减疼痛。经过充分休息后，产妇多能恢复为协调性宫缩。如宫缩仍不协调或伴有胎儿宫内窘迫、头盆不称等，应及时通知医生并配合处理。

3. 提供心理支持，减少焦虑与恐惧

鼓励陪伴分娩，重视评估产妇的心理状况，及时给予解释和支持，防止精神紧张。护理人员应保持亲切、关怀、平静和理解的态度，可用语言性和非语言性沟通技巧以示关心。提供有关异常分娩的信息和对母儿的影响，并及时将产程进展和护理计划告知产妇及家属，使产妇对分娩有信心，并鼓励家属为产妇提供心理支持。

二、子宫收缩过强

（一）病因

目前，其病因尚不十分清楚，可能与下列因素有关。

1. 急产

多见于经产妇，其主要原因为软产道阻力小。

2. 临产后缩宫素应用不当

个体对缩宫素过于敏感、缩宫素使用不当或剂量过大，均可导致强直性子宫收缩。

3. 胎盘早剥

血液浸润子宫肌层而使子宫强直收缩。

4. 精神紧张、过度疲劳或粗暴的多次宫腔内操作等

引起子宫壁肌层呈痉挛性不协调性宫缩过强。

（二）临床表现

1. 协调性子宫收缩过强

子宫收缩保持正常的节律性、对称性和极性，仅表现为子宫收缩力过强（宫腔内压力＞50mmHg）、过频（10分钟内有5次或5次以上的宫缩且持续时间

达60秒或更长）。当子宫收缩过强，产道阻力又不大，可使胎儿娩出过速，若总产程不超过3小时即为急产，多见于经产妇。产妇往往有痛苦面容，大声喊叫。当胎儿过大、胎位异常或骨盆狭窄致分娩受阻时，过强的子宫收缩使子宫体部肌肉不断收缩变厚，子宫下段过度拉长而变薄，子宫上、下段交界处明显上移并形成明显的环状凹陷征象，称为病理缩复环。此为子宫破裂征象，应及时处理，否则将发生子宫破裂，危及母儿生命。

2. 不协调性子宫收缩过强

（1）强直性子宫收缩：子宫颈内口以上的子宫肌肉普遍处于强烈的痉挛性收缩状态，称为强直性子宫收缩。多因不恰当使用缩宫素、明显的头盆不称等因素引起。临床表现子宫收缩极为强烈，宫缩间歇短或无间歇，产妇烦躁不安、持续腹痛、拒按。触诊胎方位不清，听诊胎心音不清，甚至出现病理缩复环、血尿等先兆子宫破裂前兆。

（2）子宫痉挛性狭窄环：在上述原因作用下，子宫局部肌肉呈痉挛性不协调性收缩时所形成的环状狭窄，称为子宫痉挛性狭窄环。狭窄环多发生在子宫上下段交界处、宫颈外口或围绕胎体某一狭窄处（如胎颈、胎腰处）。产妇表现为持续性腹痛、烦躁、宫颈扩张缓慢等。与病理缩复环不同的是此环不随宫缩上升。

（三）对母儿的影响

1. 对产妇的影响

宫缩过强、过频，产程过快，可致初产妇宫颈、阴道及会阴撕裂；胎先露部下降受阻可发生子宫破裂；接产时来不及消毒可致产褥感染；胎儿娩出后子宫肌纤维缩复不良易发生胎盘滞留或产后出血。

2. 对胎儿及新生儿的影响

宫缩过强、过频影响子宫和胎盘的血液循环，胎儿在宫内缺氧，易发生胎儿窘迫、新生儿窒息或死亡。胎儿娩出过快，使胎头在产道内受到的压力突然解除，可致新生儿颅内出血。无准备的分娩，来不及消毒的接生，使新生儿易发生感染、坠地而导致骨折、外伤等。

（四）处理原则

有急产史的孕妇，在预产期前1~2周不宜外出远走，以免发生意外，有条件者应提前住院。临产后不宜灌肠。提前做好接生及抢救新生儿窒息的准备。胎儿娩出时，嘱产妇勿向下屏气，并积极预防母儿并发症。

（五）护理措施

1. 一般护理

鼓励产妇进食，卧床休息，最好采用左侧卧位，并做好接生及抢救新生儿的准备工作。待产妇要求解大小便时，先判断宫口大小及胎先露的下降情况，以防分娩在厕所内造成意外伤害。

2. 心理护理

向产妇和家属耐心解释疼痛的原因及有关病情，说明用药或手术的必要性及其治疗效果，消除产妇紧张情绪。

3. 密切观察产程进展

监测宫缩、胎心及产妇的生命体征变化，发现异常及时通知医生，迅速、准确地执行医嘱。宫缩过强时按医嘱给予宫缩抑制剂，如25%硫酸镁20ml加入25%葡萄糖20ml缓慢静脉注射，不少于5分钟。因硫酸镁有降血压、抑制呼吸和心搏的作用，应密切观察产妇血压、呼吸、心率及胎心变化。

4. 分娩期及新生儿的护理

分娩时尽可能行会阴侧切术，防止会阴撕裂；胎儿娩出后，应及时检查宫颈、阴道及会阴有无撕裂。遵医嘱给予新生儿肌内注射维生素K1，预防颅内出血。

5. 产后护理

观察子宫收缩、宫体复旧及阴道出血及产妇生命体征变化情况，指导产妇注意产褥期卫生，做好健康教育及出院指导。若新生儿有异常，应及时处理，同时做好产妇及家属的情绪疏理。

第二节　产道异常护理

产道包括骨产道（骨盆腔）及软产道（子宫下段、宫颈、阴道、外阴），是胎儿经阴道娩出的通道。产道异常可使胎儿娩出受阻，临床上以骨产道异常多见。

一、对母儿的影响

（一）对产妇的影响

1. 骨盆入口狭窄

可影响胎儿入盆，发生胎位异常；临产后胎先露下降受阻，可造成继发性子宫收缩乏力，产程延长或停滞；如果子宫收缩过强，可出现病理缩复环，甚至子宫破裂而危及生命。

2. 中骨盆狭窄

可影响胎头内旋转及俯屈，表现为持续性枕后位、枕横位引起的难产；软产道长期受压出现水肿、坏死而致生殖道瘘；由于易发生胎膜早破，产程延长、阴道检查及手术机会增多，感染发生率高；常易引起继发性子宫收缩乏力而致产后出血。

3. 软产道异常

如会阴坚韧、外阴瘢痕。由于组织坚韧、缺乏弹性、会阴伸展性差使阴道口狭窄，而致胎头娩出时造成会阴严重裂伤。外阴水肿分娩时，可造成组织损伤、感染和愈合不良等情况。产道横隔、阴道纵隔可阻碍胎先露下降，剖宫产率增加。

（二）对胎儿、新生儿的影响

（1）产道异常易发生胎位异常，胎先露不能紧贴宫颈，羊膜囊受力不均易发生胎膜早破或脐带脱垂。脐带脱垂可导致胎儿窘迫、胎死宫内、新生儿窒息、新生儿死亡等。

（2）因产程延长，胎头受压，缺血、缺氧，容易发生颅内缺血。

（3）产道狭窄使手术助产机会增多，易发生新生儿产伤和感染，围生儿病死率增加。

二、病情评估

（一）临床表现

1. 骨产道异常

常见的骨产道异常有扁平骨盆、漏斗骨盆、均小骨盆、畸形骨盆。

（1）骨盆入口平面狭窄：骨盆入口平面呈横扁圆形，骶耻外径小于 18cm，前后径小于 10cm，对角径小于 11.5cm。临床表现为胎位异常，于妊娠末期或临产后胎头仍未入盆；胎膜早破；继发性子宫收缩乏力，产程延长或停滞；跨耻征阳性。强行经阴道分娩可导致先兆子宫破裂或子宫破裂危及产妇生命。

（2）中骨盆及骨盆出口平面狭窄：分为三级，Ⅰ级为临界性狭窄，坐骨棘间径 10cm，坐骨结节间径 7.5cm；Ⅱ级为相对性狭窄，坐骨棘间径 8.5~9.5cm，坐骨结节间径 6.0~7.0cm；Ⅲ级为绝对性狭窄，坐骨棘间径 ≤ 8.0cm，坐骨结节间径 ≤ 5.5cm；常见于漏斗骨盆和横径狭窄骨盆。临产后先露入盆不困难，但胎头下降至中骨盆和出口平面时，形成持续性枕横位或枕后位造成难产；产程进入到活跃期晚期及第二产程后进展缓慢，甚至停滞。阴道长期受压水肿、缺血、坏死而致产后生殖道瘘。

（3）均小骨盆：骨盆外形属女性骨盆，但骨盆入口、中骨盆及骨盆出口每个平面的径线均小于正常值 2cm 或更多，称均小骨盆。多见于身材矮小、体形匀称的妇女。胎儿小、产力好、胎位正常者，可借助胎头极度俯屈和变形经阴道分娩。中等大小以上的胎儿经阴道分娩则有困难。

（4）畸形骨盆：骨盆失去正常形态称畸形骨盆。如现已罕见的骨软化症，其骨盆入口平面呈凹三角形及骨关节病所致的偏斜骨盆。

2. 软产道异常

软产道是由子宫下段、宫颈、阴道及骨盆底软组织构成的弯曲管道，软产道所致的难产少见。在妊娠早期行双合诊检查，可发现软产道异常。临床常见有阴道横隔、阴道纵隔、会阴坚韧、外阴瘢痕等。

（二）辅助检查

1. 测子宫底高度和腹围

估计胎儿大小。

2. 骨盆测量

包括骨盆外测量和内测量。

3. B超检查

观察胎先露与骨盆的关系，测量胎头双顶径、胸径、腹径、股骨长度，预测胎儿体重，判断能否顺利通过产道。

三、治疗原则

明确产道异常的类别和限度，了解胎位、胎儿大小、胎心、宫缩强弱、宫颈扩张限度、破膜与否，结合年龄、产次、既往分娩史综合判断，选择合适的分娩方式。

四、护理措施

（一）一般护理

在分娩过程中，应专人守护。按医嘱给产妇补充水、电解质、维生素C，保证产妇的营养及水分的摄入，必要时补液。注意产妇休息，保证良好的体力。尽量减少肛查次数，禁止灌肠。试产过程中一般不用镇静、镇痛药。

（二）试产过程的护理

1. 密切观察产程进展及胎儿情况

监测胎心音，破膜后立即听胎心音，并注意观察羊水性状，若胎头未衔接，破膜后应抬高床尾；必要时行阴道检查，了解产程进展，有无脐带脱垂，注意观察胎先露部下降及宫口扩张情况。试产人工破膜后2小时，胎头仍未入盆，并出现胎儿窘迫者，应停止试产，及时行剖宫产术。

2. 注意子宫破裂的先兆

用手放在孕妇腹部或用胎儿电子监护仪监测宫缩及胎心率的变化，如有异常应立即停止试产，及时处理预防子宫破裂。

（三）中骨盆平面狭窄

胎头俯屈及内旋转受阻，易发生持续性枕横位或枕后位。若宫口已开全，胎头双顶径已达坐骨棘水平或更低，按医嘱做好胎头吸引、产钳等阴道助产的准备；若胎头未达坐骨棘水平，或出现胎儿窘迫现象，则应做好剖宫产术的术前准备。

（四）骨盆出口狭窄

出口平面狭窄者不应进行试产。若出口横径与出口后矢状径之和大于15cm，大多数可以经阴道分娩；两径之和为 13~15cm 的，多需行阴道助产；两径之和小于 13cm，按医嘱做剖宫产的术前准备，包括交叉配血、备皮、术前用药、听胎心及注意宫缩等。

（五）预防产后出血和感染

胎儿娩出后，按医嘱及时注射宫缩剂和抗生素。保持会阴部清洁卫生，对有会阴侧切开或留置导尿管的产妇，应每日冲（擦）洗会阴 2 次，使用消毒会阴垫。出现血尿时，应及时留置导尿管并开放 8~12 天，保持导尿管通畅，防止发生生殖道瘘；定期更换一次性引流袋，防止感染。

（六）新生儿护理

分娩前做好抢救新生儿窒息的准备。胎头在产道压迫时间过长或经手术助产的新生儿，应按产伤处理，护理动作宜轻柔，尽可能减少被动活动，遵医嘱使用预防颅内出血的药物，并严密观察颅内出血或其他损伤的症状。

（七）心理护理

及时与产妇及其亲属沟通，认真解答产妇及其亲属提出的疑问，讲解产道异常对母儿的影响及阴道分娩的可能性和优点。主动告知目前产程的进展情况，使产妇及其亲属解除对未知的焦虑和恐惧，以取得良好的合作，安全度过分娩。

五、健康指导

指导产妇定期进行产前检查，及早发现异常骨盆。对预产期前两周仍先露高浮的初产妇，告知其一旦发生胎膜早破，应立即平卧，抬高臀部，急诊入院。

第三节 胎位及胎儿发育异常护理

胎儿在子宫内的位置叫胎位。正常的胎位应为胎体纵轴与母体纵轴平行，胎头在骨盆入口处，并俯屈，颏部贴近胸壁，脊柱略前弯，四肢屈曲交叉于胸腹前，整个胎体呈椭圆形，称枕前位。除此以外，其余的胎位均为异常胎位，是造成难产的原因之一。持续性枕后位或枕横位常见。胎产式异常中臀先露占3%~4%。胎儿发育异常包括胎儿畸形、巨大儿、脑积水、无脑儿、连体双胎，是造成滞产的因素之一。

一、病因及发病机制

（一）胎位异常

原因不甚明确，可能与以下因素有关。

1. 胎头入盆受阻

如头盆不称及前置胎盘等。

2. 胎儿活动范围增大

如羊水过多、经产妇腹壁松弛、双胎及早产儿等。

3. 其他

子宫畸形。

（二）胎儿发育异常

可与以下因素有关：①遗传；②妊娠并发症；③吸烟、酗酒及吸毒；④胎儿宫内感染；⑤胎盘因素；⑥营养。

二、对母儿的影响

1. 对母体的影响

（1）胎位及胎儿发育异常均可致继发性宫缩乏力及产程延长，常需要手术助产，从而使产后出血，软产道损伤，产褥感染的发生率增加。

（2）胎头位置异常时，因胎头长时间压迫软产道易造成局部组织缺血、坏死、形成生殖道瘘；亦可致产程延长，产妇易出现全身衰竭。

（3）臀位行阴道助产分娩时，强行牵拉易造成宫颈撕裂，严重者甚至可发生子宫破裂。

2. 对胎儿、新生儿的影响

（1）由于胎位及胎儿发育异常可导致胎膜早破，脐带先露、脐带脱垂，从而引起胎儿窘迫、胎儿死亡，新生儿窒息、外伤，甚至新生儿死亡。

（2）臀位易发生脐带脱垂，分娩时由于后出胎头困难，可发生新生儿窒息、臂丛神经损伤、胸锁乳突肌损伤及颅内出血。胎膜早破使早产儿及低体重儿增加。臀先露导致围生儿的发病率与病死率显著增高。

三、病情评估

（一）临床表现

1. 胎位异常的临床表现

（1）持续性枕后位：在分娩过程中，胎头枕部持续位于母体骨盆后方或侧方，致使分娩发生困难者，称为持续性枕后位。常表现产程延长、产妇自觉肛门坠胀及排便感，子宫颈口尚未开全时，过早用力屏气使用腹压，宫颈前唇水肿、胎头水肿影响产程进展，导致活跃期晚期及第二产程延长。

（2）臀先露：是最常见的异常胎位，经产妇多见。臀先露以骶骨为指示点，在骨盆的前、侧、后构成 6 种胎位，即骶左前、骶左横、骶左后、骶右前、骶右横、骶右后。根据胎儿两下肢所取得姿势，又可分为单臀先露或腿直臀先露、完全臀先露或混合臀先露以及不完全臀先露。因胎头比胎臀大，后出头困难，易发生胎膜早破、脐带脱垂、胎儿窘迫、新生儿产伤等并发症，围生儿病死率是枕先露的 3~8 倍。临床表现为孕妇常感觉肋下有圆而硬的胎头。由于胎臀不能紧贴子宫下段及宫颈内口，常导致宫缩乏力，宫口扩张缓慢，使产程延长。

（3）肩先露：胎儿横卧于宫腔，其纵轴与母体纵轴垂直，称横位。是对母儿最不利的胎位。临产后肩先露不能紧贴子宫下段及宫颈内口，缺乏直接刺激，容易发生宫缩乏力；胎肩对宫颈压力不均易发生胎膜早破。破膜后羊水迅速外流，胎儿上肢或脐带容易脱出，导致胎儿窘迫甚至死亡。若形成忽略性（嵌顿性）肩先露处理不及时，可致子宫破裂。

（4）面先露：胎头枕骨与背部接触，胎头呈极度仰伸的姿势通过产道，以面部为先露，面先露以颏部为指示点，有颏左前、颏左横、颏左后、颏右前、颏右横、颏右后6种胎位，多于临产后发现，经产妇多于初产妇。临床表现为颏前位时，胎儿颜面部不能紧贴子宫下段及宫颈引起宫颈乏力，产程延长。因颜面部骨质不易变形，容易发生会阴撕裂。颏后位可发生梗阻性难产，若处理不及时可致子宫破裂。

（5）胎头高直位：胎头呈不屈不仰姿势，以枕额径衔接于骨盆入口，其矢状缝与骨盆入口前后径相一致。临床表现为临产后胎头不能俯屈，进入到骨盆入口的胎头径线增大，胎头迟迟不能衔接，使胎头不下降或下降缓慢，宫口扩张缓慢致使产程延长，常见耻骨联合部位疼痛。高直后位即使宫口开全，由于胎头高浮也易发生滞产、先兆子宫破裂或子宫破裂。

（6）其他：①额先露：以前额为先露部位的指示点，常表现为产程延长；②复合先露：常是胎头或胎臀伴有肢体（上肢或下肢）同时进入到骨盆入口，以头和手的先露常见。表现为产程进展缓慢或延长。

2. 胎儿发育异常的临床表现

（1）脑积水：指胎头颅腔内、脑室内外有大量脑脊液（500~3000ml）潴留，使头颅体积增大，头周径大于50cm，颅缝明显增宽，囟门增大。临床表现为明显头盆不称、跨耻征阳性，如不及时处理可致子宫破裂。

（2）其他：联体儿，B超可确诊。胎儿颈、胸、腹等处发育异常或发生肿瘤，使局部体积增大致难产，常于第二产程出现胎先露下降受阻，阴道检查时被发现。

（二）辅助检查

1. 腹部检查

如在宫底触及胎臀，胎背偏向母体后方或侧方，前壁触及胎体，胎心在脐下偏外侧处听得最清楚时，提示为持续性枕后位。如在宫底触及圆而硬、按压时有浮球感的胎头，在耻骨联合上方触及软而宽、不规则的胎臀，胎心在脐上左（右）侧听得最清楚时为臀位。

2. 肛门检查或阴道检查

了解尾骨活动度、确定胎头高低、估计宫口扩张限度、扪清颅缝及囟门的位置等，以确定胎位。

3. B 超检查

手术前检查，可估计头盆是否相称，探测胎头的位置、大小及形态，做出胎位及胎儿发育异常的诊断。

4. 实验室检查

疑为脑积水合并脊椎裂者，妊娠期间可查孕妇血清或羊水中的甲胎蛋白水平。

四、治疗原则

1. 临产前

①胎位异常者：定期产前检查，妊娠 30 周以前顺其自然；妊娠 30 周以后胎位仍不正常者，则根据不同情况给予矫治；若矫治失败，提前 1 周住院待产以决定分娩方式。②胎儿发育异常：各种畸形儿一经确诊及时终止妊娠。

2. 临产后

根据产妇及胎儿具体情况综合分析，以对产妇和胎儿造成最少的损伤为原则，采用阴道助产或剖宫产术。

五、护理

（一）手术分娩的护理

有明显头盆不称，胎位异常或胎儿宫内窘迫的产妇，做好剖宫产术前准备。

（二）阴道分娩的护理

1. 休息

让产妇充分休息，避免过度劳累。情绪紧张者应用镇静药物。

2. 饮食

鼓励产妇进食水，必要时静脉补液，维持电解质平衡，以保持产妇良好的营养状况。

3. 防止宫颈水肿

指导产妇不要过早屏气用力。

4. 防止胎膜早破

孕妇在待产过程中应少活动，尽量少做肛查，禁灌肠，一旦胎膜早破立即取臀高卧位，抬高床尾并监测胎心，如胎心有改变，及时报告医师，并立即行肛查或阴道检查，及早发现脐带脱垂情况。

5. 新生儿护理

做好新生儿抢救的准备，为缩短第二产程可行阴道助产；新生儿出生后应仔细检查有无产伤。

6. 预防产后出血及感染

认真检查胎盘、胎膜完整性及母体产道损伤情况，有阴道裂伤者及时缝合。正确应用宫缩剂及抗生素，预防产后出血及感染。

（三）心理护理

针对产妇及家属的疑虑、焦虑与恐惧，护士应耐心解答，减轻产妇的焦虑，取得产妇及家属的配合，使其安全度过分娩期。对胎儿发育异常或新生儿死亡的产妇，耐心疏导，诚心安抚，使产妇情绪稳定，顺利度过哀伤期。

第六章　分娩期并发症护理

第一节　子宫破裂护理

子宫破裂是指在分娩期或妊娠晚期子宫体部或子宫下段发生破裂，若未能及时诊治可导致胎儿及产妇死亡，是产科最严重的并发症之一。国内报道子宫破裂的发生率为 0.14%~0.55%。此病多发生于经产妇，特别是多产妇。

一、病因

1. 瘢痕子宫

是较常见的原因。有子宫手术史，如子宫肌瘤剔除术、剖宫产史等。妊娠晚期或临产后，由于子宫腔内压力增大，可使肌纤维拉长，发生断裂，造成子宫破裂。尤其是术后瘢痕愈合不良者，更易发生。

2. 胎先露下降

受阻骨盆狭窄，头盆不称，软产道阻塞（如阴道横隔、宫颈瘢痕等），胎位异常（如忽略性肩先露），胎儿异常（脑积水、联体儿），均可发生胎先露部下降受阻，为克服阻力引起强烈宫缩，可导致子宫破裂。

3. 缩宫素使用不当

缩宫素使用指征及剂量掌握不当，或子宫对缩宫素过于敏感，均可引起子宫收缩过强，加之子宫瘢痕或胎先露部下降受阻，可发生子宫破裂。

4. 产科手术损伤

若宫口未开全行产钳术、胎头吸引术、臀牵引术或臀助产术，极可能造成宫颈撕裂，严重时甚至发生子宫下段破裂。内转胎位术操作不慎或植入胎盘强行剥离也可造成子宫破裂。有时行毁胎术或穿项术，器械损伤子宫也可导致子宫破裂。

5. 子宫肌壁原有病理改变

如子宫畸形、子宫发育不良，妊娠后因子宫肌层菲薄，偶有可能发生自发性破裂。过去有多次刮宫史、严重宫腔感染史、人工剥离胎盘史、子宫穿孔史，因子宫肌层受损而在妊娠晚期发生子宫破裂，但甚为少见。

二、分类

根据发生原因分为自发性破裂和损伤性破裂；根据发生部位分为子宫体部破裂和子宫下段破裂。根据破裂限度分为完全性破裂和不完全性破裂。根据破裂发生的时间分为妊娠期破裂和分娩期破裂。

三、临床表现

子宫破裂可发生在妊娠晚期和分娩期，多见于分娩过程中。通常子宫破裂是一个渐进的过程，多数可分为先兆子宫破裂和子宫破裂两个阶段。典型的临床表现为病理缩复环、子宫压痛及血尿。

（一）先兆子宫破裂

临产后，当胎先露部下降受阻时，强有力的子宫收缩使子宫下段逐渐变薄，而子宫上段更加增厚变短，在子宫体部和子宫下段之间形成明显的环状凹陷，称为病理缩复环。随着产程进展，此凹陷可逐渐上升达脐平甚或脐上。这一特点有别于子宫痉挛性狭窄环。先兆子宫破裂时子宫下段膨隆、压痛明显，可见病理缩复环。产妇表现为烦躁不安，呼吸、心率加快，下腹剧痛难忍；膀胱受压充血，出现排尿困难、血尿。若不尽快处理，子宫将在病理缩复环处或其下方发生破裂。由于宫缩过频、过强，胎儿供血受阻，胎心率改变或听不清。

（二）子宫破裂

1. 完全性子宫破裂

子宫肌壁全层破裂，宫腔与腹腔相通，称完全性子宫破裂。子宫破裂常发生于瞬间，产妇突感腹部撕裂样剧烈疼痛，子宫收缩骤然停止，腹痛可暂时缓解。随着血液、羊水进入到腹腔，腹痛又呈持续性加重。同时产妇可出现呼吸急迫、面色苍白、脉搏细数、血压下降等休克征象。体检：全腹有压痛和反跳痛，可在腹壁下清楚地扪及胎体，在胎儿侧方可扪及缩小的宫体，胎动和胎心消失。阴道检查：可能有鲜血流出，原来扩张的宫口较前缩小，胎先露部较前有所上升。若破口位置较低，可自阴道扪及子宫前壁裂口。子宫体部瘢痕破裂，多为完全破裂，其先兆子宫破裂征象不明显。由于瘢痕裂口逐渐扩大，疼痛等症状逐渐加重，但产妇不一定出现典型的撕裂样剧痛。

2. 不完全性子宫破裂

子宫肌层部分或全部断裂，浆膜层尚未穿破，宫腔与腹腔未相通，胎儿及其附属物仍在宫腔内，称为不完全性子宫破裂。多见于子宫下段剖宫产切口瘢痕裂开，这种瘢痕裂开多为不完全性。不完全破裂时腹痛等症状和体征不明显，仅在不完全破裂处有明显压痛；不完全破裂累及子宫动脉，可导致急性大出血。破裂发生在子宫侧壁阔韧带两叶间，可形成阔韧带内血肿，此时在宫体一侧扪及逐渐增大且有压痛的包块，胎心多不规则。

四、辅助检查

腹腔穿刺或后穹隆穿刺可确定腹腔出血情况，一般仅用于产后怀疑子宫破裂者。B超检查，可显示子宫破裂部位以及子宫与胎儿的关系，必要时行血、尿常规检查，以判断失血限度、感染情况及有无血尿等。腹腔穿刺或后穹隆穿刺可确定腹腔出血情况，一般仅用于产后怀疑子宫破裂者。

五、鉴别诊断

1. 重型胎盘早剥

多伴有妊娠期高血压疾病或外伤史，剧烈腹痛，阴道流血量与贫血限度不成正比，子宫有压痛，B超检查可见胎盘后血肿，胎儿在宫腔内。

2. 宫腔内感染

多见于胎膜早破、产程长、多次阴道检查，可出现腹痛和子宫压痛等症状及体征，易与子宫破裂相混淆。腹部检查：胎儿在宫腔内。宫腔内感染多出现体温升高，血白细胞及中性粒细胞数升高等。

六、治疗

1. 先兆子宫破裂

立即采取措施抑制子宫收缩，可给予吸入或静脉全身麻醉，肌内注射哌替啶100mg等缓解宫缩。并给予产妇吸氧，立即备血，同时尽快行剖宫产术，防止子宫破裂。

2. 子宫破裂

一旦确诊，无论胎儿是否存活，均应在积极抢救休克的同时，尽快手术治疗。根据产妇状态、子宫破裂的限度、破裂时间及感染的限度决定手术方式。若破裂边缘整齐，无明显感染征象，可做破裂口修补术。若破裂口大且边缘不整齐或感染明显者，多行子宫次全切除术。若破裂口累及宫颈，应做子宫全切除术。术中应仔细检查宫颈、阴道及膀胱、输尿管、直肠等邻近脏器，若有损伤应做相应修补手术。手术前后应给予大量广谱抗生素预防感染。

尽可能就地抢救子宫破裂伴休克。若必须转院时，应在大量输血、输液、抗休克条件下及腹部包扎后再行转运。

七、护理措施

（一）常规护理

1. 生活护理

先兆子宫破裂的患者绝对的卧床休息，保持安静，配合医疗护理。手术后为患者提供安静的环境，平卧、保暖。产后指导产妇进食营养丰富易消化饮食，鼓励少量多餐，多进食富含铁、蛋白质和维生素的食物，如胎儿死亡，应当注意少喝汤类，并采取回奶措施。逐步增加活动量，促进身体的康复。嘱咐产妇定期复查血常规，按时遵照医嘱留取血标本送检，及时将结果反馈给医生。

2. 病情观察

（1）观察生命体征，如脉搏、血压以及全身的变化。

（2）注意观察产妇的宫缩强度、频率及腹部外形。

（3）密切观察胎心变化。

（4）观察患者腹痛的性质以及对疼痛的反应，出现异常情况应立即汇报医生。

（二）对症护理

1. 子宫破裂的预防

（1）健全和完善孕产期保健三级管理体系，向广大孕产妇及家属宣传围产保健的重要性。

（2）瘢痕子宫者，应慎重选择终止妊娠的方式，提前1~2周入院待产。

（3）助产士应密切观察产程，注意产妇主诉、生命征、宫缩情况、腹部体征，有无血尿等及胎心、胎动状况，及时发现异常。

（4）严格掌握宫缩剂使用指征，遵医嘱正确使用，避免滥用或误用造成宫缩过强；严格掌握产科手术助产的指征及操作常规；正确掌握剖宫产指征。

2. 先兆子宫破裂患者的护理

密切观察产程进展情况，宫缩及胎心状况。若产妇腹部出现凹陷并逐渐上升，宫缩过强，持续腹痛难忍，血尿等状况，应立即停止静脉滴注缩宫素，并报告医师。遵医嘱给予宫缩抑制剂，做好剖宫产手术准备。

3. 子宫破裂患者的护理

子宫破裂者，应迅速开放静脉，输液、输血，补充血容量，给予吸氧，遵医嘱迅速做好剖宫产或剖腹探查手术准备，纠正酸中毒及电解质失衡，进行抗休克治疗。护士需严密观察患者生命体征、尿量、皮肤情况、意识状态等休克征象，记出入量，遵医嘱急查血常规、血清电解质等。手术前后遵医嘱使用广谱抗生素预防感染。

（三）用药护理

先兆子宫破裂需抑制子宫过强收缩，使用静脉全身麻醉或肌内注射哌替啶等。注意镇静药物对胎心的影响，严密观察胎心的变化。

（四）心理护理

（1）对产妇及其家属因子宫破裂造成的心理反应和需求表示理解，并及时解释治疗计划及对未来妊娠的影响。当母婴生命受到威胁时家属会感到震惊，不能接受或责怪他人，对此种反应给予理解，并尽快告知手术进展情况。

（2）当胎儿已死，产妇又得知自己不能再怀孕时，会愤怒、悲伤、哭泣。应主动听其诉说内心感受，真心地表示理解和同情，并尽快稳定家属和患者的情绪。

（3）当产妇及家属要求看望死亡的新生儿时，护士应当清洗好新生儿身上的血污，用包被包好，抱给家属及产妇看，使其接受现实。

（4）对产妇要通过谈心和生活上的关怀劝其从悲伤中解脱，稳定情绪，面对现实，以适应新生活。

（5）制订适合产妇身体情况的休养计划，在身体条件允许下，鼓励学习产后体操，听音乐，读书看报，以促进身体尽快恢复。

八、健康教育

（1）做好计划生育工作，指导有效避孕的方法，避免多次人工流产；有子宫破裂高危因素者，孕期应嘱咐产妇提前入院待产。

（2）向产妇及家属讲解疾病知识，包括病因、治疗方案、对以后妊娠分娩的影响等。

（3）告知剖宫产产妇产褥期保健注意事项。手术后出院患者，鼓励进食高热量、高蛋白、富含维生素、清淡、易消化饮食；逐渐增加活动量，促进身体恢复；术后禁性生活3个月。告知产后及术后复查的时间，目的。

第二节　产后出血护理

产后出血是指胎儿娩出后 24 小时内阴道流血量超过 500ml。产后出血是分娩期严重的并发症，是产妇四大死亡原因之首。产后出血的发病数占分娩总数的 2%~3%，如果先前有产后出血的病史，再发风险增加 2~3 倍。

一、病因及发病机制

1.子宫收缩乏力

胎儿娩出后宫缩乏力，从而不能关闭子宫壁胎盘附着部血窦而致流血过多，是产后出血最常见的原因。

2.胎盘因素

包括胎盘剥离不全、胎盘滞留、胎盘粘连或植入、胎盘胎膜残留等。

3.软产道裂伤

常因急产、胎儿娩出过速，助产手术不当，使会阴、阴道、宫颈裂伤而致出血。

4.凝血功能障碍

任何原发的或继发的凝血功能异常均可引起产后出血。

二、临床表现

产后出血主要临床表现为阴道流血，或伴有失血过多引起的并发症如休克、贫血等。

1.阴道流血

不同原因的产后出血临床表现不同。胎儿娩出后立即出现阴道流血，色鲜红，应先考虑软产道裂伤；胎儿娩出几分钟后开始流血，色较暗，应考虑为胎盘因素；胎盘娩出后出现流血，其主要原因为子宫收缩乏力或胎盘、胎膜残留。若阴道流血呈持续性，且血液不凝，应考虑凝血功能障碍引起的产后出血。如果子宫动脉阴道支断裂可形成阴道血肿，产后阴道流血虽不多，但产妇有严重失血的症状和体征，尤其产妇诉说会阴部疼痛时，应考虑为隐匿性软产道损伤。

2. 休克症状

如果阴道流血量多或量虽少但时间长，产妇可出现休克症状，如头晕、脸色苍白、脉搏细数、血压下降等。

三、诊断

（一）测量失血量的方法

产后出血容易诊断，但临床上目测阴道流血量的估计往往偏少。较客观检测出血量的方法有：①称重法：将分娩后所用敷料称重减去分娩前敷料重量为失血量（血液比重为 1.05g = 1ml）。②容积法：用专用的产后接血容器，将所收集的血用量杯测量。③面积法：将血液浸湿的面积按 10cm×10cm 为 10ml 计算。上述 3 种方法的检测可因不同的检测人员而有一定的误差。

（二）产后出血原因的诊断

根据阴道流血的时间、数量和胎儿、胎盘娩出的关系，可初步判断造成产后出血的原因。有时产后出血的几个原因可互为因果关系。

1. 子宫收缩乏力

胎盘娩出后，子宫缩小至脐平或脐下一横指。子宫呈圆球状，质硬。血窦关闭，出血停止。若子宫收缩乏力，宫底升高，子宫质软呈水袋状。子宫收缩乏力有原发性和继发性，有直接原因和间接原因，对于间接原因造成的子宫收缩乏力，应及时去除原因。按摩子宫或用缩宫剂后，子宫变硬，阴道流血量减少，是子宫收缩乏力与其他原因出血的重要鉴别方法。

2. 胎盘因素

胎盘在胎儿娩出后 10 分钟内未娩出，并有大量阴道流血，应考虑胎盘因素，如胎盘部分剥离、胎盘粘连、胎盘嵌顿等。胎盘残留是产后出血的常见原因，故胎盘娩出后应仔细检查胎盘、胎膜是否完整。尤其应注意胎盘胎儿面有无断裂血管，警惕副胎盘残留的可能。

3. 软产道损伤

胎儿娩出后，立即出现阴道持续流血，应考虑软产道损伤，仔细检查软产道。

（1）宫颈裂伤：产后应仔细检查宫颈，胎盘娩出后，用两把卵圆钳钳夹宫颈并向下牵拉，从宫颈 12 点处起顺时针检查一周。初产妇宫颈两侧（3 点、9 点处）较易出现裂伤。如裂口不超过 1cm，通常无明显活动性出血。有时破裂深至穿窿伤及动脉分支，可有活动性出血，隐性或显性。有时宫颈裂口可向上延伸至宫体，向两侧延至阴道穿窿及阴道旁组织。

（2）阴道裂伤：检查者用中指、示指压迫会阴切口两侧，仔细查看会阴切口顶端及两侧有无损伤及损伤限度和有无活动性出血。阴道下段前壁裂伤出血活跃。

（3）会阴裂伤：会阴裂伤按损伤限度分为三度。Ⅰ度指会阴部皮肤及阴道入口黏膜撕裂，未达肌层，一般出血不多；Ⅱ度指裂伤已达会阴体肌层、累及阴道后壁黏膜，甚至阴道后壁两侧沟向上撕裂使原解剖结构不易辨认，出血较多；Ⅲ度指肛门外括约肌已断裂，甚至阴道直肠隔及部分直肠前壁有裂伤，此种情况出血量不一定多，但组织损伤严重。

4. 凝血功能障碍

若产妇有血液系统疾病或由于分娩引起 DIC 等情况，产妇表现为持续性阴道流血，血液不凝，止血困难，同时可出现全身部位出血灶。根据病史、出血特点及血小板计数、凝血酶原时间、纤维蛋白原等凝血功能检查，可做出诊断。

四、治疗要点

治疗原则为针对原因迅速止血，纠正休克，防治感染。①子宫收缩乏力引起的出血，最迅速有效的止血方法是加强宫缩，方法包括按摩子宫，使用宫缩剂；同时去除引起宫缩乏力的因素，宫腔纱条填塞压迫止血。若不能奏效，可行盆腔血管结扎、髂内动脉栓塞术；若经积极治疗仍无效，出血可能危及产妇生命，可行子宫切除术。②若胎盘滞留宫腔应迅速将胎盘娩出；若胎盘粘连可手剥胎盘，疑有胎盘植入时，切忌强行剥离，必要时行子宫切除；胎盘胎膜残留者可行钳刮术。③软产道损伤者按照解剖层次缝合，彻底止血。④凝血功能障碍者积极纠正凝血功能；若发生 DIC，积极进行相应处理。

五、护理措施

（一）预防产后出血

1. 加强产前保健

重视孕前妇女保健，对患有可能影响凝血功能疾病者，宜治疗后再妊娠，若已妊娠应在早孕时终止妊娠。对妊娠合并肝脏疾病、血液系统疾病，或患有妊娠期高血压疾病、前置胎盘、多胎妊娠、羊水过多等有产前出血高危因素的孕妇，要加强妊娠期管理，并提前入院待产。

2. 重视分娩期

第一产程，应严密观察产程进展，及时解除可能影响产程进展的因素；鼓励和支持产妇，使其增加对分娩的信心；满足产妇需要，注意饮食，协助产妇保持足够体力，遵医嘱合理使用镇静剂和宫缩药。第二产程，应指导产妇采取合适的分娩姿势，正确使用腹压，注意胎儿娩出不宜过快，掌握好会阴切开的时机，保护好会阴。第三产程，正确处理胎盘剥离和娩出，并仔细检查胎盘胎膜完整性，避免残留。仔细检查软产道，认真缝合会阴切开伤口及软产道裂伤。

3. 产后预防

大多数产后出血发生于产后 2 小时，故护士应密切观察产后 2 小时阴道流血量、子宫收缩情况、生命征、膀胱充盈情况，督促产妇排尿，并注意其有无头晕，心悸，会阴部疼痛等主诉。鼓励母婴早期开始皮肤接触，帮助婴儿吸吮，有利于促进子宫收缩，预防产后出血。

（二）协助医师针对原因迅速止血

1. 子宫收缩乏力引起产后出血者

应加强宫缩，按摩子宫，以子宫恢复正常收缩为止。子宫按摩的方法如下：①单手按摩子宫法：是最常用的方法。护士将一手置于产妇腹部，用手触摸子宫底部，四指置于子宫后壁，拇指置于子宫前壁，有节律地按摩子宫。②双手按摩子宫法：护士将一手置于耻骨联合上方的下腹中部，将子宫托起，另一手握住宫体，有节律地按摩宫底，同时也可间断挤压宫底使子宫内积血排出。③腹部 - 阴道双手按摩子宫法：护士一手戴无菌手套后握拳置于阴道前穹窿，挤压子宫前壁，另一手经腹部置于子宫后壁，两手相对按摩子宫。

为加强宫缩，除按摩子宫外，遵医嘱使用宫缩剂，缩宫素静脉注射，麦角新碱肌内注射或宫体注射，米索前列醇舌下含服，卡前列甲酯栓置于阴道后穹窿等。同时，去除引起宫缩乏力的因素，改善全身状态，为膀胱过度充盈者导尿。采取宫腔纱条填塞法压迫止血，24 小时应取出纱条，警惕感染。经上述处理仍出血不止，若需行盆腔血管结扎术、髂内动脉栓塞术，子宫切除术以挽救产妇生命时，遵医嘱做好相应的手术准备。

2. 胎盘因素造成出血者

应根据不同情况采取相应护理措施。若胎盘已经剥离但尚未娩出，应帮助产妇排空膀胱，并牵拉脐带，按压宫底协助胎盘娩出；胎盘部分剥离者，可手剥胎盘，协助胎盘剥离和娩出；若是胎盘植入需行子宫切除时，做好手术准备；胎盘胎膜残留需行刮宫者，做好相应准备。

3. 软产道裂伤引起出血者

应仔细检查，逐层缝合裂伤。

4. 凝血功能障碍者

遵医嘱做好各项检查，输注全血、血小板、凝血因子、纤维蛋白原等，根据病情进展的不同阶段，做好相应的护理。

（三）纠正失血性休克，防治感染

护士应迅速开放静脉，积极输液、输血补充血容量。患者宜平卧，注意保暖、给予吸氧。密切观察患者生命征、尿量、皮肤情况、意识状态；观察产妇宫缩及阴道流血情况等；配合执行各项抗休克治疗医嘱。注意产妇营养及全身状态，摄入富含铁、蛋白质等的食物，做好会阴护理，观察有无感染迹象，遵医嘱使用抗生素防治感染。

（四）心理护理

产后出血发生时，产妇及家属多会感到恐惧、紧张、无助。抢救工作应有条不紊，切忌慌乱，同时安慰患者，告知家属治疗方案减轻其焦虑和不安全感。出血控制后，产妇经历了高度应激，体质虚弱，护士应多关心产妇，给予积极的心理引导，及时提供生活护理和帮助。

六、健康指导

（1）指导产妇进食营养丰富，如富含蛋白质、铁、维生素等的食物，如瘦肉、鸡蛋、奶类、绿叶蔬菜、新鲜水果等。出院后应劳逸结合，循序渐进，逐渐增加活动量，以促进身体恢复。

（2）重视避孕，指导产妇适宜的避孕方法。

（3）告知产妇产后复查的目的及时间。指导产妇出院后每日清洗会阴部，产褥期禁止性生活、盆浴、游泳、阴道冲洗等。产妇应注意观察阴道流血情况，恶露量、性状、气味、体温等，若出现阴道流血多，恶露异味，腹痛，发热等应及时就诊。

第三节　羊水栓塞护理

羊水栓塞（AFE）是指羊水物质进入到母血循环引起肺栓塞、休克、弥散性血管内凝血（DIC）等一系列严重症状的综合征，典型表现以突然发作的低血压、低氧血症及凝血功能障碍为主，是严重的妊娠、分娩及产褥期并发症。其发病率低，病死率高，病情极为凶险，主要死亡原因为突发性心肺功能障碍、难以纠正的休克、大量出血或多脏器功能障碍。

一、病因及发病机制

1. 病因

宫缩过强或强直性收缩，包括缩宫素应用不当，宫缩压力迫使羊水进入到开放的静脉；子宫存在开放性血管，如宫颈裂伤、子宫破裂、剖宫产术时、前置胎盘、胎盘早剥等；其他，如滞产、过期妊娠、多产妇、巨大儿等。

2. 发病机制

（1）羊水中的有形成分毳毛、胎脂、角化上皮细胞及胎粪等物可直接形成栓子，同时，羊水是一种强凝物质，能促使血液凝固而形成纤维蛋白栓，阻塞肺毛细血管，引起肺动脉高压导致急性肺水肿、急性肺心病及左心衰竭，急性呼吸循环衰竭。

（2）羊水中的抗原成分是很强的致敏源，进入到母血循环可引起母体变态反应，导致过敏性休克。

（3）羊水中含有丰富的凝血活酶，进入到母血后可引起弥散性血管内凝血；同时，由于羊水中还含有纤溶激活酶激活纤溶系统，使血液进入到纤溶状态，血液不凝，发生严重的产后出血。

二、临床表现

羊水栓塞发病特点是起病急骤、来势凶险。多发生在分娩过程中，尤其是胎儿娩出前后的短时间内。在极短时间内可因心肺功能衰竭、休克而使患者死亡。典型的临床表现可分为三个渐进阶段。

1. 心肺功能衰竭和休克

在分娩过程中，尤其是刚刚破膜不久，产妇突然发生寒战、呛咳、气急、烦躁不安等症状，随后出现发绀、呼吸困难、心率加快、抽搐、昏迷、血压下降，出现循环衰竭和休克状态。肺部听诊可闻及湿啰音，若有肺水肿，患者可咳血性泡沫状痰。有的产妇突然惊叫一声或打一次哈欠后血压迅即下降甚至消失，并在几分钟内死亡。

2. 凝血功能障碍阶段

DIC 引起的出血患者度过心肺功能衰竭和休克阶段，则进入到凝血功能障碍阶段，表现为大量阴道流血、血液不凝固，切口及针眼大量渗血，全身皮肤黏膜出血，有时可有消化道或泌尿道大量出血，出现呕血、便血及血尿等。

3. 急性肾衰竭

由于全身循环衰竭，肾脏血流量减少，出现肾脏微血管栓塞，肾脏缺血引起肾组织损害，表现为尿少、无尿和尿毒症征象。一旦肾实质受损，可致肾衰竭。

羊水栓塞临床表现的三个阶段基本上按顺序出现，但有时亦可不全出现或出现的症状不典型。

三、辅助检查

1. 血涂片找羊水中有形物质

抽取下腔静脉血 5ml，放置沉淀为 3 层，取上层物做涂片用 Wright-Giemsa 染色镜检。见到鳞状上皮细胞、毳毛、黏液或脂肪球等羊水有形物质，可确诊为羊水栓塞。

2. 胸部 X 线检查

双肺出现弥散性点片状浸润影，并向肺门周围融合，伴有轻度肺不张和右心扩大。

3. 心功能检查

心电图、彩色多普勒超声检查可提示：右心房、右心室扩大，心排血量减少及心肌劳损等。

四、鉴别诊断

1. 子痫抽搐

通常有高血压、水肿及蛋白尿史，在产前、产时、产后均可发生，无胎膜破裂因素，双肺听诊一般无啰音。DIC 的检查一般无异常。

2. 充血性心力衰竭

有心脏病史，有心脏负担加重的诱因，患者突发心悸气短，咳泡沫状痰，一般无抽搐、出血和肾衰竭表现。在心衰控制后症状能好转。

3. 脑血管意外

患者有高血压病史，有头痛、头晕，突然昏迷，可发生偏瘫。

4. 癫痫

患者往往有癫痫病史，有精神因素的诱因。患者一般无 DIC 和肾衰竭。

5. 其他非 DIC 原因引起的产后出血

一般可找到明确的病因，无凝血机制的改变。

6. 血栓栓塞性疾病

患者往往有高凝状态、下肢深静脉血栓的表现，一般无出血。

五、治疗原则

立即采取紧急措施，积极抢救。以解除肺动脉高压，改善低氧血症，抗过敏、抗休克，纠正弥散性血管内凝血及继发性纤溶，防治肾衰竭及心力衰竭，积极进行产科处理为原则。

六、护理措施

1. 羊水栓塞的预防

（1）及时处理前置胎盘、胎盘早剥、子宫破裂等妊娠期及分娩期并发症。

（2）分娩过程中须人工破膜时，避免在宫缩期实施，人工破膜需在宫缩间歇期进行，破口不宜过大，使羊水缓慢流出。

（3）遵医嘱正确使用缩宫素，密切监护产程，有宫缩过强、急产等情况时，要正确处理并严密观察。

（4）剖宫产时要快速吸尽羊水；钳刮术时应先刺破胎膜，羊水流尽后再钳夹胎儿及胎盘胎膜组织。

2. 配合医师进行羊水栓塞的抢救

（1）给氧：置患者于半卧位，吸氧，必要时协助进行气管插管正压给氧、协助医师气管切开；以保证氧气的有效供给，改善低氧血症。

（2）解除肺动脉高压：遵医嘱用药，罂粟碱 30~90mg 加入 50% 葡萄糖液 20~40ml 缓慢静脉注射，直接松弛血管平滑肌，为解除肺动脉高压首选药物。也可与阿托品合用，扩张肺小动脉效果更好。遵医嘱给予阿托品 1mg 加入 5% 葡萄糖液 10ml 静脉注射。阿托品可阻断迷走神经反射引起的肺血管痉挛，降低心脏抑制，兴奋呼吸中枢，改善微循环。也可选择氨茶碱、酚妥拉明等药物以缓解肺动脉高压，改善肺及冠脉血流灌注。

（3）改善缺氧，抗过敏：遵医嘱使用肾上腺皮质激素，首选氢化可的松，200mg 缓慢静脉注射，随后以氢化可的松 300~800mg 加入 5% 葡萄糖液静脉滴注，也可选用地塞米松等。

（4）积极抗休克：输注新鲜血和血浆以扩充血容量；多巴胺可升高血压，一般以多巴胺 10~20mg 加于 5%~10% 葡萄糖液 250ml 静脉滴注，注意根据血压情况调整滴速。抢救过程中，护士采血做动脉血气及血清电解质测定，若出现酸中毒，可用 5% 碳酸氢钠 250ml 静脉滴注，若有电解质紊乱及时给予纠正措施。

（5）纠正心力衰竭：遵医嘱选用毛花苷 C 0.2~0.4mg 加入 25% 葡萄糖液 20ml 中静脉注射，配合辅酶 A、三磷腺苷等营养心肌药物纠正心力衰竭。

（6）进行 DIC 防治：早期处于高凝状态时，肝素钠 25mg 加入生理盐水 100ml 中，静脉滴注，以后可用肝素钠 25mg 加入 5% 葡萄糖液 200ml 中静脉缓慢滴注。24 小时肝素钠应控制在 100mg 以内。当羊水栓塞由高凝状态向纤溶亢进发展时，在肝素化基础上使用抗纤溶药物，如氨基己酸、氨甲苯酸、氨甲环酸等。

（7）及早发现并防治肾衰竭：注意观察患者尿量，及时补足血容量，若血容量补足后仍然少尿，应给予 20% 甘露醇 250ml 静脉滴注，以扩张肾小球前小动脉，滴速要快，每分钟 10ml 滴注。若仍少尿，可给予呋塞米 20~40mg 静脉注射。

（8）预防感染：遵医嘱选用肾毒性小的广谱抗生素预防感染。

3. 观察病情变化

注意患者心率、呼吸、血压、尿量、意识状态、皮肤黏膜有无出血点或瘀斑、针眼切口渗血情况，血液是否可凝固，有无呕血，便血，血尿及阴道流血过多等。

4. 积极进行产科处理

羊水栓塞经过抢救，待产妇病情稳定做好剖宫产术前准备。羊水栓塞发生于第二产程，可根据情况配合医师施行阴道助娩术。产后大量出血者，为挽救产妇生命，需行子宫切除术者，做好术前准备。

5. 心理护理

羊水栓塞起病急骤，病情凶险，患者会表现焦虑，恐惧等，护理人员应鼓励并安慰产妇。允许家属适当陪伴患者，告知其疾病和治疗信息，患者家属对突然到来不良结局容易表现出否认与激动，护士应给予适当的解释与安慰，帮助其适应和度过哀伤。

七、健康指导

（1）指导产前检查的重要性，对于高龄初产妇及经产妇，有胎膜早破、前置胎盘等羊水栓塞可能的诱发因素者更应注意。

（2）护士应指导产妇产褥期保健知识，胎儿存活者，讲解新生儿护理知识与技能。出院前嘱咐其复查，告知目的及时间。

第七章　消化系统疾病护理

第一节　消化性溃疡护理

一、概述

消化性溃疡（PU）主要指发生在胃和十二指肠壶腹部的慢性溃疡，由于溃疡的形成与胃酸及胃蛋白酶的消化作用有关，故称为消化性溃疡。凡是能与酸接触的胃肠道任何部位均可发生溃疡，但以胃溃疡（GU）和十二指肠溃疡（DU）多见，其中十二指肠溃疡更为常见。消化性溃疡在人群中的发病率约为10%，可发病于任何年龄，以中年人多见。DU好发于青壮年，GU好发于中老年，且男性患者较女性患者多见。

二、病因与发病机制

PU的病因及发病机制迄今尚不完全清楚，比较一致的观点是PU的发生是多种因素相互作用，尤其是对胃十二指肠黏膜有损害作用的侵袭因素与黏膜自身防御/修复因素之间失去平衡所致。当侵袭因素增强和（或）防御/修复因素削弱时，就可能出现溃疡，这是溃疡发生的基本机制。GU和DU发病机制各有侧重，前者着重于防御/修复因素的削弱，而后者则侧重于侵袭因素的增强。

（一）胃十二指肠黏膜防御和修复机制

①胃黏膜屏障；②黏液-碳酸氢盐屏障；③黏膜的良好血液循环和上皮细胞强大的再生能力；④外来及内在的前列腺素和表皮生长因子等。

一般而言，只有当某些因素损害了这一机制才可能发生胃酸/胃蛋白酶侵袭黏膜而导致溃疡形成。

187

（二）胃十二指肠黏膜损害机制

近年的研究已明确，幽门螺杆菌感染和非甾体类抗感染药（NSAID）是损害胃十二指肠黏膜屏障导致 PU 的最常见病因。

1. 幽门螺杆菌感染

胃黏膜受幽门螺杆菌（H.pylori）感染，在其致病因子如尿素酶、细胞空泡毒素及相关蛋白等作用下，出现局部炎症反应及高促胃液素血症，生长抑素合成、分泌水平降低，胃蛋白酶及胃酸水平升高，造成胃、十二指肠黏膜损伤引起炎症，进而发展成溃疡。

2. 非甾体类抗感染药

NSAID 除了降低胃、十二指肠黏膜的血流量，对胃黏膜的直接刺激和损伤作用外，还可抑制环氧化酶活性，从而使内源性前列腺素合成减少，削弱胃黏膜的保护作用。

3. 胃酸和胃蛋白酶

消化性溃疡的最终形成是由于胃酸/胃蛋白酶对黏膜的自身消化所致。胃蛋白酶是主细胞分泌的胃蛋白酶原经盐酸激活转变而来，它能降解蛋白质分子，对黏膜有侵袭作用，其活性受到胃酸制约。胃酸的存在是溃疡发生的决定因素。

4. 其他因素

吸烟、遗传、胃十二指肠运动异常、应激和精神因素、饮食失调等。

三、临床表现

典型的 PU 具有以下特点：①慢性过程；②发作呈周期性；③发作时上腹部疼痛呈节律性。

1. 症状

（1）上腹痛：是消化性溃疡的主要症状，性质可为钝痛、灼痛、胀痛或剧痛，但也可仅为饥饿样不适感。一般不放射，范围比较局限，多不剧烈，可以忍受。GU 疼痛多位于剑突下正中或偏左，DU 疼痛多位于上腹正中或稍偏右。节律性疼痛是消化性溃疡的特征性临床表现，GU 多在餐后 0.5~1 小时疼痛，下次餐前消失，表现为进食 - 疼痛 - 缓解的规律；而 DU 疼痛常在两餐之间发生（饥饿痛），直到再进餐时停止，规律为疼痛 - 进食 - 缓解，疼痛也可于睡前或午夜出现，称夜间痛。

（2）部分病例无上述典型疼痛，而仅表现为上腹隐痛不适、反酸、嗳气、恶心、呕吐等消化不良的症状，以 GU 较 DU 为多见。病程较长的患者因影响摄食和消化功能而出现体重减轻，或因慢性失血而有贫血。

2. 体征

发作期于上腹部有一固定而局限的压痛点，缓解期无明显体征。

3. 并发症

（1）出血：是消化性溃疡最常见的并发症，DU 比 GU 易发生。出血量与被侵蚀的血管大小有关，可表现为呕血与黑粪，出血量大时甚至可排鲜血便，出血量小时，粪便隐血试验阳性。

（2）穿孔：当溃疡深达浆膜层时可发生穿孔，若与周围组织相连则可形成穿透性溃疡。穿孔通常属外科急诊，最常发生于十二指肠溃疡，表现为腹部剧痛和急性腹膜炎的体征。当溃疡疼痛变为持续性，进食或用抗酸药后长时间疼痛不能缓解，并向背部或两侧上腹部放射时，常提示可能出现穿孔。此时腹肌紧张，呈板状腹，有压痛、反跳痛，肝浊音界缩小或难以叩出，肠鸣音减弱或消失，X线平片可见膈下游离气体。

（3）幽门梗阻：见于 2%~4% 的病例，主要由 DU 或幽门管溃疡周围组织充血水肿所致。表现为餐后上腹部饱胀，频繁呕吐宿食，严重时可引起水和电解质紊乱，常发生营养不良和体重下降。

（4）癌变：少数 GU 可发生癌变，尤其是 45 岁以上的患者。

四、辅助检查

1. 胃镜及胃黏膜活组织检查

是确诊 PU 的首选检查方法，胃镜下可直接观察胃和十二指肠黏膜并摄像，还可以直视下取活组织做幽门螺杆菌检查和组织病理检查，对诊断消化性溃疡和良恶性溃疡的鉴别准确性高于 X 线钡剂检查。

2. X 线钡剂检查

适用于对胃镜检查有禁忌证或不愿接受胃镜检查者，多采用钡剂和空气双重对比造影方法。

3. 幽门螺杆菌检测

可分为侵入性和非侵入性两大类。侵入性方法需经胃镜取胃黏膜活组织进行检测，目前常用的有快速尿素酶试验、组织学检查和幽门螺杆菌培养，其中快速尿素酶试验操作简便、快速、费用低，是侵入性检查中诊断 H.pylori 感染的首选方法。非侵入性检查主要有 13C/14C- 尿素呼气试验、血清学检查和粪便 H.pylori 抗原检测等，前者检测 H.pylori 感染的敏感性和特异性高，可作为根除 H.pylori 治疗后复查的首选方法。

4. 胃液分析

GU 患者胃酸分泌正常或稍低于正常，DU 患者则常胃酸分泌过高。但溃疡患者胃酸分泌水平个体差异很大，与正常人之间有很大的重叠，故胃酸测定对 PU 诊断的价值不大，目前临床已较少采用。

5. 粪便隐血试验

活动性 DU 或 GU 常有少量渗血，使粪便隐血试验阳性，经治疗 1~2 周转阴。若 GU 患者粪便隐血试验持续阳性，应怀疑有癌变可能。

五、治疗原则

1. 一般治疗

注意生活、饮食规律，避免过度劳累和精神紧张。饮食以少食多餐为宜，应戒烟、忌酒。慎用或不用 NSAID、激素等药物。

2. 药物治疗

（1）抑制胃酸分泌的药物：①质子泵抑制剂（PPI）对胃壁细胞泌酸小管中 H+-K+-ATP 酶具有直接抑制作用，使胃内 pH > 3 的时间可达 18h/d 以上，是治疗酸相关性疾病的首选药物，其疗效优于 H2 受体拮抗剂。目前应用于临床的 PPI 有：奥美拉唑（20~40mg/d）、兰索拉唑（30mg/d）、潘托拉唑（40mg/d）、雷贝拉唑（10~20mg/d）、埃索美拉唑（20~40mg/d）等。治疗 GU 疗程一般为 8 周，治疗 DU 疗程一般为 4~6 周。奥美拉唑针剂治疗溃疡出血，尤其大量出血多采用 PPI 静脉注射或持续静脉输注治疗。②H2 受体拮抗剂可竞争性拮抗组胺促胃液分泌的作用，明显抑制组胺、五肽胃泌素、进食等刺激引起的胃酸分泌，几乎可完全抑制夜间分泌，亦可抑制迷走神经刺激的胃酸分泌。目前应用于临床的 H2 受体拮抗剂有：西米替丁（800mg，1 次 / 日）、雷尼替丁（150mg，2 次 / 日）、法莫替丁（20mg，2 次 / 日）、尼扎替丁（150mg，2 次 / 日）、罗沙替丁（75mg，2 次 / 日）。治疗 GU 疗程一般为 8 周，治疗 DU 疗程一般为 4 周。

（2）抗酸剂常用药物有铝碳酸镁、磷酸铝、氢氧化铝、复方氢氧化铝等。

（3）胃黏膜保护剂可缓解症状、提高溃疡愈合质量、防止溃疡复发。目前应用于临床的胃黏膜保护剂有硫糖铝（1.0g，3~4 次 / 日）、胶体铋剂（240mg，2 次 / 日）、胶态果胶铋剂（100mg，3 次 / 日）、前列腺素（200μg，1 次 / 日）、替普瑞酮（50mg，3 次 / 日）、吉法酯（100mg，3 次 / 日）、瑞巴派特（100mg，3 次 / 日）等。

（4）幽门螺杆菌根除治疗。①以质子泵抑制剂为基础的三联治疗方案：PPI联合两种抗生素，如埃索美拉唑 20mg、阿莫西林 1.0g、克拉霉素 0.5g，2 次 / 日，连服 10 天或 14 天。②以胶体铋剂为基础的三联治疗方案：胶体铋剂联合两种抗生素，如胶体铋剂 0.24g、阿莫西林 1.0g、甲硝唑 0.4g，2 次 / 日，连服 14 天。③幽门螺杆菌四联根除治疗方案：PPI、胶体铋剂联合两种抗生素。

（5）维持治疗药物剂量多数推荐治疗剂量减为半量；按需治疗。

3. 外科治疗

手术适应证包括溃疡穿孔、大量反复出血经内科治疗无效、幽门梗阻和癌变等。

六、护理评估

（一）致病因素

1. 幽门螺杆菌感染

大量研究表明，幽门螺杆菌感染是消化性溃疡的主要病因，尤其是十二指肠溃疡。其机制尚未完全阐明，可能是幽门螺杆菌感染通过直接或间接作用于胃、十二指肠黏膜，使黏膜屏障作用削弱，胃酸分泌增加，引起局部炎症和免疫反应，导致胃、十二指肠黏膜损害和溃疡形成。

2. 胃酸和胃蛋白酶

消化性溃疡的最终形成是由于胃酸 / 胃蛋白酶对黏膜的自身消化所致。胃酸分泌增多不仅破坏胃黏膜屏障，还能激活胃蛋白酶，从而降解蛋白质分子，损伤黏膜，故胃酸在溃疡的形成过程中起关键作用，是溃疡形成的直接原因。

3. 非甾体类抗感染药

如阿司匹林、吲哚美辛、糖皮质激素等可直接作用于胃、十二指肠黏膜，损害黏膜屏障，还可抑制前列腺素合成，削弱其对黏膜的保护作用。

4. 其他因素

（1）遗传：O 型血人群的十二指肠溃疡发病率高于其他血型。

（2）吸烟：烟草中的尼古丁成分可引起胃酸分泌增加、幽门括约肌张力降低、胆汁及胰液反流增多，从而削弱胃肠黏膜屏障。

（3）胃十二指肠运动异常：胃排空增快，可使十二指肠壶腹部酸负荷增大；胃排空延缓，可引起十二指肠液反流入胃，增加胃黏膜侵袭因素。

总之，胃酸 / 胃蛋白酶的损害作用增强和（或）胃、十二指肠黏膜防御 / 修复机制减弱是本病发生的根本环节。但胃和十二指肠溃疡发病机制也有所不同，胃溃疡的发病主要是防御 / 修复机制减弱，十二指肠溃疡的发病主要是损害作用增强。

（二）身体状况

临床表现轻重不一，部分患者可无症状或症状较轻，或以出血、穿孔等并发症为首发表现。典型的消化性溃疡有如下临床特点。①慢性病程：病史可达数年至数十年；②周期性发作：发作与缓解交替出现，发作常有季节性，多在秋冬和冬春之交好发；③节律性上腹部疼痛：腹痛与进食之间有明显的相关性和节律性。

1. 症状

（1）上腹部疼痛：为本病的主要症状，疼痛部位多位于中上腹，可偏右或偏左。疼痛性质可为钝痛、胀痛、灼痛、剧痛或饥饿不适感。多数患者疼痛有典型的节律性，胃溃疡疼痛常在餐后 1 小时内发生，至下次餐前消失，即进食 - 疼痛 - 缓解，故又称饱食痛；十二指肠溃疡疼痛常在两餐之间发生，至下次进餐后缓解，即疼痛 - 进食 - 缓解，故又称空腹痛或饥饿痛，部分患者也可出现午夜痛。

（2）其他：可有反酸、嗳气、恶心、呕吐、腹胀、食欲减退等消化不良的症状，或有失眠、多汗等自主神经功能失调的表现，病程长者可出现消瘦、体重下降和贫血。

2. 体征

溃疡发作期上腹部可有局限性轻压痛，胃溃疡压痛点常位于剑突下稍偏左，十二指肠溃疡压痛点多在剑突下稍偏右；缓解期无明显体征。

3. 并发症

（1）出血：是最常见的并发症。出血引起的临床表现取决于出血的量和速度，轻者仅表现为呕血与黑粪，重者可出现休克征象。

（2）穿孔：急性穿孔是最严重的并发症，常见诱因有饮食过饱、饮酒、劳累、服用非甾体类抗感染药等。表现为突发的剧烈腹痛，迅速蔓延至全腹，并出现腹肌紧张、弥漫性腹部压痛、反跳痛，肝浊音界缩小或消失，肠鸣音减弱或消失等体征，部分患者出现休克。慢性穿孔的症状不如急性穿孔剧烈，往往表现为腹痛节律的改变，常放射至背部。

（3）幽门梗阻：多由十二指肠溃疡或幽门管溃疡引起。溃疡急性发作时，因炎症水肿可引起暂时性梗阻，慢性溃疡愈合后形成瘢痕可致永久性梗阻。主要表现为上腹胀痛，餐后明显，频繁大量呕吐，呕吐物含酸性发酵宿食。严重呕吐可致脱水和低氯低钾性碱中毒，常继发营养不良和体重减轻。上腹部空腹振水音、胃蠕动波，插胃管抽液量大于 200ml 是幽门梗阻的特征性表现。

（4）癌变：少数胃溃疡可发生癌变。对有长期胃溃疡病史、年龄在 45 岁以上、胃溃疡上腹痛的节律性消失、症状顽固且经严格内科治疗无效、粪便隐血试验持续阳性者，应考虑癌变，需进一步检查和定期随访。

（三）心理社会状况

由于本病病程长、周期性发作和节律性腹痛，会使患者产生紧张、焦虑或抑郁等情绪，并发出血、穿孔或癌变时，易产生恐惧心理。

（四）实验室及其他检查

1. 胃镜及黏膜活组织检查

是确诊消化性溃疡首选的检查方法。胃镜检查可直接观察溃疡部位、病变大小和性质，还可在直视下取活组织做病理学检查及幽门螺杆菌检测。

2. X 线钡剂检查

龛影是溃疡的 X 线检查直接征象，对溃疡有确诊价值；激惹和变形等间接征象只提示可能有溃疡的发生。

3. 幽门螺杆菌检测

是消化性溃疡诊断的常规检查项目，有无幽门螺杆菌感染将决定治疗方案的选择。

4. 粪便隐血试验

隐血试验阳性提示为溃疡活动期，胃溃疡患者如隐血试验持续阳性，提示有癌变的可能。

七、护理诊断及合作性问题

1. 疼痛

腹痛与胃酸刺激溃疡面、引起化学性炎症或并发穿孔等有关。

2. 营养失调，低于机体需要量

与疼痛所致摄食减少或频繁呕吐有关。

3. 焦虑

与溃疡反复发作、迁延不愈或出现并发症使病情加重有关。

4. 潜在并发症

出血、穿孔、幽门梗阻、癌变。

5. 知识缺乏

缺乏溃疡病防治知识。

八、治疗及护理措施

（一）治疗要点

本病的治疗目的是消除病因、控制症状、促进溃疡愈合、防止复发和防治并发症。

1. 一般治疗

注意休息，劳逸结合，饮食规律，戒烟、酒，消除紧张、焦虑情绪，停用或慎用非甾体类抗感染药等。

2. 药物治疗

（1）降低胃酸药物：有碱性抗酸药和抑制胃酸分泌药两大类。

碱性抗酸药：如氢氧化铝、铝碳酸镁及其复方制剂等，能中和胃酸，缓解疼痛，因其疗效差，不良反应较多，现很少应用。

抑制胃酸分泌药：①H_2受体拮抗药：是目前临床使用最为广泛的抑制胃酸分泌、治疗消化性溃疡的药物。常用药物有西咪替丁、雷尼替丁和法莫替丁等，4~6周为1个疗程。②质子泵抑制药：是目前最强的抑制胃酸分泌药物，其解除溃疡疼痛、促进溃疡愈合的效果优于H_2受体拮抗药，且能抑制幽门螺杆菌的生长。常用药物有奥美拉唑、兰索拉唑和泮托拉唑等，疗程一般为6~8周。

（2）保护胃黏膜药物：常用硫糖铝、枸橼酸铋钾和米索前列醇。

（3）根除幽门螺杆菌药物：对于有幽门螺杆菌感染的消化性溃疡，无论初发或复发、活动或静止、有无并发症，均应予以根除幽门螺杆菌治疗。

3. 手术治疗

对于大量出血经内科治疗无效、急性穿孔、瘢痕性幽门梗阻、胃溃疡疑有癌变、正规内科治疗无效的顽固性溃疡者，可选择手术治疗。

（二）护理措施

（1）保持乐观的情绪、规律的生活，劳逸结合，避免过度的精神紧张，这无论是在溃疡活动期还是在缓解期都很重要。

（2）在溃疡病活动期症状较重时，应卧床休息几日甚至1~2周。卧床期间做好患者的生活护理，协助患者进行面部清洁、口腔护理、饮食护理。病情较轻者则应鼓励其适当活动，以分散注意力。注意劳逸结合，避免过度劳累。

（3）注意患者疼痛的部位、时间、性质及与饮食的关系等，以便区分是胃溃疡还是十二指肠溃疡，及时与医生取得联系。

（4）帮助患者认识和去除病因，向患者解释疼痛的原因和机制。避免暴饮暴食和进食刺激性饮食，以免加重对胃黏膜的损伤；对嗜烟酒者，劝其戒除，但应注意突然戒断烟酒可引起焦虑、烦躁，反过来也会刺激胃酸分泌，故应制订可行的戒断计划，并督促其执行。

（5）指导缓解疼痛。注意观察并了解患者疼痛的规律和特点，并按其疼痛特点指导缓解疼痛的方法。如十二指肠溃疡表现为空腹痛或午夜痛，指导患者在疼痛前或疼痛时进食碱性食物（如苏打饼干等），或服用制酸剂，也可采用局部热敷或针灸止痛。

（6）饮食指导。指导患者有规律地定时进食，以维持正常消化活动的节律。溃疡活动期以少量多餐为宜，每天进餐4~5次，避免餐间吃零食和睡前进食，使胃酸分泌有规律。一旦症状得到控制，应尽快恢复正常的饮食规律。饮食不宜过饱，以免胃窦部过度扩张而增加促胃液素的分泌；进餐时注意细嚼慢咽，避免急食，咀嚼时可增加唾液分泌而稀释中和胃酸。

选择营养丰富、易消化的食物。除并发出血或症状较重外，一般不必规定特殊食谱。症状较重的患者以面食为主，其含碱能中和胃酸。不习惯面食者则以软米饭或米粥代替。由于蛋白质食物具有中和胃酸的作用，故可适量摄取脱脂牛奶，宜在两餐之间饮用，但牛奶中的钙质吸收有刺激胃酸分泌的作用，故不宜多饮。脂肪摄取应适量。避免食用机械性和化学刺激性强的食物。机械性刺激强的食物指生、冷、硬，粗纤维多的蔬菜、水果，如洋葱、韭菜、芹菜等；化学性刺激强的食物指浓肉汤、辣椒等。

（7）严格遵医嘱用药，注意用药后的反应。①抗酸药如氢氧化铝凝胶，应在饭后 1 小时和睡前服用。服用片剂应嚼服，乳剂给药前应充分摇匀。抗酸剂应避免与奶制品同服，因两者相互作用可形成络合物。酸性食物和饮料不宜与抗酸药同服。② H2 受体拮抗剂药物应在餐中或餐后即刻服用，也可把 1 日的剂量放在睡前服用，若需同时服用抗酸药，应间隔 1 小时以上。静脉给药时应注意控制速度，速度过快可引起低血压和心律失常。西咪替丁对雄激素受体有亲和力，可导致男性乳腺发育、性功能紊乱，且其主要通过肾排泄，故用药期间应监测肾功能。少数患者可出现头晕、头痛、疲倦、腹泻及皮疹等反应，如出现上述反应，应及时协助医生进行处理。③质子泵抑制剂如奥美拉唑可引起头晕，用药期间应避免开车或做其他必须高度集中注意力的工作；兰索拉唑的不良反应包括荨麻疹、皮疹、瘙痒、口苦、肝功能异常等，严重时应停药；泮托拉唑的不良反应较少，偶尔可引起头痛和腹泻。

（8）指导患者及其家属观察大便颜色，警惕因溃疡出血而引起的血样便或黑便。同时，还应注意患者有无头晕、心悸、出冷汗甚至休克等失血表现，一旦出现应及时就医。

（9）尤其要提醒患者在季节更换时注意饮食规律，劳逸结合，并保持心情舒畅，以防溃疡复发。

九、健康教育

1. 心理指导

消化性溃疡属于典型的心身疾病范畴，心理 - 社会因素对发病起重要作用，因此保持乐观的情绪、避免过度紧张，无论在本病的发作期或缓解期均很重要。

2. 饮食指导

（1）急性发作期予以易消化、低脂饮食，宜少量多餐。可选择少渣半流饮食。

（2）缓解期予以少渣软食，同时要注意蛋白质的补充。

（3）恢复期饮食应营养均衡，大多数患者可正常饮食，不必过多限制，但应避免辛辣、刺激、过咸、过甜食物。

3. 作息指导

不能剧烈或过度运动，以免引起疲劳。疼痛时可卧床休息，减少活动。

4. 家庭防护指导

幽门螺杆菌可通过粪 - 口和（或）口 - 口途径在人与人之间传播，病员应与家人分餐，餐具进行消毒。

5. 出院指导

（1）秋末冬初、冬春之交，一般容易复发，尤其注意休养，以免复发或加重。

（2）按时服药、坚持服药。H2 受体拮抗药或质子泵抑制药治疗溃疡的疗程，一般为十二指肠溃疡 4~6 周，胃溃疡 6~8 周。

（3）避免使用致溃疡药物，必须使用时应尽量采用肠溶剂型或小剂量间断应用或选用不良反应小者，同时必须进行充分的抗酸治疗和加强黏膜保护治疗。

（4）纠正不良的饮食习惯，如避免两餐间吃零食、睡前进食、暴饮暴食；应戒烟、酒。

（5）门诊随访，出院后 3 个月需复查胃镜，当出现腹痛节律变化并加重，有黑便等症状时应及时就诊。

第二节　急性胃炎护理

一、概述

急性胃炎是指胃黏膜的急性炎症，起病比较急，常表现为上腹部不适等症状；内镜检查可见胃黏膜有充血、水肿、糜烂、出血等改变，甚至一过性浅表溃疡形成。按病因和病理变化不同，急性胃炎可分为急性单纯性胃炎、急性糜烂出血性胃炎、急性腐蚀性胃炎、急性化脓性胃炎等。急性单纯性胃炎是指主要为理化因素和感染引起的胃黏膜急性炎症；急性糜烂出血性胃炎是以胃黏膜多发性糜烂为特征的急性胃黏膜病变，常伴有胃黏膜出血和一过性浅表溃疡形成。临床上比较常见的是急性单纯性胃炎和急性糜烂出血性胃炎。

二、病因与发病机制

引起急性糜烂出血性胃炎的常见病因有以下几种。

1. 药物

常见的有非甾体类抗感染药（NSAID）如阿司匹林、吲哚美辛等，某些抗肿瘤药、口服氯化钾及铁剂等。

2. 应激

严重创伤、大面积烧伤、大手术、颅内病变、败血症及其他严重脏器病变或多器官功能衰竭等，均可使机体处于应激状态而引起急性胃黏膜损害。

3. 乙醇

由乙醇引起的急性胃炎有明确的过量饮酒史，乙醇有亲脂性和溶脂能力，高浓度乙醇可直接破坏胃黏膜屏障，引起上皮细胞损害、黏膜出血和糜烂。

三、临床表现

1. 症状

常有上腹痛、腹胀、恶心、呕吐和嗳气及食欲缺乏等。如伴胃黏膜糜烂出血，则有呕血和（或）黑便，大量出血可引起出血性休克。药物和应激状态所致的胃炎，常以呕血或黑便为首发症状。细菌感染患者可出现腹泻等。腐蚀性胃炎可吐出血性黏液，严重者可发生食管或胃穿孔，引起胸膜炎或弥漫性腹膜炎。化脓性胃炎起病常较急，有上腹剧痛、恶心、呕吐、寒战和高热，血压可下降，出现中毒性休克。也有部分患者仅有胃镜下所见，而无任何症状。

2. 体征

上腹部压痛是常见体征，尤其多见于严重疾病引起的急性胃炎出血者。腐蚀性胃炎因口腔黏膜、食管黏膜和胃黏膜都有损害，口腔、咽喉黏膜充血、水肿和糜烂。化脓性胃炎有时体检则酷似急腹症。

四、辅助检查

1. 胃镜检查

急性糜烂出血性胃炎的确诊有赖于急诊胃镜检查，一般应在出血后24~48小时内进行，可见到以多发性糜烂、浅表溃疡和出血灶为特征的急性胃黏膜病损。食物中毒患者宜于呕吐症状有所缓解后再考虑是否需要进行胃镜检查，吞服腐蚀剂者则为胃镜检查禁忌。

2. 实验室检查

疑有出血者，应做呕吐物或粪便隐血试验、红细胞计数、血红蛋白测定和红细胞压积等检查。感染因素引起者，应做白细胞计数和分类检查，粪便常规和培养。

3. X 线钡餐检查

无诊断价值。

五、诊断

1. 病因

诊断急性胃炎应做出病因诊断，药物性急性胃炎最常见的是由非甾体抗感染药（NSAID）如酮洛芬、吡罗昔康、吲哚美辛等以及阿司匹林所致。严重外伤、败血症、呼吸衰竭、低血容量性休克、烧伤、多脏器功能衰竭、中枢神经系统损伤等应激状态时，要警惕急性胃黏膜病变的发生。常见的还有乙醇性急性胃炎、急性腐蚀性胃炎等。

2. 鉴别诊断

急性胃炎应与急性阑尾炎、急性胰腺炎、急性胆囊炎相鉴别。

六、治疗原则

（1）针对病因，去除损害因子，根除 Hp、去除 NSAID 或乙醇的诱因。积极治疗原发病。

（2）严重时禁食，逐渐过渡到流质、半流质饮食。

（3）对症和支持疗法：呕吐患者因不能进食，应补液，用葡萄糖及生理盐水维持水、电解质平衡，伴腹泻者注意钾的补充。腹痛者可用阿托品、复方颠茄片或山莨菪碱等解痉药。以恶心、呕吐或上腹胀为主者，可选用甲氧氯普胺、多潘立酮或莫沙必利等胃促动力药。

（4）药物治疗：①抑酸剂可应用比受体阻滞剂，雷尼替丁 150mg，每日 2 次；法莫替丁 20mg，每日 2 次；不能口服者可用静脉滴注；②胃黏膜保护剂和抗酸剂硫糖铝、胶体铋、铝碳酸镁等，每日 3~4 次口服；③细菌感染所引起者可根据病情选用抗生素喹诺酮类制剂、氨基糖苷类制剂或头孢菌素。应激性急性胃炎常出现上消化道出血，应抑制胃酸分泌，提高胃内 pH。临床常用法莫替丁 40~80mg/d 或雷尼替丁 300mg/d 静脉滴注，质子泵抑制剂抑酸效果更强，疗效更显著，如奥美拉唑 40~80mg 静脉注射或静脉滴注，每日 2 次。

（5）并发症的治疗：急性胃炎的并发症包括穿孔、腹膜炎、水电解质紊乱和酸碱失衡等。细菌感染者选用抗生素治疗，因过度呕吐致脱水者及时补充水和电解质，并适时检测血气分析，纠正酸碱失衡。对于穿孔或腹膜炎者，则需要考虑外科手术治疗。

七、护理评估

（一）致病因素

1. 感染

感染为急性单纯性胃炎的常见病因，多由进食被细菌和细菌毒素污染的食物而发病。常见致病菌为沙门菌、嗜盐菌、致病性大肠埃希菌和金黄色葡萄球菌及肉毒杆菌毒素，伴肠道感染时称为急性胃肠炎。

2. 理化因素

进食过热、过冷、过于粗糙的食物以及浓茶、浓咖啡、辣椒、烈酒等，服用某些药物如阿司匹林、吲哚美辛、铁剂或氯化钾口服液等，均可破坏胃黏膜屏障，造成胃黏膜损伤和炎症，引起急性单纯性或糜烂出血性胃炎。

3. 应激

严重创伤、大面积烧伤、大手术、严重的脏器病变、颅内病变、败血症等，可使胃黏膜缺血、缺氧，黏液和碳酸氢盐分泌减少，导致胃黏膜屏障破坏和反弥散进入到黏膜，引起胃黏膜糜烂和出血。

4. 其他

精神因素、胃区放射治疗、机体变态反应等，亦可引起急性胃炎。

（二）身体状况

起病急，症状轻重不一，不同类型的急性胃炎临床表现也不同。

1. 急性单纯性胃炎

由感染因素所致者，多在进食被污染食物 24 小时内发病。主要表现为上腹不适、疼痛、食欲减退、恶心、呕吐。由沙门菌、金葡菌及其毒素致病者起病更快，病情较重，多伴有水样腹泻、畏寒、发热，严重者有脱水、酸中毒或休克等。

2. 急性糜烂出血性胃炎

轻者大多无明显症状，或仅有上腹不适、腹部隐痛、腹胀、食欲减退等消化不良的表现。重者常伴有消化道出血症状，多以突发呕血和（或）黑便而就诊，护理体检可发现上腹部有不同程度的疼痛。

（三）心理社会状况

由于急性起病，或有上腹不适、腹泻、脱水、呕血、黑粪等表现，会使患者产生紧张、焦虑、恐惧情绪。

（四）实验室及其他检查

1. 血象

由细菌感染者白细胞轻度增加；急性糜烂性胃炎出血量大者，红细胞和血红蛋白下降。

2. 粪便检查

有胃黏膜出血者粪便隐血试验阳性。

3. 细菌培养

由感染所致者呕吐物、粪便可发现致病菌。

4. 纤维胃镜检查

宜在消化道出血发生后 24~48 小时内进行，因为病变（尤其是非甾体类抗感染药或乙醇引起者）可在短期内消失。镜下可见以弥漫分布的多发性糜烂、出血灶和浅表溃疡为特征的急性胃黏膜损害。本病的确诊有赖于急诊胃镜检查。

八、护理诊断及医护合作性问题

（1）营养失调，低于机体需要量，与食欲缺乏、消化不良、呕吐等有关。

（2）焦虑与消化道出血有关。

（3）潜在并发症上消化道大量出血。

（4）缺乏有关本病的病因及防治知识。

九、治疗及护理措施

（一）治疗要点

（1）积极消除病因和治疗原发病。

（2）一般不需使用抗生素。细菌感染致发热和血液白细胞总数增高者，可选用吡哌酸、氨苄西林、庆大霉素、呋喃唑酮等，口服或静脉滴注。

（3）对症治疗。腹痛者可给阿托品或山莨菪碱；脱水时，注意补充水和电解质，根据情况补碱，纠正酸中毒；有呕血、黑粪时，按上消化道大量出血治疗原则采取综合性措施进行处理。

（4）其他治疗。使用 H2 受体拮抗药、质子泵抑制药抑制胃酸分泌，或用硫糖铝和米索前列醇等保护胃黏膜。

（二）护理措施

1. 病情观察

密切观察患者有无上腹不适、腹部隐痛、腹胀、食欲减退等消化不良的表现，注意有无呕血和（或）黑便等上消化道出血征象；评估粪便检查和纤维胃镜检查结果，以便及时了解病情变化。

2.生活护理

（1）休息与活动：提供安静、舒适的环境，减少活动量，急性应激引起者应卧床休息；关心、安慰患者，保证身心得到充分的松弛和休息。

（2）饮食护理：进食应定时、有规律，少食多餐，不可暴饮暴食；一般进少渣、温热、半流质饮食；如有少量出血可给予牛奶、米汤等流质饮食中和胃酸，有利于胃黏膜的修复；急性大出血或呕吐频繁时应禁食；疾病恢复期鼓励患者进食有营养、易消化的软食。

3.药物治疗的护理

禁用或慎用对胃黏膜有刺激的药物，如阿司匹林、吲哚美辛等；指导患者正确服用抑制胃酸分泌和保护胃黏膜的药物；对呕吐频繁、出血量大者，应立即建立静脉通路，按医嘱输液、补充电解质，必要时输血，以保证患者的有效循环血容量。

4.健康指导

（1）休息与活动生活要有规律，应保持轻松愉快的心情，避免过度劳累。

（2）注意饮食卫生，进食应有规律，避免过热、过冷、辛辣的食物及咖啡、浓茶等刺激性饮料，嗜酒者应戒酒，防止损伤胃黏膜。

（3）合理使用对胃黏膜有刺激的药物，使用时应同时服用制酸剂。

（4）当患者出现呕血、黑便等消化道出血征象时，应及时就诊。

第三节 慢性胃炎护理

一、概述

慢性胃炎是指由多种原因引起的胃黏膜慢性炎症。其发病率在各种胃病中居首位，男性多于女性，各个年龄段均可发病，且随年龄增长发病率逐渐增高。慢性胃炎的分类方法很多，2000 年全国慢性胃炎研讨会采纳了国际上新悉尼系统的分类方法，将慢性胃炎分为浅表性（又称非萎缩性）、萎缩性和特殊类型三大类。慢性浅表性胃炎是指不伴有胃黏膜萎缩性改变的慢性炎症，幽门螺杆菌感染是其主要病因；慢性萎缩性胃炎是指胃黏膜已经发生了萎缩性改变，常伴有肠上皮化生，又分为多灶萎缩性胃炎和自身免疫性胃炎两大类；特殊类型胃炎种类很多，临床上较少见。

慢性胃炎指不同病因引起的胃黏膜的慢性炎症或萎缩性病变，是一种十分常见的消化道疾病，占接受胃镜检查患者的 80%~90%。

二、病因与发病机制

1. 幽门螺杆菌感染

目前认为幽门螺杆菌（Hp）感染是慢性胃炎主要的病因。

2. 饮食和环境因素

长期 Hp 感染增加了胃黏膜对环境因素损害的易感性；饮食中高盐和缺乏新鲜蔬菜及水果可导致胃黏膜萎缩、肠化生以及胃癌的发生。

3. 自身免疫

胃体萎缩为主的慢性胃炎患者血清中常能检测出壁细胞抗体和内因子抗体，尤其是伴有恶性贫血的患者检出率相当高。

4. 其他因素

机械性、温度性、化学性、放射性和生物性因素，如长期摄食粗糙性与刺激性食物、酗酒、咸食、长期服用非甾体类抗感染药或其他损伤胃黏膜的药物、鼻咽部存在慢性感染灶等。

三、临床表现

1. 症状

大多数慢性胃炎患者无任何症状。有症状者主要表现为非特异性的消化不良症状，如上腹部隐痛、进食后上腹部饱胀、食欲缺乏、反酸、嗳气、呕吐等。少数患者有呕血与黑粪，自身免疫胃炎可出现明显厌食和体重减轻，常伴贫血。

2. 体征

本病多无明显体征，有时可有上腹部轻压痛，胃体胃炎严重时可有舌炎和贫血的相应体征。

四、辅助检查

1. 胃镜及胃黏膜活组织检查

是最可靠的确诊方法，并常规做幽门螺杆菌检查。

2. 幽门螺杆菌检测

包括侵入性（如快速尿素酶测定、组织学检查等）和非侵入性（如 13C 或 14C 尿素呼气试验等）方法检测幽门螺杆菌。

五、治疗原则

慢性非萎缩性胃炎的治疗目的是缓解消化不良症状和改善胃黏膜炎症。治疗应尽可能针对病因，遵循个体化原则。消化不良症状的处理与功能性消化不良相同。无症状、HP 阴性的非萎缩性胃炎无须特殊治疗。

1. 一般治疗

应戒烟、忌酒，避免使用损害胃黏膜的药物，以及避免对胃黏膜有刺激性的食物和饮品，如过于酸、甜、咸、辛辣和过热、过冷食物，浓茶、咖啡等。饮食宜规律，少吃油炸烟熏腌制食品，不吃腐烂变质食物，多吃新鲜蔬菜和水果，食品要新鲜并富于营养，保证有足够的蛋白质、维生素（如维生素 C 和叶酸）及铁质摄入。精神上要乐观，生活上要规律。

2. 针对病因或发病机制的治疗

（1）根除 Hp。慢性非萎缩性胃炎的主要症状为消化不良，其症状应归属于功能性消化不良范畴。目前，国内外均推荐对 Hp 阳性的功能性消化不良行根除治疗。因此，有消化不良的 Hp 阳性慢性非萎缩性胃炎患者均应根除 Hp。另外，如果伴有胃黏膜糜烂，也应根除 Hp。大量研究表明，根除 Hp 可使胃黏膜组织学得到改善；对预防消化性溃疡和胃癌的发生有重要意义；对改善或消除消化不良症状具有费用 - 疗效比优势。

（2）保护胃黏膜。硫糖铝、瑞巴派特、替普瑞酮、吉法酯、依卡倍特适用于有胆汁反流、胃黏膜损伤和（或）症状明显者。

（3）抑制胆汁反流。促动力药可防止或减少胆汁反流；胃黏膜保护药特别是有结合胆酸作用的铝碳酸镁制剂，可增强胃黏膜屏障、结合胆酸，从而减轻或消除胆汁反流所致的胃黏膜损害。

（4）促动力药，如多潘立酮、马来酸曲美布丁、莫沙必利、盐酸伊托必利主要用于上腹饱胀、恶心或呕吐等为主要症状者。

（5）有胃黏膜糜烂和（或）以反酸、上腹痛等症状为主者，可根据病情或症状严重程度选用抗酸药、H2 受体拮抗或质子泵抑制剂（PPI）。

（6）助消化治疗。对于伴有腹胀、食欲缺乏等消化不良症状而无明显胃灼热、反酸、上腹饥饿痛症状者，可选用含胃蛋白酶、胰酶和复合酶制剂治疗。

（7）对于缺铁贫血，应补充铁剂。对于大细胞贫血者，则应根据维生素 B12 或叶酸缺乏分别给予补充。

（8）抗抑郁药或抗焦虑治疗可用于有明显精神因素的慢性胃炎伴消化不良症状患者，同时应予以耐心解释或心理治疗。

（9）其他对症治疗包括解痉、止痛、止吐等。

（10）萎缩性胃炎和肠化生不是手术的指征，对伴有息肉、异型增生或有局灶性凹陷或隆起者，应加强随访。

六、护理评估

（一）致病因素

1. 幽门螺杆菌感染

幽门螺杆菌感染是慢性浅表性胃炎最主要的病因。幽门螺杆菌具有鞭毛，其分泌的黏液素可直接侵袭胃黏膜，释放的尿素酶可分解尿素产生 NH_3 中和胃酸，从而既有利于幽门螺杆菌在胃黏膜定居和繁殖，又损伤上皮细胞膜；幽门螺杆菌产生的细胞毒素还可引起炎症反应和菌体壁诱导自身免疫反应的发生，导致胃黏膜慢性炎症。

2. 饮食因素

高盐饮食，长期饮烈酒、浓茶、咖啡，摄取过热、过冷、过于粗糙的食物等，均易引起慢性胃炎。

3. 自身免疫

患者血液中存在自身抗体，如抗壁细胞抗体和抗内因子抗体，可使壁细胞数目减少，胃酸分泌减少或缺失，还可引起维生素 B12 吸收障碍导致恶性贫血。

4. 其他因素

各种原因引起的十二指肠液反流入胃可削弱或破坏胃黏膜的屏障功能；老年胃黏膜退行性病变；胃黏膜营养因子缺乏，如胃泌素缺乏；服用非甾体类抗感染药等，均可引起慢性胃炎。

（二）身体状况

慢性胃炎起病缓慢，病程迁延，常反复发作，缺乏特异性症状。由幽门螺杆菌感染引起的慢性胃炎患者多数无症状；部分患者有上腹不适、腹部隐痛、腹胀、食欲减退、恶心和呕吐等消化不良的表现；少数患者可有少量上消化道出血；自身免疫性胃炎患者可出现明显厌食、体重减轻和贫血。体格检查可有上腹部轻压痛。

（三）心理社会状况

病情反复、病程迁延不愈可使患者出现烦躁、焦虑等不良情绪。

（四）实验室及其他检查

1. 胃镜及活组织检查

是诊断慢性胃炎最可靠的方法。慢性浅表性胃炎可见红斑（点、片状或条状）、黏膜粗糙不平、出血点或出血斑；慢性萎缩性胃炎可见黏膜呈颗粒状、黏膜血管显露、色泽灰暗、皱襞细小。

2. 幽门螺杆菌检测

可通过侵入性（如快速尿素酶试验、组织学检查和幽门螺杆菌培养等）和非侵入性（如C13或C14尿素呼气试验、粪便幽门螺杆菌抗原检测和血清学检查等）方法检测幽门螺杆菌。

3. 胃液分析

自身免疫性胃炎，胃酸缺乏；多灶萎缩性胃炎，胃酸分泌正常或偏低。

4. 血清学检查

自身免疫性胃炎，血清抗壁细胞抗体和抗内因子抗体可呈阳性，血清胃泌素水平明显升高；多灶萎缩性胃炎，血清胃泌素水平正常或偏低。

七、护理目标

患者疼痛减轻或消失，情绪稳定，能简单陈述慢性胃炎的预防保健知识。

八、护理诊断及合作性问题

（1）疼痛腹痛与胃黏膜炎性病变有关。

（2）营养失调，低于机体需要量与厌食、消化吸收不良等有关。

（3）焦虑与病情反复、病程迁延有关。

（4）潜在并发症癌变。

（5）缺乏对慢性胃炎病因和预防知识的了解。

九、治疗及护理措施

（一）治疗要点

治疗原则是积极祛除病因，根除幽门螺杆菌感染，对症处理，防治癌前病变。

1. 病因治疗

根除幽门螺杆菌感染前多采用的治疗方案是以胶体铋剂或质子泵抑制药为基础加上两种抗生素的三联治疗方案。如常用奥美拉唑或枸橼酸铋钾，与阿莫西林及甲硝唑或克拉霉素三种药物联用，两周为一个疗程。治疗失败后再治疗比较困难，可换用两种抗生素，或采用胶体铋剂和质子泵抑制药合用的四联疗法。

其他病因治疗：因非甾体类抗感染药引起者，应立即停药并给予制酸药或硫糖铝；因十二指肠液反流引起者，应用硫糖铝或氢氧化铝凝胶吸附胆汁；因胃动力学改变引起者，应给予多潘立酮或莫沙必利等。

2. 对症处理

有胃酸缺乏和贫血者，可用胃蛋白酶合剂等以助消化；对于上腹胀满者，可选用胃动力药、理气类中药；有恶性贫血时可肌内注射维生素 B12。

3. 胃黏膜异型增生的治疗

异型增生是癌前病变，应定期随访，给予高度重视。对不典型增生者可给予维生素 C、维生素 B1、胡萝卜素、叶酸和微量元素硒预防胃癌的发生；对已经明确的重度异常增生可手术治疗，目前多采用内镜下胃黏膜切除术。

（二）护理措施

1. 病情观察

主要观察有无上腹不适、腹胀、食欲减退等消化不良的表现；观察腹痛的部位、性质，呕吐物与大便的颜色、量及性状；评估实验室及胃镜检查结果。

2. 饮食护理

（1）营养状况评估：观察并记录患者每日进餐次数、量和品种，以了解机体的营养摄入状况。定期监测体重，监测血红蛋白浓度、血清蛋白等有关营养指标的变化。

（2）制订饮食计划：①与患者及其家属共同制订饮食计划，以营养丰富、易消化、少刺激为原则。②胃酸低者，可适当食用刺激胃酸分泌或酸性的食物，如浓肉汤、鸡汤、山楂、食醋等；胃酸高者，避免食用酸性和多脂肪食物，可进食牛奶、菜泥、面包等。③鼓励患者养成良好的饮食习惯，进食应规律，宜少食多餐，细嚼慢咽。④避免摄入过冷、过热、过咸、过甜、辛辣和粗糙的食物，戒除烟酒。⑤提供舒适的进餐环境，改进烹饪方式，保持口腔清洁卫生，以促进患者的食欲。

3. 药物治疗的护理

严格遵医嘱用药，注意观察药物的疗效及不良反应。

（1）枸橼酸铋钾：宜在餐前半小时服用，因其在酸性环境中方起作用；服药时要用吸管直接吸入，防止将牙齿、舌染黑；部分患者服药后出现便秘或黑粪，少数患者有恶心、一过性血清转氨酶升高，停药后可自行消失，极少数患者可能出现急性肾衰竭。

（2）抗菌药物：服用阿莫西林前应详细询问患者有无青霉素过敏史，用药过程中要注意观察有无过敏反应的发生；服用甲硝唑可引起恶心、呕吐等胃肠道反应及口腔金属味、舌炎、排尿困难等不良反应，宜在餐后半小时服用。

（3）多潘立酮及西沙必利：应在餐前服用，不宜与阿托品等解痉药合用。

4. 心理护理

护理人员应主动安慰、关心患者，向患者说明不良情绪会诱发和加重病情，经过正规的治疗和护理，慢性胃炎可以康复。

5. 健康指导

向患者及家属介绍本病的有关知识、预防措施等；指导患者避开诱发因素，保持愉快的心情、生活规律，养成良好的饮食习惯，戒除烟酒；向患者介绍服用药物后可能出现的不良反应，指导患者按医嘱坚持用药，定期复查，如有异常及时复诊。

第四节 食管癌护理

一、概述

食管癌是指生长在食管的恶性肿瘤，是一种常见的消化道癌症，其发病率和病死率在世界各地差异很大。我国食管癌的发病率较高，以河南、江苏、山西和河北等省为最高。男性患病率是女性的4倍，发病年龄多在40岁以上。我国每年约有15万人死于食管癌。食管癌的预后欠佳，治疗后5年存活率5%~6%。

食管癌早期往往不易发现，因而影响治疗效果。食管癌的确切病因尚不清楚。目前认为，食管癌的发生与以下因素有关：①过度吸烟、饮酒。②长期食用粗糙、过热食物，亚硝酸盐和霉菌污染的食物；因新鲜水果、蔬菜、蛋白质摄入不足导致营养物质如维生素、微量元素、蛋白质的缺乏。③食管原有疾病如食管炎、贲门失弛缓、食管黏膜白斑、普-文二氏综合征（缺铁性咽下困难）、食管化学烧伤等。④人乳头状病毒感染引起食管乳头状瘤，食管上皮增生从而演变为食管癌，但两者之间确切的关系有待进一步探讨。⑤ Barrett's 食管（BE）是指食管下段鳞状上皮被化生的柱状上皮替代的病理现象。是食管癌的癌前病变之一。近年来，源自 Barrett's 食管的腺癌有增加的趋势。⑥遗传因素：食管癌有家族聚集现象，除饮食、环境因素外，患者家族成员的外周淋巴细胞染色体畸变率较高，可能是决定食管癌易感性的遗传因素。

二、流行病学

（一）发病率、病死率及流行趋势

1. 发病率

据 D.M.Parking 报道（2002年），全球食管癌发病率居恶性肿瘤发病的第

8 位，其中男性世界标化发病率 11.5/10 万，居第 6 位，女性世界标化发病率 4.7/10 万，居第 9 位。我国处于世界上食管癌相对高发的地带，但不同地区食管癌发病率相差悬殊。1993—1997 年，河北省磁县男性世界标化发病率是广西省扶绥县的 52 倍。

2. 病死率

我国是世界上食管癌病死率最高的国家之一，据卫生部《2009 中国卫生统计年鉴》，2004—2005 年我国食管癌病死率达 15.21/10 万，居恶性肿瘤病死率第 4 位，其中男性病死率为 20.65/10 万，女性病死率为 9.51/10 万。

3. 流行趋势

我国自 20 世纪 60 年代末开始，在食管癌高发地区先后建立了一些防治现场，经过几十年的积极防治，近几年在高发区磁县、林州、盐亭县等防治现场，食管癌发病率和病死率均有下降趋势。近 30 年来，西方国家食管腺癌发病率明显上升，被认为与 Barrett 食管有关。

（二）人群分布

1. 年龄

发病率随年龄的增长而增高，40 岁以下者罕见，40 岁以上呈直线上升趋势，80% 的患者在 50 岁以上发病，70 岁达到高峰。

2. 性别

发病率和病死率一般为男性高于女性，但在高发地区，男女发病率并无明显差异。

3. 种族

不同种族的发病率有明显差异。美国黑种人高于白种人；亚洲的中国人、日本人高于欧洲人、美洲人；犹太人比较少见。我国新疆哈萨克族居民的食管癌发病率最高。除此之外，我国食管癌发生的组织学也与西方国家存在明显差别，我国食管恶性肿瘤 90% 以上为食管鳞状细胞癌，而西方国家的食管恶性肿瘤多为食管腺癌。

（三）地理分布

食管癌高发区一般为水源缺乏、土地贫瘠、饮食缺乏营养的贫困地区。我国有几个食管癌高发区：①华北三省交界的太行山区（河南林县、河北磁县、山西阳城县）；②川北地区（四川盐亭县）；③苏北地区（江苏扬中县）；④鄂皖交界的大别山区（演县、麻城县）；⑤秦岭高发区（丹凤县、嵩县等）；⑥闽粤交界地区（广东汕头、福建南安县）；⑦新疆哈萨克族居住地区（里托县）。

（四）分子流行病学

我国学者在食管癌高发区做了大量研究工作，认为食管癌和其他癌症一样，是由于相互作用的多基因变异所引起的复杂性疾病，这种疾病可能还是环境差异的反映以及基因-环境相互作用的结果。一些研究结果证明，叶酸生物转化基因、致癌物代谢基因、DNA修复基因和细胞周期控制基因的遗传变异均涉及食管癌的发生或发展。

三、病因学

到目前为止，食管癌的确切病因尚未查明，但根据流行病学调查的大量资料和近年来实验室的广泛研究，已取得很大进展，特别是对高发区人体内外环境的研究，对提示病因和发病条件，提供了越来越多的线索和科学依据。

（一）社会经济状况

包括收入水平、受教育程度、职业三个层面。社会经济状况越低的人群，患食管癌的风险越大。高发区大都是在发展中国家的贫困地区，自然条件艰苦。

（二）生活行为方式

1. 吸烟、饮酒

1990年WHO的报告《膳食、营养与慢性病预防》指出："流行病学研究清楚地表明饮酒与食管癌的发生有关，吸烟也能引起食管癌。"吸烟是直接起作用，主要是烟雾和焦油中含有多种致癌物质。乙醇在人体内的代谢产物乙醛是比较肯定的致癌物，或者是作为致癌物的溶剂起作用。国外有研究表明，大量饮酒与食管癌的发生密切相关，而我国食管癌高发区，如林县，数代人无饮酒习惯，故乙醇在我国食管癌发病学中的作用程度尚需进一步研究。

2. 饮食习惯

不良饮食习惯可加重对食管黏膜的物理刺激并造成损伤，使之发生炎症甚至引起不典型增生。

3. 烫食

国际癌症研究中心评审结果认为，饮用温度很高的饮料会增加患食管癌的危险性，其作用机制可能是通过烫伤上皮组织，造成癌的易感和促进因素。我国晋中地区常喝热粥的居民食管癌发病率明显高于无此习惯者。

4. 腌制食品

酸菜、腌肉等腌制食品制作过程中产生的 N- 亚硝基化合物是致癌和促癌因素。我国高发区河南林县、四川盐亭和江苏扬中等地人们普遍食用腌酸菜。此外，酸菜中含有大量的白地霉菌，可促进硝酸盐还原为亚硝酸盐。

5. 营养

（1）膳食结构单一：主要为新鲜蔬菜或水果摄入少、谷物占的比例大、优质蛋白质摄入少。谷物本身并未增加患食管癌的危险性，但由于谷物作为主食摄入比例大，造成副食种类少、数量少，来自蔬菜、水果、肉类、奶类、豆类的营养素摄入相应减少，导致某些必需营养素缺乏。

（2）微量元素缺乏：我国华北地区食管癌高发区的土壤、饮水和粮食作物中钼、锌、铁、铜、铅、钛、镁、氟等微量元素的含量都相对较低，而这些微量元素是某些氧化酶和亚硝酸盐还原酶的重要组成部分，对生长发育、组织的创伤修复有一定的影响。

（三）遗传因素

食管癌的发生有家族聚集现象。在我国高发区山西阳城，遗传度达到49.20%，可以看出，如果亲代患食管癌，其子代患食管癌的风险增高。但是高发区食管癌的遗传度差别却很大（18%~93%），提示在共同环境暴露的情况下，易感的基因对食管癌的发生有一定的作用。一般来说，家庭成员有共同的生活环境和相似的生活习惯，环境和遗传的作用很难区分，可以说是外环境与机体交互作用的结果。

四、病理学

1. 大体分型

指对原发瘤大体标本外观形态学的肉眼分型，因其不考虑肿瘤侵犯的深度、组织学分类及有无淋巴结转移等，故不能作为预后因素。早期食管癌指的是原位癌和早期浸润癌，病变往往比较局限。按其形态可分为隐伏型、糜烂型、斑块型和乳头型。中晚期食管癌按肉眼形态可分为髓质型、蕈伞型、溃疡型、缩窄型和腔内型。其中髓质型所占比率最高。少数中晚期食管癌不能归入上述各型者，称为未定型。

2. 组织学分型

食管癌在组织学上有鳞状细胞癌、腺癌、小细胞癌及腺鳞癌等类型，其中以鳞状细胞癌最多见，约占食管癌的 90% 以上，腺癌次之。大部分腺癌的发生多起源于 Barrett 食管化生的腺上皮，其发生与长期反流性食管炎有关，极少数来自食管黏膜下腺体。原发性食管腺癌在我国少见，欧美文献报道比我国高。早期食管癌组织学表现主要是由鳞状上皮的不典型增生演发为原位癌，进而演进为早期浸润癌。中晚期食管癌为浸润性癌，癌组织浸润肌层或穿破纤维膜向外侵犯邻近脏器或有局部、远处转移。判断浸润癌的分化程度，通常采用三级分法：Ⅰ级称为高分化，癌组织分化良好，恶性度低；Ⅱ级称为中分化，癌组织分化较Ⅰ级差，恶性度高；Ⅲ级称为低分化，癌组织分化较Ⅱ级更差，恶性度更高。

五、扩散与转移

1. 直接蔓延

上段癌可侵入喉部、气管和颈部软组织；中段癌多侵入支气管、肺；下段癌常侵入贲门、膈和心包等处。受浸润的器官可发生相应的并发症，如大出血、化脓性炎及脓肿、食管 - 支气管瘘等。

2. 淋巴转移

上段癌常转移到食管旁、喉后、颈部及上纵隔淋巴结；中段癌多转移到食管旁及肺门淋巴结；下段癌常转移到食管旁、贲门及腹腔淋巴结，有 10% 的病例可转移到颈深和上纵隔淋巴结。值得注意的是，侵入食管黏膜下层的癌细胞可通过淋巴管网在管壁内扩散，在远离原发灶的黏膜下形成微小转移灶。

3. 血行转移

主要见于晚期食管癌患者，以转移至肺及肝最为常见。

六、临床表现

1. 早期症状

多数早期食管癌无症状，或偶尔出现神经刺激症状，常为一过性。一般肿瘤侵犯小于 1/3 食管周径时，患者可进普食，但大口吞咽时会发噎。常见以下 4 组症状：①进食时有轻微的哽噎感。②进食时胸骨后疼痛。③进食时食管内有异物感。④胸骨后有闷胀、隐痛、灼热感或不能详述的不适。以上症状常间断出现，可呈缓慢的进行性加重，有些可持续数年。

2. 进展期症状

在食管癌的进展期，因肿瘤进一步增大，超过食管周径的 2/3 以上时，会引发一系列症状：①进行性吞咽困难是最常见也是最典型的临床表现，占 95%，开始时哽噎症状间断出现，但逐渐加重，发展至进半流质、流质饮食甚至滴水不入。②下咽时胸骨隐痛、灼痛较为常见。③进食后呕吐。④体重减轻。

3. 晚期症状

晚期症状多由食管癌引起的并发症或出现转移所引起，如肿瘤侵犯喉返神经引起声嘶、侵犯膈神经或膈肌引起呃逆、压迫气管引起呼吸困难等。相邻器官并发穿孔时，可发生食管支气管瘘、纵隔脓肿、肺炎、肺脓肿及主动脉穿孔大出血。骨转移、肝转移、胸腹腔转移时，出现骨骼疼痛、肝大、黄疸及胸腹腔积液等。

七、辅助检查

1. 食管拉网细胞学检查

食管拉网细胞学检查主要用于食管癌高发区无症状人群普查，结合细胞涂片检查，可使诊断阳性率增加 10%。

2. 食管钡剂造影

食管钡剂造影是食管癌早期诊断的重要手段，方法简便，患者痛苦小。

3. 食管内镜检查

通过纤维食管镜可对食管黏膜进行观察，直视病变部位，通过刷检细胞学和病理切片活检，可确诊食管癌。如果中晚期食管癌病变位于胸上段或颈段，应在做食管镜检查的同时做纤维支气管镜检查，以观察气管、支气管有无受侵。

4. 超声内镜检查（EUS）

EUS 可对早期食管癌病灶较准确地判断浸润深度，正确鉴别黏膜内癌和黏膜下癌，及其有无周围淋巴结转移等情况，是选择内镜治疗或外科手术治疗的重要参考指标。同时，EUS 可准确判断进展期食管癌病变浸润深度、周围器官侵及和淋巴结转移情况，对于手术方案的选择、预后判断和随访等有重要意义。

5.CT

CT 对于判定病变范围、淋巴结受累及转移情况，癌肿与周围组织关系有所帮助。

6.B 超

B 超用于发现肝、脾等脏器有无转移，腹膜后有无转移淋巴结等。

7. 放射性核素检查

目前多采用 PET-CT，是正电子发射型计算机断层显像（PET）和 X 线计算机断层扫描（CT）两种技术融合在一起的产物，是核医学分子影像与 CT 影像相结合的高科技结晶，其对食管癌的诊断灵敏度和特异度均达 90% 以上，提高了对食管癌患者分期的准确度。

八、治疗要点

（一）手术治疗内镜下黏膜切除术（EMR）

EMR 是发展较快且应用较为广泛的一种早期食管癌的治疗方法。这种方法可以为病理提供完整切除标本，便于术后病理的进一步诊断以决定是否需要进一步治疗。EMR 治疗早期食管癌的随访结果表明，5 年生存率为 95%~100%。但 EMR 治疗食管癌前病变的长期效果仍有待于进一步长期随访观察结果。此外，EMR 仍存在一定的局限，如何术前准确判断病变的浸润深度和淋巴结转移，如何减少术后病变的复发，仍是目前较难解决的问题。近年来，内镜超声的应用可以有效判断病变的浸润深度，可以对 EMR 的治疗起到一定的指导作用，但内镜超声对淋巴结转移诊断的准确率仍较低，早期病变术前诊断的技术与方法仍需要进一步的改进。

手术切除是食管癌治疗的主要手段，手术常用路径包括：①左胸后外侧切口食管切除术，适用于下段食管癌（主动脉弓下吻合）及气管隆突平面以下的中段食管癌（主动脉弓上吻合），是最常采用的经典术式。②左颈、左胸切口食管切除术，适用于食管中、上段癌（肿瘤上界一般在距门齿28cm处以上）需行颈部吻合的病例。③右胸后外侧、上腹二切口食管切除术，适用于胸中段食管癌（肿瘤上界一般在距门齿28cm处以下）可行胸内吻合的病例。④左颈、右胸、上腹三切口食管切除术，适用于食管中、上段癌。⑤结肠代食管术，适用于胃不能利用（如胃大部切除后等），再次手术（如胃代食管手术失败等），以及肿瘤位于上段食管。⑥空肠移植食管重建术，适用于胃或结肠有器质性疾病而不能用以替代食管者。⑦非开胸食管切除术，包括食管内翻拔脱术和经裂孔食管切除术，主要适用于较小的颈段、腹段食管癌以及胸段的早期食管癌有开胸禁忌证者，此种手术方式不能进行胸内淋巴结清扫，对于是否适合于食管恶性肿瘤的外科治疗，一直存在着争议。

随着外科技术的发展及手术设备的改进，现代微创外科已成功应用于食管癌的诊断及治疗。已有报道表明，电视辅助胸腔镜食管癌切除，特别是同时联合经腹腔镜游离胃时，可以明显降低心肺并发症的发生率，减少手术死亡率。

（二）综合治疗

国际上综合治疗还处于临床试验阶段，国内迄今尚无大协作、大规模和有计划的前瞻性临床随机试验。食管癌的综合治疗包括以下几方面。

1. 术前放疗

可使肿瘤缩小，与周围器官的癌性粘连转为纤维性粘连，局部淋巴结转移得到控制，从而提高手术切除率。

2. 术前化疗

又称"新辅助化疗"，目的是降低肿瘤活性，消除微小转移灶，降低肿瘤T及N分期，提高手术切除率。但是术前化疗药物选择的盲目性和不良反应，以及围术期死亡也是棘手的问题。

3. 新辅助治疗——术前联合放化疗

目前，食管癌辅助治疗中，同期放化疗所取得的效果最为显著。首先放化疗可同时兼顾肿瘤局部和可能存在的微转移灶，其次化疗药物如DDP和5-FU等具有增加肿瘤细胞对放疗的敏感性，同期使用可加强局部控制的力度，减少放疗剂量以减低不良反应，提高治疗依从性和治疗效果。

4. 术后放疗和化疗

对Ⅲ期患者于术后 3~6 周行放疗，有助于加强局部控制，减少复发机会，比单一手术生存率提高。对于预防和治疗肿瘤局部复发和全身转移来说，化疗是目前唯一确切有效的方法，但是对食管癌进行系统性的术后辅助化疗的临床研究报道甚少。

九、护理诊断及合作性问题

与食道癌相关的最常见的护理诊断如下。

（1）营养失调，低于机体需要与吞咽功能下降有关。

（2）疼痛与肿瘤组织压迫食管或纵隔等周围组织有关。

（3）气体交换受损的危险与食物反流和呼吸道感染有关。

（4）吞咽能力下降与肿瘤组织阻塞或放射治疗有关。

（5）预感性悲哀与身体状况下降和预后较差有关。

（6）潜在并发症吻合口瘘。

十、护理计划与实施

食管癌患者的护理目标是：①获得最佳营养状况。②疼痛减轻。③维持正常的气体交换。④获得一定程度的吞咽活动。⑤维持心理与精神状态在一定的水平。⑥未发生并发症或并发症得到及时控制与处理。

食管癌患者的治疗包括手术疗法、放射疗法和化学药物治疗。

（一）手术治疗患者的护理

1. 手术治疗

食管癌根治术多适用于食管癌早期。若外科手术无法根治，通常采取姑息手术治疗，辅以放射治疗和化学疗法。食管胃切除术是切除食管和胃的一部分，胃的剩余部分替代食管的功能。若肿瘤已扩散至喉部，可能需进行颈部组织的清扫和喉切除术。当肿瘤侵犯至胃或胃不宜替代食管进行吻合，外科医生可采取结肠代食管术，可采用右侧或左侧结肠移至胸腔替代食管。外科手术方式的采用取决于肿瘤的位置、损害的程度、患者的身体状况和外科医生的偏好。

食管癌外科手术治疗，除了有一般手术治疗可能出现的休克、出血和感染等并发症外，还可能出现吻合瘘等严重的并发症，特别是对行结肠代食管手术的患者，因多处吻合部位、吻合口张力较大、血液供应欠佳以及营养不良所致吻合口愈合延迟等，易导致上述并发症的发生。若患者术后恢复尚好，也可能有因食管下端括约肌切除后，食物反流导致窒息的危险。

2. 术前护理

（1）心理护理：食管癌患者对进行性加重的吞咽困难等症状焦虑不安，再加上即将进行手术治疗，会出现不同程度的紧张和恐惧心理。患者的求生欲望强烈希望尽快手术，但对手术的有效性、安全性有一定顾虑，因此处于比较矛盾的心理状态。护理人员在术前应加强和患者的沟通，了解其心理状态，根据具体情况给予不同的心理护理，如鼓励患者，增强其战胜疾病的信心，耐心解释手术相关知识及术前准备工作。

（2）饮食与营养：食管癌患者因有不同程度的吞咽困难，往往有营养不良、水电解质失衡、低蛋白血症等。因此，术前补充营养，加强饮食护理非常重要。

能经口进食者：给予高蛋白、高热量、高维生素饮食，保证每日热量达到12.55kJ（16kcal）；吞咽困难者，给予半流质或流质，每日热量不少于10.46kJ（2.5kcal）。避免进食刺激性、硬度较大的食物。经口进食补充不足时，选用肠内营养的其他途径或肠外营养的方式保证营养供给。

高度梗阻者：通过肠外或肠内营养方式补充营养；及时纠正脱水和电解质紊乱；贫血者，必要时输血。

（3）术前准备如下。

呼吸道及口腔准备：吸烟患者劝其戒烟。指导和训练患者有效咳痰、深呼吸，积极治疗呼吸道感染。指导患者早晚刷牙及饭后漱口，若有龋齿或牙周疾病应进行治疗。

食管冲洗：有明显食管梗阻者，术前3天开始每晚经胃管用温生理盐水或3%~5%的碳酸氢钠溶液冲洗食管，可以减轻局部感染和水肿，有利于术后吻合口愈合。

胃肠道准备：①梗阻或有炎症者，术前1周分次口服抗菌药物溶液，术前3

天改流质饮食，术前 1 天禁食。②拟行结肠代食管手术的患者，术前 3~5 天口服甲硝唑、庆大霉索或新霉素等肠道抗生素，术前 2 天进无渣流质，术前晚清洁灌肠或全肠道灌洗。③术后置胃管，如遇到梗阻，置于梗阻部位上端，待术中直视下再置入胃中。

皮肤准备：根据术式进行皮肤准备。

3. 术后护理

（1）一般护理：全麻术后护理常规。

（2）呼吸道护理：食管癌患者由于有术前呼吸道疾病、手术创伤、术后不适等方面的因素，术后易发生呼吸困难、缺氧、肺不张、肺炎，甚至呼吸衰竭。因此，术后首先应严密观察呼吸形态、呼吸频率，经常听诊肺部，必要时监测动脉血气。气管插管者，及时吸痰，做好呼吸机相关护理。术后第 1 天鼓励患者深呼吸、吹气球或使用呼吸训练器，促使肺膨胀。术后给予雾化吸入，鼓励患者有效咳痰，排痰不畅甚至出现痰阻塞现象时，立即鼻导管深部吸痰，必要时采用纤维支气管镜或气管切开吸痰。胸腔闭式引流者，按胸腔闭式引流护理常规护理。

（3）胃肠道护理。

胃肠减压的护理：食管癌切除后，由于迷走神经被切断，胃肠蠕动减慢，易导致胃扩张，影响吻合口愈合，甚至压迫肺，影响呼吸。术后妥善固定胃管，防止脱出。经常挤压胃管，保证引流通畅。严密观察胃肠减压引流液的量、性状、气味，并记录。术后早期引流液呈暗红色或咖啡色，以后逐渐转为正常。若术后短期引流出大量鲜红血性液，考虑可能是吻合口出血，发现后及时通知医师并配合处理。胃管不慎脱出后应严密观察病情，切勿盲目插入，以免造成吻合口瘘。一般术后 36~72 小时，患者肠蠕动恢复有肛门排气时，即可拔出胃管，拔管时动作应缓慢，避免损伤吻合口。

饮食护理：术后胃肠减压 24 小时后，患者若无吻合口瘘症状即可进食，先饮少量水，术后 5~6 天可给予全清流质，少量多次。术后 3 周无不适症状可进普食，注意细嚼慢咽、少量多餐。

及时发现吻合口瘘：形成吻合口瘘的原因有：①食管本身无浆膜覆盖、肌纤维纵形走向，易发生撕裂。②食管血液供应为节段性，容易出现吻合口缺血。③

吻合口张力过大。④患者有感染、营养不良、贫血、低蛋白血症等。吻合口瘘多发生在术后5~10天，临床表现有呼吸困难，胸腔积液，全身中毒症状，如高热、寒战、休克。发现有吻合口瘘后应嘱患者立即禁食，行胸腔闭式引流，遵医嘱抗感染治疗和营养支持。严密观察病情，积极对症处理，需再次手术者，做好术前准备。

食管重建（结肠代食管）术后护理：食管重建术后常于腹腔结肠与胃吻合处及横结肠与小肠吻合处留有引流管，护理中应注意保持结肠袢内减压管固定、通畅，并观察引流液的量及性状；观察腹部体征，出现异常及时通知医师。晚期护理注意饮食宣教，如少量多餐，避免睡前躺着进食，进食后务必慢走，或端坐半小时，防止反流，裤带不宜系得太紧，进食后避免低头弯腰。

（4）术后并发症的预防和护理

乳糜胸：术后较严重的并发症。①原因：术中伤及胸导管所致。②表现：多发生在术后2~10天，少数可在术后2~3周后出现。早期禁食期间胸腔闭式引流液为淡血性或淡黄色，量较多；恢复进食后，乳糜液漏出量增多，积聚在胸腔内，压迫肺和纵隔并使之向健侧移位，出现胸闷、气急、心悸，甚至血压下降。乳糜液中95%是水，其余为脂肪、蛋白质、胆固醇、酶、抗体和电解质。因此，发生乳糜胸后若未能及时治疗，患者可在短期内出现全身消耗、衰竭，甚至死亡。③处理：加强观察，尽早发现。一旦发生，迅速处理，置胸腔闭式引流，及时引流胸腔内乳糜液，可用负压持续吸引，有利于胸膜形成粘连。给予肠外营养保证营养摄入。出现其他症状，对症护理。

（二）放射治疗患者的护理

1. 放射治疗

若食管癌为鳞状细胞癌，放射治疗可控制肿瘤的局部生长，减轻梗阻和疼痛。放射治疗能减低肿瘤的大小，使患者短期内症状改善，虽然放射疗法是一种提高患者生命质量的姑息治疗手段，但对患者的余生也有影响。高剂量的放射治疗可导致食管狭窄而需要进行食管扩张术。

2. 护理措施

（1）心理护理：通常患者对放射疗法有恐惧感，同时对放疗所带来的作用与危险性有错误的认识。护理人员应该给患者提供详细的信息并予以指导，以保证患者按计划完成放射疗法的疗程。

（2）减轻疼痛和不适：在进行放射治疗的前几周，放射线可致食管组织水肿和上皮脱落，出现急性食管炎和吞咽疼痛，同时还出现厌食、恶心和呕吐，以上症状可能持续至治疗结束。因此护理人员应经常评估患者发生以上症状的情况和症状严重程度。遵医嘱使用镇静剂以减轻患者的不适，在每餐口服进食时使用利多卡因。

（3）饮食与营养：护理人员与患者协商，调整饮食结构以满足患者之需要且保证患者舒适。给患者提供小量、多次的软食或半流食物，可采用便于患者接受的清淡甜食，注意饮食中的营养成分，补充蛋白粉剂。护理人员应准确记录患者的热量、出入量和每日体重；评估患者皮肤张力和黏膜的完整性。如果患者口服量不足时，护理人员应与医师和营养师配合，评估和决定肠内营养。

（4）口腔护理：注意加强口腔护理，动作轻柔，以预防念珠菌性食管炎。护理人员应密切观察患者病情变化，任何突然使患者症状加重的现象应报告医师。

（三）化学疗法患者的护理

化学药物治疗可单独使用，或与放射治疗和外科治疗联合使用，护理人员必须掌握经常使用的化学药物的作用与不良反应，指导患者有关化学药物疗法的优点及不足等。

（四）出院计划

大多数患者出院在家仍需要提供大量的帮助，尤其是单独居住或仅与年老配偶居住的患者。食管癌的治疗非常复杂，术后即使没有出现严重并发症，也需要持续关心患者的呼吸道情况、伤口愈合情况和营养支持情况等。因此护士应准确而详细地收集患者社会方面的资料，帮助患者，满足其需要。

（五）健康教育

（1）出院后患者在某种程度上仍需要照护，故应告诉患者及家属照护的方法。

（2）呼吸道护理应放在首位，指导患者及家属：①支撑伤口，避免因伤口疼痛而恐惧咳嗽、排痰。②进行胸部理疗。③进行深呼吸，注意咳嗽、排痰以预防感染。④一旦患者出现呼吸道感染的征象，应立即与医师联系。

（3）指导与鼓励患者适当活动，避免过度卧床休息，预防各种并发症的发生。

（4）注意伤口护理，应告诉患者及家属每日仔细观察伤口，注意伤口是否有红、肿、痛、分泌物等。

（5）护理人员应以书面形式将吻合口瘘的征象传授给患者及家属，一旦出现吻合口瘘立即报告医务工作者。

（6）营养支持也不能忽略，护理人员应指导患者家属：①继续增加经口进食的量，但应在能耐受的范围内。②进食软且易吞咽、高热量、高蛋白的食物，少量多餐。③如果经口进食不能满足营养需要，应指导患者及家属在家进行管喂饮食或胃肠外饮食的方法。④患者饭后应保持直立的姿势并抬高床头。⑤若再次发生吞咽困难和吞咽疼痛应及时向医师报告。

十一、护理评价

评价时应根据护理诊断及预期目标进行。护理人员应评价患者是否摄入了足量平衡的营养物质，满足了机体的需要；是否保持体重稳定；吞咽有无不适；呼吸道是否通畅，有无呼吸道感染；能否适应疾病所带来的压力并能从家人或其他重要关系人处获得支持，有无并发症的存在。

第五节　胃癌护理

一、概述

胃癌是指胃内的恶性肿瘤，其中以腺癌最常见，恶性淋巴瘤次之。胃癌隐性起病，通常在被确诊时疾病已进入到晚期。胃癌在日本、哥斯达黎加、哥伦比亚等国家较常见。男性的发病率高于女性。我国的胃癌发病率高，特别是在我国的西北地区。我国胃癌年死亡率约 21/10 万。

二、病因病理

病因尚不完全清楚，目前认为与胃溃疡、萎缩性胃炎、胃息肉恶变有关。胃幽门螺杆菌感染也是重要因素之一；环境、饮食及遗传因素、免疫机制失调、原癌基因和抑癌基因突变、重排和缺失等变化都与胃癌的发生有一定关系。

胃癌好发于胃窦部。胃癌的大体类型分为早期胃癌和进展期胃癌。早期胃癌分为隆起型、浅表型和凹陷型。进展期胃癌分为息肉型、溃疡型、溃疡浸润型和弥漫浸润型。按组织类型分为上皮性肿瘤和类癌两种，前者分为腺癌（占绝大多数）、腺鳞癌、鳞状细胞癌、未分化癌和未分类癌。

胃癌直接蔓延侵袭至相邻器官是其主要转移方式之一；淋巴转移是主要的远处转移途径，发生较早；血行转移一般发生在晚期，最常见的转移部位是肝，其次是肺、脑、肾、骨等；癌细胞脱落种植于肠壁和盆壁。

三、临床表现

早期无明显症状。50% 的患者较早出现上腹隐痛，食后饱胀不适，容易被误认为"胃炎或消化性溃疡"，一般服药后可暂时缓解。病情进一步发展，出现上腹疼痛加重、食欲缺乏、消瘦、贫血，甚至消化道出血（呕血、黑便）症状。当胃窦梗阻时有恶心、呕吐宿食，贲门部癌可有进食梗阻感。晚期患者出现恶病质。

早期无明显体征，或仅有上腹部深压痛；晚期可扪及上腹部肿块；出现肝或淋巴转移时，可有肝大、腹水、锁骨上淋巴结肿大；发生直肠前凹种植转移时，直肠指诊可触到肿块。

四、辅助检查

1. 常规及生化检查

早期胃癌常无特殊表现，胃液及大便潜血的检测可以为发现消化道肿瘤提供线索；胃液酸度检测约有 65% 胃癌患者呈现胃酸缺乏。进展期胃癌常可出现贫血，肝功能异常。

2. 肿瘤标志物检测

如胃液胎儿硫糖蛋白、血液或胃液癌胚抗原、K-ras 基因、P53 等，但目前尚未发现对胃癌诊断有特异性价值的指标，还不能作为常规诊断的必需项目。

3. 胃镜检查

胃镜检查是胃癌尤其是早期胃癌诊断的主要手段。为了更早地发现胃癌，对有胃部症状或有胃癌家族史，患有胃的癌前疾病者，均应尽早或定期行胃镜检查。内镜下活检进行病理学检查，可确定细胞分化程度和组织细胞分型。如胃镜检查与病理组织学诊断不符，应尽早复查胃镜并活检。

4.X 线钡餐检查

采用气钡双重对比技术检查胃癌仍是目前诊断胃癌的重要方法之一，但如发现恶性胃小区改变或恶性溃疡征象而不能确诊，或发现肿块性病变或浸润性病变或巨大胃皱襞等，均必须行胃镜检查并取活检行病理组织学检查确诊。

5.B 超诊断

口服对比剂，用 B 超探头对胃进行检查有一定意义，其效果在进展期胃癌更明显。

6.CT 及 MRI 检查

可发现胃壁增厚、腔内肿块、胃腔狭窄等胃癌的基本征象，观察胃癌的转移征象是其主要作用之一。

五、诊断要点

确诊主要依据内镜加活检以及 X 线钡餐，早期确诊是根治胃癌的前提。有下列情况应及早或定期胃镜检查：①40岁以上，尤其是男性，近期出现消化不良、呕血或黑便者。②慢性萎缩性胃炎伴胃酸缺乏，有肠化生及不典型增生者。③良性溃疡但胃酸缺乏者。④胃溃疡经正规治疗2个月无效，X线钡餐提示溃疡反而增大者。⑤X线检查胃息肉大于2cm者。⑥胃切除术后10年以上者。

六、治疗要点

早期发现、早期诊断和早期治疗是提高胃癌疗效的关键。手术是首选的方法，辅以化疗、放疗及免疫治疗等以提高疗效。

1. 手术治疗

根治性手术，是大块切除胃的全部或大部、大小网膜和区域淋巴结，并重建消化道。近年来胃癌的微创手术已日趋成熟，对胃癌早期黏膜隆起型直径小于2cm，边界清楚者，可在胃镜下行高频电凝切除术；对隆起型胃癌直径小于2.5cm、凹陷型癌直径小于1.5cm，无溃疡者，可实施腹腔镜下的胃楔形切除、胃部分切除术。晚期癌肿浸润并广泛转移者，行姑息性切除术、胃-空肠吻合术可以解除症状。

2. 化学疗法

目的是在外科手术的基础上，杀灭亚临床癌灶或脱落的癌细胞。联合用药优于单一用药。晚期胃癌化疗主要是缓解症状。腹腔内化疗可在门静脉内、肝内和腹腔内获得较高的药物浓度，而外周血中药物浓度较低，以减少抗癌药物的毒性反应；其方法有经皮腹腔内置管，术中皮下放置置入式腹腔泵或Tenckhoff导管。

3. 放射治疗

胃癌对放射线敏感性较低，一般不主张放疗，术中放疗有助于防止癌复发。

放射性粒子组织内植入近距离治疗肿瘤，是近几年来国内外开展的新技术之一，主要用于肺癌、肝癌、前列腺癌、乳腺癌、食管癌、胃癌的内放疗。通过术中植入完全封闭的放射源I_{125}粒子，使之持续发射小剂量的γ射线、X射线杀灭肿瘤细胞，持续56天后进入到半衰期，I_{125}放射性粒子辐射直径只有2cm，穿透力1.7cm，正常组织受到辐射剂量很小。粒子植入术后的并发症有局部疼痛、出血和感染，一般给予抗感染及止血等治疗后症状消失。

4. 生物治疗

包括某些药物、细胞因子、基因治疗等正在研究中，并已取得初步成果。

七、护理评估

胃癌患者的护理评估与胃溃疡患者的护理评估方法与内容基本相似。

（一）健康史

（1）询问患者以往的健康状况，了解患者的父母、祖父母以及兄弟姊妹中有无胃癌疾病的家族史。

（2）了解患者有无引起胃癌发生的高危因素，包括胃息肉、胃良性肿瘤、慢性胃炎、恶性贫血、胃源性贫血、胃手术，以及男性患者年龄是否大于50岁等。

（3）了解患者的饮食习惯，判断患者有无食用大量含亚硝酸盐类食物、高盐食物、咸肉、腌制食物或含高淀粉类食物等。另外还需了解患者有无吸烟史、有无食欲和饮食习惯的改变，以及有无体重减轻等。

（4）了解患者有无消化道不适症状，若出现消化不良、早期厌食、胃脘部饱胀（即使少许进食）或胃胀气所引起疼痛等症状，为典型胃癌早期症状。若患者出现类似胃溃疡的症状，护理人员需仔细评估患者胃痛发作的性质、持续时间、发生频率、部位、加重因素、减轻因素，或是否导致患者生活不能自理等。若患者以前胃痛采用进饮食或服用抗酸药能得到控制，而现在采用任何措施均不能有效控制胃痛甚至加重者应考虑有胃癌的可能。

（二）临床表现

1. 症状

（1）早期胃癌：早期多无症状，部分患者可出现消化不良（胃灼热）、腹部不适（使用抗酸剂后可消失），食欲减退、体重减轻、疲劳等症状。

（2）进展期胃癌：上腹痛为最早出现的症状，可急可缓，开始仅有上腹饱胀不适，餐后加重。继之有隐痛不适，偶呈节律性溃疡样疼痛，最后逐渐加重而不能缓解。胃壁受累时可有易饱感；贲门癌累及食管下端时可出现吞咽困难；胃窦癌引起幽门梗阻时出现严重恶心、呕吐；黑便、呕血常见于溃疡型胃癌，转移到身体其他脏器时可出现相应症状。晚期胃癌的主要临床特点如下：呕吐；大便隐血试验阳性；缺铁性贫血；上腹部可触及块状物；淋巴结肿大；面色苍白；恶病质。

其他远处转移的表现：①锁骨上淋巴结肿大（特别是左侧）。②结节性架板样肿块（因腹膜种植所致）。③脐部浸润。④转移性卵巢肿瘤。

2. 体征

早期胃癌多无明显体征，进展期胃癌主要体征为腹部肿块，在腹壁下能见到随呼吸移动的块状物，触诊上腹部能摸到块状物。胃腔内的肿块通常在中线左侧得以发现。中线右侧发现的肿块多为肝转移或涉及胃周围的淋巴结。左锁骨上淋巴结变硬且增大，通常提示着胃部的癌性病变通过胸导管而转移；如果出现腹水通常是预后较差的标志。此外，有些患者可出现黑棘皮症（皮肤皱褶处粗糙、有色素沉着、尤其在两腋），反复发作血栓性静脉炎（特别是四肢）等伴癌综合征，提示有胃癌的存在。

（三）辅助检查

1. 实验室检查

（1）血常规检查，血色素低提示贫血，患者可能有缺铁性贫血或恶性贫血。

（2）血细胞比容降低。

（3）大便隐血试验阳性。

（4）低蛋白血症或肝脏功能异常（如胆红素和碱性磷酸酶异常），示有肝脏转移。

（5）进展期胃癌癌胚抗原水平增高。

（6）空腹胃液分析以测定胃液中的盐酸水平。

2. 影像学检查

上消化道 X 线钡餐检查，发现有息肉状肿块、溃疡性龛影或增厚纤维状胃壁改变等，提示有胃癌的可能。

3. 其他

食管、胃、十二指肠镜检查，内镜直视下可观察病变部位、性质，并可通过胃镜或取活组织做细胞学检查。

（四）心理社会评估

胃癌患者的情绪与行为反应各异。护理人员应评估患者的心理社会反应，重点须评估患者对其健康问题的认知情况，对住院诊断性检查与治疗的应对方式等方面，以了解患者的心理状况。若患者需进行手术治疗时，还应评估患者对手术的期待情况以及患者以前对手术的反应等。

八、常用护理诊断／问题、措施及依据

（一）疼痛

腹痛与癌细胞浸润有关。

1. 观察疼痛特点

注意评估疼痛的性质、部位，是否伴有严重的恶心和呕吐、吞咽困难、呕血及黑便等症状。如出现剧烈腹痛和腹膜刺激征，应考虑发生穿孔的可能性，及时协助医师进行有关检查或手术治疗。

2. 止痛治疗的护理

（1）药物止痛：遵医嘱给予相应的止痛药，目前治疗癌性疼痛的主要药物有：①非麻醉镇痛药（阿司匹林、吲哚美辛、对乙酰氨基酚等）。②弱麻醉性镇痛药（可待因、布桂嗪等）。③强麻醉性镇痛药（吗啡、哌替啶等）。④辅助性镇痛药（地西泮、异丙嗪、氯丙嗪等）。给药时应遵循 WHO 推荐的三阶梯疗法，即选用镇痛药必须从弱到强，先以非麻醉药为主，当其不能控制疼痛时依次加用弱麻醉性及强麻醉性镇痛药，并配以辅助用药，采取复合用药的方式达到镇痛效果。

（2）患者自控镇痛（PCA）：该方法是用计算机化的注射泵，经由静脉、皮下或椎管内连续性输注止痛药，患者可自行间歇性给药。该方式用药灵活，可根据患者需要提供合适的止痛药物剂量、增减范围、间隔时间，从而做到个体化给药。可在连续性输注中间歇性地增加药，从而控制患者突发的疼痛，克服了用药的不及时性，减少了患者对止痛药的总需要量和对专业人员的依赖性，增加了患者自我照顾和对疼痛的自主控制能力。

3. 心理护理

患者在知晓自己的诊断后，预感疾病的预后不佳，加之躯体的痛苦，会出现愤怒、抑郁、焦虑甚至绝望等负性心理反应，而患者的负性情绪又会加重其躯体不适。因此，护士应与患者建立良好的护患关系，运用倾听、解释、安慰等技巧与患者沟通，表示关心与体贴，并及时取得家属的配合，以避免自杀等意外的发生。耐心听取患者自身感受的叙述，并给予支持和鼓励。同时介绍有关胃癌治疗进展信息，提高患者治疗的信心；指导患者保持乐观的生活态度，用积极的心态面对疾病，树立战胜疾病、延长生存期的信心。此外，协助患者取得家庭和社会的支持，对稳定患者的情绪，也有不可忽视的作用。

4.使用化疗药的护理

遵医嘱进行化学治疗，以抑制杀伤癌细胞，使疼痛减轻，病情缓解。

（二）营养失调

低于机体需要量与胃癌造成厌食、吞咽困难、消化吸收障碍等有关。

1.饮食护理

让患者了解充足的营养支持对机体恢复有重要作用，对能进食者鼓励其尽可能进食易消化、营养丰富的流质或半流质饮食。提供清洁的进食环境，并注意增加食物的色、香、味，增进患者的食欲。

2.静脉营养支持

对贲门癌有吞咽困难者，中、晚期患者应按医嘱静脉输注高营养物质，以维持机体代谢需要。幽门梗阻时，可行胃肠减压，同时遵医嘱静脉补充液体。

3.营养监测

定期测量体重，监测血清蛋白和血红蛋白等营养指标。

九、护理诊断及其他问题

（1）活动无耐力与疼痛及患者机体消耗有关。

（2）有体液不足的危险与幽门梗阻致严重呕吐有关。

（3）悲伤与患者知道疾病的预后有关。

十、计划与实施

胃癌患者总的护理目标是：①获得最佳营养状况；②增加活动耐受力；③疼痛减轻；④维持最佳的精神心理状态；⑤获得有关疾病与治疗的知识。

外科手术治疗是目前唯一有可能治愈胃癌的方法，当患者身体体质差无法耐受手术，或晚期胃癌不能施行手术切除者，可采用放射疗法或化学疗法或放射疗法结合化学疗法。目前，常采用外科手术、放射疗法加化学疗法的综合治疗来改善症状，延长生命。

（一）预防疾病促进健康

为了早期发现胃癌，达到早期治疗的目的，护理人员应注意发现患者特异性的高危因素，如恶性贫血和胃酸缺乏等。护理人员应能及时发现胃癌的相关症状和特殊体征，并熟悉其扩散方式。若患者出现食欲减低、体重减轻、疲劳和持续胃痛时，应引起医疗护理上的重视，进行必要的诊断性检查。

另外，对有胃癌家族史，且有贫血、消化性溃疡及非特异性上腹部疼痛的患者，应该进行诊断性评估。对于正在接受治疗的消化性溃疡患者，如果经过饮食调节及药物治疗 3 周后病情仍未好转，护理人员应意识到有胃癌的可能性。如果是良性溃疡，X 线检查可显示病变部位愈合的征象。

（二）外科治疗患者的护理

1. 外科手术方法

外科手术的目的是尽可能切除胃癌肿块组织和肿块边缘的正常组织。胃癌患者的胃切除手术类似胃溃疡胃切除手术。肿瘤损害部位位于贲门或胃底部较高的位置时，可行胃全切除加食管空肠吻合术，即食管下段与空肠吻合；若肿瘤损害部位在胃窦或幽门处时，可采用 Billroth Ⅰ 或 Billroth Ⅱ 型手术；若邻近组织器官，如脾、卵巢或肠道等转移时，可根据需要实行改良或扩大手术。

外科医师可依据癌肿肿块侵袭程度、部位、患者身体状况以及外科医师的偏好来选择手术方式。疾病晚期且已转移者，可仅行胃癌原发病灶的局部姑息性切除术。

2. 急性期和手术前护理

（1）心理护理：患者及其家属对可能出现的结果无论从心理上进行了如何充分的准备，一旦通过诊断性检查确定为恶性肿瘤后，他们通常仍表现出震惊、不相信及抑郁。因此护理人员应给他们提供情感及生理方面的支持，提供信息，告知检查结果，以正确态度对待患者的近期康复和远期的生存情况。

（2）维持良好的营养状况：护理人员应帮助患者解决心理顾虑，以便其积极配合，依从营养治疗方案。入院时患者的身体状况可能比较差，不能耐受较大的手术从而使得手术不得不延迟。良好的营养状况有利于伤口的愈合，增强患者抗感染的能力，减少术后并发症。其主要护理措施有：①饮食应少量多餐，而不是有规律的一日三餐；②饮食中可添加液体补充剂和维生素；③如果患者心情不好或食欲缺乏而不愿进食时，护理人员应说服患者进食；④应调动家属参与；⑤如果患者不能经口进食，可采用鼻胃管饲或胃肠外营养等方法为患者提供必要的营养；⑥必要时在术前输入血液替代品或补充患者的液体容量；⑦贫血者，术前输入浓缩红细胞，且应仔细观察输入后的反应，监测血红蛋白量和血细胞比容。

（3）胃癌患者的术前健康教育计划与消化性胃溃疡术前的健康教育计划

相同。

3. 术后护理

（1）胃癌患者的术后护理与 Billroth Ⅰ 或 Ⅱ 型手术后患者的护理相似。若行胃全切手术者，其护理措施则会有所不同，因为在手术过程中除了将胃全部切除外，通常还需要将食管的下端部分切除，将食管与空肠进行吻合，所以需要进入到胸腔并放置胸腔引流管（按胸腔引流管的护理）。

（2）胃管的护理：胃全切除后，储存胃液量的能力下降，所以鼻胃管的引流量不大。术后几日当肠蠕动恢复、引流液体减少且清澈后，即可拔除鼻胃管。

（3）术后应严密观察患者有无吻合口瘘的情况，若患者出现体温升高及呼吸困难，提示有吻合瘘的可能。

（4）饮食：当患者能耐受液体饮食而无不适感时，可以适当增加进食量并逐渐给予普通固体食品。

（5）术后并发症：胃全切除后的患者可能会出现倾倒综合征、吻合口瘘和饭后低血糖等并发症。如果营养状况不佳、体重过轻，常常能促发倾倒综合征。

（6）营养补充：术后营养物质摄入不足会降低伤口的愈合能力。胃全切除后患者需要静脉注射或口服维生素 C、维生素 D、维生素 K 和复合维生素 B，或肌内注射或经鼻供给维生素 B12。因为胃手术过程中形成十二指肠旁路，维生素主要是在小肠的上端被吸收，术后小肠吸收维生素的功能受到影响，所以必须经其他途径进行补充。

（7）接受 Billroth Ⅰ 或 Ⅱ 型手术的患者，其术后护理与消化性溃疡术后护理相同。

（三）化学疗法患者的护理

（1）常用于胃癌治疗的化疗药物有 5- 氟尿嘧啶（5-FU）、阿霉素和丝裂霉素等。对于晚期胃癌不能施行手术者多采用联合用药，如上述三种药物联合使用。

（2）护理措施：癌症晚期的患者通常仅接受姑息性治疗。控制胃癌症状最有效的化疗药物是 5-FU。护理人员必须掌握最新化疗药物的作用和不良反应，让患者掌握化疗可能带来的益处和不足等。

（四）放射疗法患者的护理

1. 方法

局部放射疗法通常用于姑息性治疗，使肿块缩小，暂时消除贲门或幽门梗阻；也用于外科手术前以减少肿块体积或用于外科手术后消灭残余癌细胞。胃癌组织对放疗的敏感性低，故通常将放射疗法和化学疗法联合用于治疗晚期胃癌不宜手术者，联合使用化学疗法仅能减轻症状，对长期生存率无显著性提高。

2. 护理措施

放射疗法可以作为手术的辅助治疗或姑息性治疗。患者面对放射疗法可能会产生恐惧心理且对放疗的意义和危险性形成一些错误的概念。为了说服患者，确保患者能顺利完成规定的诊疗计划，护理人员必须提供详细的指导。因为大多数的放射治疗在门诊完成，在治疗过程中，护理人员必须评估患者关于放疗的知识、皮肤护理的能力、营养和液体的需求情况，恰当地使用止吐剂的情况等，并提供相应的指导与护理。

（五）出院前护理

在出院前应做好出院前指导：①饮食：胃癌术后患者的饮食方法同消化性溃疡术后。②减轻患者的疼痛，包括促进患者舒适的措施和正确使用镇痛剂。③必要时，应教会家属在家中为患者提供伤口护理等自我护理方法，因为有的患者在家中可能还需要换药、需要特殊的医疗设备及医疗服务等。④出院后如果患者仍需进行放疗或化疗，有条件可将患者转诊给家访护士。家访护士在患者的康复过程中起辅助作用，能促进患者的依从程度，并为患者提供咨询。⑤患者应该进行长期的随诊，遵从饮食和药物治疗方案。⑥约定放疗和化疗的时间，并指导患者及家属随时告知医护人员关于自己身体状况的任何变化。

（六）健康教育

护理人员应指导胃癌患者及家属关于：①营养饮食方面的知识。②如何控制和管理疼痛。③有关药物的知识。④伤口感染的症状与体征，如发热、伤口红肿、有分泌物等，一旦发现以上现象应立即报告医护人员。⑤指导患者有关放射疗法或化学疗法的作用及不良反应等。

十一、护理评价

胃癌患者预期的护理结果，包括不舒适程度降到最低；营养状况良好；与疾病分期相适应的最佳的精神和心理健康状态；获得有关疾病与治疗的护理知识。

第六节　肝硬化护理

一、概述

肝硬化是一种常见的慢性、进行性、弥漫性肝细胞损伤，由一种或多种病因长期持续或反复作用引起。其基本病理改变为广泛的肝细胞变性坏死、肝细胞结节性再生，并伴有结缔组织增生和纤维化，导致正常肝小叶结构破坏和假小叶形成，肝逐渐变形、变硬而发展为肝硬化。晚期常出现肝性脑病、继发感染等并发症，当肝硬化引起肝功能衰竭时，最终会导致死亡。

据世界卫生组织（WHO）报告，全世界肝硬化平均发病率为 17.1/10 万。在我国尚无准确统计，但因病毒性肝炎广泛传播，致使肝硬化成为我国常见疾病和主要死亡病因之一。本病可发生于任何年龄，但高峰在 35~48 岁，男女比例约为 (3.6~8):1。

二、病因与发病机制

肝硬化可由多种病因引起，在国内以病毒性肝炎所致肝硬化最为常见。在北美、西欧国家则以酒精性肝炎最多见。

1. 病毒性肝炎

一般经慢性活动性肝炎逐渐发展而来，称为肝炎后肝硬化，主要见于乙型、丙型或乙型加丁型肝炎病毒感染。

2. 日本血吸虫病

反复或长期感染血吸虫患者，由于虫卵沉积在汇管区，虫卵及其毒性产物的刺激引起大量结缔组织增生，导致肝纤维化和门静脉高压症。

3. 酒精中毒

长期大量酗酒。乙醇及其中间代谢产物（乙醛）的毒性作用引起酒精性肝炎，继而发展为肝硬化。

4.胆汁淤积

肝外胆管阻塞或肝内胆汁淤积持续存在时，可使肝细胞发生变性、坏死，逐渐发展为胆汁性肝硬化。

5.循环障碍

多见慢性充血性心力衰竭、缩窄性心包炎等，可致长期肝细胞瘀血缺氧、坏死和纤维组织增生，逐渐发展为心源性肝硬化。

6.工业毒物或药物

长期反复接触化学毒物，如四氯化碳、磷、砷等，或长期服用甲基多巴、双醋酚汀、四环素等可引起中毒性肝炎，最终演变为肝硬化。

7.其他

长期吸收不良和营养失调导致肝损害；某些代谢障碍疾病引起代谢产物沉积在肝脏，损害肝细胞，久之可发展为肝硬化。

三、病理生理

不论引起肝硬化的原因如何，其病理过程和演变发展基本相同。广泛的肝细胞变性坏死、肝小叶纤维支架塌陷，肝细胞再生形成不规则结节状肝细胞团，并伴有结缔组织增生和纤维化，导致正常肝小叶结构破坏和假小叶形成，造成肝内血循环紊乱，表现为血管床缩小、闭塞或扭曲，肝内门静脉、肝静脉和肝动脉小支形成交通吻合支。这些严重的肝脏血循环障碍，加重了肝细胞的营养障碍，促进肝硬化病变的进一步发展。

肝硬化的病理分类按结节形态分为三型。

1.小结节性肝硬化

结节大小相仿，直径一般在 3~5mm，纤维隔较细，假小叶大小一致。

2.大结节性肝硬化

结节较粗大，且大小不均，直径一般在 1~3cm，结节由多个小叶组成，纤维隔一般较宽，假小叶大小不等。

3.大小结节混合性肝硬化

为上述两类的混合型，即肝内同时存在大、小结节两种病理形态。

四、临床表现

肝硬化起病隐匿，病程发展缓慢，可潜伏 5 年或 10 年以上。目前，临床上仍将肝硬化分为肝功能代偿期和失代偿期，但两期界限常不清楚。

（一）代偿期症状

轻且无特异性。常以疲乏无力、食欲减退为主要表现，可伴腹胀、恶心、轻微腹泻等。劳累或发生其他疾病时症状表现明显，休息或治疗后可缓解，轻度肝大。

（二）失代偿期症状

主要表现为肝功能减退和门静脉高压症。

1.肝功能减退

（1）全身症状：一般情况与营养状况较差，消瘦乏力，精神不振，严重者衰弱而卧床不起。皮肤干枯，面色黝暗而无光泽（肝病面容），可有不规则低热、夜盲及水肿等。

（2）消化道症状：食欲缺乏，甚至厌食，进食后常感上腹饱胀不适、恶心或呕吐，进油腻食物易引起腹泻。

（3）出血倾向和贫血：常有鼻出血、牙龈出血、皮肤紫癜和胃肠道出血倾向，与肝合成凝血因子减少、脾功能亢进和毛细血管脆性增加有关。

（4）内分泌紊乱：男性患者常有性欲减退、睾丸萎缩、毛发脱落及乳房发育等。女性有月经失调、闭经、不孕等。患者面、颈、上胸、肩背和上肢等区域出现蜘蛛痣和（或）毛细血管扩张。手掌大、小鱼际和指端腹侧部位可有红斑，称为肝掌，认为均与雌激素增多有关。

2.门静脉高压症

（1）脾大：长期淤血所致，部分可达脐下。上消化道大出血时，脾可暂时缩小，甚至不能触及。晚期脾大常伴有白细胞、血小板和红细胞计数减少，称为脾功能亢进。

（2）侧支循环的建立和开放：因门静脉回流受阻，门静脉与腔静脉之间建立门 - 体侧支循环。临床上有 3 条重要的侧支开放：食管和胃底静脉曲张、腹壁静脉曲张。

（3）腹水：是肝硬化最突出的临床表现。大量腹水、腹压增高可发生脐疝，并出现端坐呼吸和心悸。腹水为草黄色漏出液。

五、治疗原则

肝硬化无特效治疗，早期针对病因及相关因素，如乙型肝炎病毒复制活跃者可抗病毒治疗，使病情缓解，忌用对肝脏有损害的药物。晚期主要是综合治疗，防治各种并发症。

（一）一般治疗

休息，饮食注意补充营养、增加热量、易消化、高维生素。食管 - 胃底静脉曲张者注意软食，腹水者低盐限水，肝性脑病者低蛋白饮食。

（二）药物治疗

目前尚无肯定的抗纤维化药物，中药用于早期肝硬化的抗肝纤维化治疗可能有一定疗效。

（三）腹水的治疗

（1）控制水和钠盐的摄入。

（2）利尿剂的应用首选螺内酯，从 60~100mg/d，根据尿量逐步增加，最大剂量 400mg/d。可合用呋塞米，起始剂量 20~40mg/d，渐增至 160mg/d。螺内酯：呋塞米剂量比约 5:2。

（3）提高血浆胶体渗透压：低蛋白血症者，定期输注白蛋白、血浆。

（4）抽腹水开始宜少量（2000~3000ml/ 次），以后可酌情增加。

（5）自身腹水浓缩回输、感染性或癌性腹水不宜。

（四）并发症治疗

1. 食管胃静脉曲张破裂出血

（1）预防首次出血：首选普萘洛尔，从 5mg 每日 2 次开始，逐步增加，直至静息心率下降到基础心率的 75%，患者无不良反应，作为维持剂量，长期服用，并根据心率调整剂量。

（2）控制急性出血：重症监护需禁食，保持气道通畅、监测生命体征及出血情况，迅速建立静脉通道维持循环血容量稳定（大血管、多条、全速静脉点滴，必要时静脉推注，晶体胶体液并用，必要时输血）。药物治疗：减低门脉压力、生长抑素及其衍生物、垂体后叶素；抑酸药质子泵抑制剂；静脉止血药血凝酶、维生素 K。三腔两囊管压迫术：压迫时间 24 小时，抽吸胃管监测出血情况，创造出血停止间期，为内镜治疗创造条件。内镜治疗：生命体征平稳，可行胃镜检查，食管曲张静脉套扎，胃底曲张静脉组织黏合剂胃镜注射治疗。介入治疗：经皮经肝栓塞胃底、胃短、胃冠静脉以及联合脾动脉栓塞对控制急诊出血也有一定疗效。急症手术：上述急症治疗后仍出血不止，患者肝脏储备功能为 Child-PughA 级者可行断流术。

（3）预防再次出血：内镜治疗，距前一次镜下治疗 1 个月复查胃镜，若曲张静脉呈重度且红色征阳性应再次套扎或栓塞。若静脉曲张程度轻，可延长复查间隔。药物治疗：普萘洛尔，用法同上。外科分流或断流术。

2. 自发性细菌性腹膜炎

主要致病菌为革兰阴性杆菌，经验性治疗首选三代头孢菌素静脉滴注，疗程 5~10 天。输注白蛋白，警惕肝肾综合征的发生。

六、护理评估

（一）病史

询问患者的年龄、性别、职业，有无化学毒物或药物接触史，有无酗酒，既往有无肝炎、胆汁淤积、病毒感染、输血、心肺功能异常。

（二）临床表现

肝硬化的病程一般比较缓慢，可能隐伏数年至数十年之久。由于肝脏具有很强的代偿功能，因此早期临床表现常不明显或缺乏特征性。肝硬化的临床表现可分为两期，即肝功能代偿期和肝功能失代偿期。

1. 肝功能代偿期

一般症状较轻，常缺乏特征性。常见有乏力、食欲减退、消化不良、恶心、厌油、腹胀、中上腹隐痛或不适及腹泻等。上述症状多呈间歇性，常因过度疲劳而发病，经适当休息及治疗后可缓解。体征一般不明显，肝脏可轻度肿大，无或有轻度压痛, 部分患者可有脾大。肝功能检查结果多在正常范围内或有轻度异常。

2. 肝功能失代偿期

症状显著, 主要为肝功能减退和门静脉高压所致的临床表现。

（1）肝功能减退的临床表现：①黄疸：由于肝内、肝外胆管阻塞，胆汁瘀滞浓缩，胆管破裂，胆汁直接或随淋巴液反流入体循环，结果使血中结合胆红素增高，皮肤出现黄疸。②皮肤损害：部分患者的面、颈、上肢、上胸等部位会出现蜘蛛痣和毛细血管扩张，手掌发红称为肝掌，一般也认为与雌激素增多有关。③出血倾向及贫血：主要是由于肝脏合成凝血因子减少，以及脾功能亢进（门静脉血回流脾脏，造成脾大，过度活动吞噬全血细胞，导致白细胞、血小板和红细胞的减少）等引起血小板减少所致。临床上常有鼻衄、牙龈出血、皮肤紫癜及胃肠道黏膜呈弥漫性出血。由于营养不良、叶酸吸收障碍、失血和脾功能亢进等因素可引起不同程度的贫血。④内分泌功能失调：由于肝脏灭活功能减弱，使雌激素、醛固酮及抗利尿激素增多。当雌激素增多时，通过负反馈机制，抑制垂体前叶功能，从而影响垂体 - 性腺轴的功能，致使雄性激素减少。雌激素与雄激素之间的平衡失调，男性患者常有性欲减退、睾丸萎缩、毛发脱落、乳房发育；女性患者则可致月经不调、闭经、不孕等。

外周神经症状：多见于酒精性肝硬化，与饮食中缺乏 B 族维生素有关。神经系统功能受损，尤其以感觉功能损伤为主。

（2）门静脉高压症的临床表现。

门静脉高压：门脉系统阻力增加和门脉系统血流量增加，是形成门脉系统高压的发生机制。脾大、腹水和食管静脉曲张是其三大临床表现。

脾大：脾脏因瘀血而有不同程度肿大，部分可平脐或达脐下。上消化道出血时，脾脏可暂时缩小，甚至不能触及。脾大而伴有白细胞、红细胞及血小板减少时，称为脾功能亢进。

腹水：腹水是肝硬化最突出的临床表现，其形成主要与下列因素有关：①门静脉压力增高：正常门静脉压力约 80~120mmHg。门静脉压增高至 300~600mmHg 时，腹腔脏器毛细血管的滤过压增高、组织液回流吸收减少而漏入腹腔。②低蛋白血症：肝功能减退可致白蛋白合成减少及蛋白质摄入和吸收障碍，当血浆白蛋白低于 2.5~3.0g/d 时，其胶体渗透压降低，促使血浆外渗。③肝淋巴液失衡：门静脉高压可使肝内淋巴液生成增多和回流障碍，淋巴管内压增高，使大量淋巴液在肝表面溢出。④肾脏因素：由于有效循环血容量及肾血流量减低等因素，肾小球滤过率下降，而肾近曲小管对钠的回吸收增加，从而使水钠潴留。⑤内分泌失调：肝硬化腹水患者多伴有有效血容量和肾血流量的减少，并引起肾素、血管紧张素、醛固酮和抗利尿激素分泌增多，也由于肝功能减退，对这类内分泌激素的灭活作用减退以及其他利钠激素活力降低，均可引起肾小管对钠、水回吸收增强。

在腹水出现的同时，常可发生肠胀气。大量腹水使腹内压显著增高时，可引起脐疝，并使横膈抬高而致呼吸困难和心悸。部分患者尚可伴有胸水。

侧支循环的建立与开放：门静脉压力增高后，来自消化道器官和脾脏等的回流血液受阻，在许多部位与体循环之间建立侧支循环。在临床上具有重要意义的侧支循环有：①食管下段和胃底静脉曲张，常可因腹内压突然增高或粗糙、刺激性食物关系，而致曲张静脉破裂出血，发生呕血、黑便等症状。②腹壁和脐周静脉曲张。以脐为中心向上及下腹壁延伸，如脐周静脉明显曲张时，可闻及静脉杂音。③门静脉系统的痔上静脉与腔静脉系统的痔中、下静脉吻合扩张形成痔核，破裂时可引起便血。

（三）腹部及其他检查

护理人员可见患者腹围增加，脐外突，腹壁静脉曲张。由于腹水出现呼吸困难、难以保持直立体位。少量腹水不易察觉，大量腹水时叩诊可闻及移动性浊音和振水音。

肝脏大小不一，与肝内脂肪浸润的多少、肝细胞再生情况和纤维化的程度有关。多先发生肝大而后缩小，肝质地也由软变硬，其表面在早期较平滑，晚期则可呈结节状，一般无压痛，但在肝细胞进行性坏死或并发炎症时则可有压痛。

如果患者进行腹水引流减压，护士应检查吸出液及患者呕吐物、排便中有无出血，患者有无肝病性口臭、伴有血液系统改变的患者的脾大，皮肤有瘀斑及易擦伤。

（四）并发症

肝硬化较常见的并发症有食管胃底静脉曲张、肝性脑病、肝肾综合征。

1. 上消化道出血

为最常见的并发症。由于门静脉压力增高，正常消化器官和脾脏的回心血液流经肝脏受阻，引起食管 - 胃底静脉曲张。曲张的食管下段与胃底静脉可因进食粗硬食物机械损伤，化学性刺激（如酒精、胃液反流）及腹内压突然增高（如咳嗽、呕吐、剧烈运动）等因素而突然破裂，出现大量呕血、黑便等症状。出血量较多时可引起失血性休克和诱发肝性脑病及腹水。

2. 肝性脑病

肝性脑病是严重肝病引起的、以代谢紊乱为基础的、中枢神经系统功能失调的综合病征，是晚期肝硬化的最严重并发症之一，也是常见的致死原因。其主要临床表现是意识障碍、行为失常和昏迷。一般根据意识障碍程度、神经系统表现和脑电图改变，将肝性脑病自轻微的精神改变到深昏迷分为四期。

（1）前驱期：症状不是很明显。有轻度性格改变、行为失常、情绪反常，如欣快激动或淡漠少言，应答尚准确，但吐词不清且较缓慢。

（2）昏迷前期：以意识错乱、睡眠障碍、行为失常为主。对时间、地点、人物的定向不清，多有睡眠时间倒错，昼睡夜醒。此期患者有明显的神经体征，如腱反射亢进、肌张力增高，有扑翼样震颤。

（3）昏睡期：以昏睡和精神错乱为主，各种神经体征持续和加重，多数时间呈昏睡状态；肌张力亢进；锥体束征阳性；脑电图有异常波形；有扑翼样震颤。

（4）昏迷期：神志完全丧失，不能唤醒，Babinski 征阳性。出现肝性口臭（呼吸类似烂苹果的臭味），脑电图明显异常；惊厥。

产生肝性脑病的病理生理基础是肝细胞功能衰竭、门腔静脉的侧支分流，体内含氨物质代谢发生障碍，当来自肠道的氨类代谢产物未被肝清除，经侧支进入到体循环，血氨升高，透过血脑屏障而至脑部，引起大脑功能紊乱。

血氨主要来自肠道、肾和骨骼肌生成的氨。当肝功能衰竭时，一方面肝将氨合成为尿素的能力减退，肠道的氨经过门体分流直接进入到体循环；另一方面，肾通过肾小管分解肾血流的谷氨酰胺为氨，当肾小管滤液呈碱性时，大量被吸收入肾静脉，使血氨升高。一般认为，氨对大脑的毒性作用是干扰脑的能量代谢，引起高能磷酸化合物的浓度降低，致使不能维持正常功能。

许多因素可以增加血氨进入到脑组织的量，改变脑组织对氨的敏感性。例如，感染，低血容量，低钾血症，便秘，胃肠道出血和药物（如催眠镇静药、吗啡、利尿剂）等。肝性脑病也可由改善门静脉压力的门体分流手术引起。诱因明确且容易消除者，预后较好。暴发性肝衰竭所致的肝性脑病预后较差。

3. 肝肾综合征

失代偿性肝硬化出现大量腹水时，由于有效循环血容量不足等因素，可发生功能性肾衰竭，称为肝肾综合征。肝肾综合征表明肝硬化合并肝肾功能衰竭，预后差，是晚期肝硬化的主要死因之一。其特征为自发性少尿或无尿、氮质血症、低尿钠和高渗尿。肾脏无重要的病理性改变。

肝肾综合征多发生于上消化道出血和肝性脑病之后，服用药物如吲哚美辛、对乙酰氨基酚和阿司匹林也可引起。发生肝肾综合征时，血胆红素升高，黄疸明显。肝肾综合征可以伴随许多其他肝病，如急性肝炎、暴发性肝衰竭、肝癌等。发生肝肾综合征后，一般患者会在 3 周内死亡。

（五）实验室和其他检查

1. 实验室检查

患者应进行全面的实验室检查。在代偿期，各项检查均可在正常范围内。常见的检查有以下几种。

（1）电解质：电解质紊乱在腹水出现前就有，出现腹水后，电解质紊乱加重。血钠降低会导致体内水潴留、血液稀释，当血钠低于 125mmol/L 时，预后不好；摄入不足或长期服用利尿剂，可导致血钾、血氯减低，继而引起代谢性碱中毒。由于营养不良和肾脏的排泄增加，磷和镁的水平也会下降。重度腹水引起的高频通气会引起呼吸性碱中毒，造成低磷血症。

（2）血常规：失代偿期因为营养不良和活动性出血，有轻重不等的贫血；脾亢进时有白细胞和血小板计数减少。

（3）胆红素：当肝硬化出现黄疸时，则可有血清直接和间接胆红素不同程度的增高。

（4）总蛋白：血清白蛋白和血氨水平可以反映蛋白的代谢情况。肝硬化时，白蛋白降低，球蛋白增高，白／球蛋白比例倒置，γ-球蛋白显著升高；血氨水平升高。

（5）凝血功能：由于凝血因子生成减少，血小板和维生素 K 缺乏，凝血酶原时间有不同程度延长。

（6）血糖：因为肝脏的糖代谢受损，血糖值出现异常，酒精性肝硬化患者伴随糖尿病的概率很高。脂肪代谢受损，出现胆固醇水平下降。

（7）血清酶学：转氨酶（丙氨酸转氨酶、天门冬氨酸转氨酶）可呈轻、中度升高，一般以丙氨酸转氨酶（谷丙转氨酶）活力升高显著。转氨酶升高程度与肝损害程度不一致。酒精性肝炎患者，天门冬氨酸转氨酶与丙氨酸转氨酶的比值为 2:1。

2. 影像学检查

（1）腹平片：可以显示肝大小、肝内囊肿、门脉系统、肝内钙化点和腹水。

（2）食管吞钡 X 线检查：可以显示食管静脉曲张、十二指肠溃疡。

（3）电子计算机断层扫描：可以明确胃内现存的动脉出血点；可以探测少量腹水的存在。

3. 其他检查

（1）内镜检查：可直接看到静脉曲张的部位和程度，胃和十二指肠溃疡出血；在并发上消化道出血时，急诊胃镜检查可判明出血部位和病因，并可进行止血治疗。

（2）肝穿刺活组织检查，若见假小叶形成，可以确诊肝硬化。

（六）心理社会评估

评估患者意识、认知、行为等的变化，观察有无欣快、抑郁、失眠等情况的发生，注意区别酒精戒断、心理问题和肝性脑病的区别。

酒精性肝硬化的患者不依从治疗，会反复入院。护理人员要评估住院对患者生活方式的影响，特别是对工作的影响。患者可能不能工作，因此无法负担医疗费用，护理人员要关心患者经济能力方面的需求。

七、护理问题

1. 营养失调

低于机体需要量与胃肠道消化吸收功能减退、蛋白合成减少有关。

2. 体液过多

与肝功能减退、大量腹水有关。

3. 有皮肤完整性受损的危险

与营养不良、水肿、瘙痒、长期卧床有关。

4. 生活自理能力缺陷（洗漱、进食、如厕、更衣）

与营养不良或大量腹水有关。

5. 有感染的危险

与营养不良、机体免疫功能减退、门 - 体静脉间侧支循环建立有关。

6. 焦虑

与担心疾病、经济负担有关。

7. 潜在并发症

（1）消化道出血与食管 - 胃底静脉曲张破裂出血有关。

（2）肝性脑病与肝硬化消化道出血、严重感染、大量利尿或放腹水、摄取含氮食物或饮酒、手术、用药不当等因素有关。

八、护理措施

（一）基础护理

包括生活、饮食、环境、心理护理以及护患沟通等。

1. 休息

代偿期应适当减少活动，可参加轻工作；失代偿期应以卧床休息为主。大量腹水者可取半卧位，以使膈肌下降，减轻呼吸困难。

2. 饮食

给予高热量、高蛋白质、高维生素、易消化食物。肝功能损害显著或有肝性脑病先兆时，应限制或禁食蛋白质；腹水者应限盐或无盐饮食；避免进食粗糙、坚硬食物，禁酒、禁用损害肝脏药物。

3. 心理护理

肝硬化是一种慢性病，症状不易改善，出现腹水后，一般预后较差，患者及家属易产生悲观情绪，护理人员应予以理解、同情和关心，鼓励患者倾诉并耐心解答所提出问题，向患者、家属说明治疗、护理有可能使病情趋于稳定，保持身心休息有利于治疗。

（二）疾病护理

1. 病情观察

定时测量生命体征、监测尿量，有无呕血及黑便，性格行为有无异常，若出现异常，应及时报告医生，以便及时处理。

2. 皮肤护理

每日可用温水轻轻擦浴，保持皮肤清洁，衣着宜宽大柔软，经常更换体位，骨隆突处可用棉垫或气圈垫起，以防发生压疮。

3. 避免腹压突然增加

剧烈咳嗽、用力排便可使腹腔压力增加，易诱发曲张静脉破裂出血，同时便秘可诱发肝性脑病，应积极治疗咳嗽及便秘。

4. 腹腔穿刺放腹水的护理

术前向患者解释治疗目的、操作过程及配合方法，测体重、腹围、生命体征，排空膀胱以免误伤；术中及术后监测血压、脉搏、呼吸，了解患者有无不适。术后用无菌敷料覆盖穿刺部位，缚紧腹带，以防止腹穿后腹内压骤降；记录抽出腹水的量、颜色浑浊或清亮，将标本及时送化验室检查。

（三）健康教育

（1）宣传酗酒的危害，教育病毒性肝炎患者积极治疗，避免发生肝硬化。

（2）讲解疾病的知识、自我护理方法，依病情安排休息和活动、合理的营养，保持愉快的心情，生活起居有规律，做好个人卫生，预防感染。

（3）定期门诊复查，坚持治疗，按医师处方用药，避免随意加用药物，以免加重肝脏负担。

（4）教会患者及家属识别肝硬化并发症，例如当患者出现性格、行为改变等可能为肝性脑病的前驱症状，有呕血、黑便时可能为上消化道出血，应及时就诊。

九、计划与实施

肝硬化患者的治疗和护理目标是减轻不适，减少或预防并发症（腹水、食管 -

胃底静脉曲张、肝性脑病）的发生，尽可能恢复正常生活形态。

（一）休息

休息可以减轻肝脏负担，利于肝细胞再生和修复。代偿期肝硬化患者，可参加轻工作，但应避免过度疲劳，保持良好的精神状态和充足的睡眠时间；肝功能失代偿期时应予卧床休息。不能有效呼吸的患者可采取坐卧位或半坐卧位，用枕头支撑手臂和前胸来减轻膈的压力，以利于呼吸。

（二）营养

以高热量、高蛋白质和高维生素，易消化的食物为宜。失代偿期患者出现厌食和胃纳减少者，饮食应多样化，每日摄入热量不少于 3000kcal，以防止体内蛋白的继续消耗；肝功能显著损害或有肝性脑病先兆时，应限制蛋白质，建议每日摄取蛋白质 1.5g/kg，以保证血浆渗透压的平衡，含蛋白质高的食物有肉类、鱼类、家禽、蛋类、奶制品；肝性脑病患者，应禁食蛋白质，可食用谷类、水果和硬糖等，每日摄入热量在 1500~2000kcal，可口服或经胃管喂食；有腹水或水肿的患者，饮食应少盐或无盐，应注意有些 OTC 药物也含有一定的钠，如抗酸剂。高蛋白食品也含钠，可以通过在食物中添加大蒜、西芹、洋葱、柠檬、香料等调料来提味。

护理措施：①监测体重，以评估氮质平衡。②饭前提供口腔护理、移去脏物，促进食欲。③遵医嘱给予止吐药，减轻恶心、呕吐症状。④嘱患者少食多餐，满足营养需求，减少饱胀感。⑤尽量提供患者喜欢的饮食种类。

（三）腹水的控制

治疗腹水的基本措施应着重于限制水钠摄入，使用利尿剂，放腹水。腹水患者应限制水分和钠盐的摄入，液体摄入量不超过 1000ml/d，钠盐摄入在 500~1000mg/d，每日应准确评估水、电解质平衡的情况。卧床休息有利于尿液排出，同时输注低盐的白蛋白，可以提高血容量和血浆胶体渗透压利于排尿。

应用利尿剂能加速水、钠的排泄。联合使用作用机制不同的利尿剂效果更好。首选的利尿剂为醛固酮拮抗剂，如螺内酯（安体舒通），服用利尿剂时应密切注意低钾和低钠血症的发生。无效时，加用呋噻米（速尿），该药排钠又排钾，服用时需要补充氯化钾。

对于严重的腹水，可以做腹部穿刺放腹水，来减轻腹部疼痛和呼吸困难。但单纯放腹水只能临时改善症状，2~3 天腹水迅速复原。浓缩静脉回输术是治疗难治性腹水的有效方法之一，通过浓缩回输，可纠正有效血容量不足和电解质紊乱，补充蛋白质，改善肾功能。

腹腔 - 颈静脉引流是应用 LeVeen 管的腹腔 - 颈静脉分流术，以及胸导管 - 颈内静脉吻合术，对难治性腹水均有一定疗效。采用装有单向阀门的硅管，一端留置于腹腔，一端自腹壁皮下朝向头颈，插入颈内静脉，利用腹 - 胸腔压力差（当腹腔内压力高于上腔静脉压力 3~50cm H_2O 时），阀门开放，将腹水引向上腔静脉。

首先，应预防曲张的静脉出血或出血后再出血。对食管静脉曲张患者的一般处理措施是避免饮酒、服用阿司匹林和刺激性食物。出现上呼吸道感染，应立即处理，控制咳嗽。

对于食管静脉曲张引起的上消化道出血，应采取抢救措施：给予升压药、硝酸甘油、三腔管压迫止血、经内镜注射血管硬化剂止血、曲张静脉结扎、外科分流术等。

上消化道出血时，首先须卧床休息，保持安静，维持呼吸道通畅，必要时吸氧，要避免呕血时血液吸入气道引起窒息，可留置胃管引流消化道内的血液。然后要明确诊断，与腐蚀性胃炎、消化性溃疡、食管贲门黏膜撕裂引起的出血鉴别。

使用药物止血，可静脉滴注血管加压素，以降低门静脉压，对食管 - 胃底静脉曲张破裂出血有止血效果。血管加压素宜在严密监护下使用，滴注不可过快，防止引起高血压、心律失常，冠状动脉粥样硬化性心脏病患者使用血管加压素可诱发心肌梗死。可将血管加压素与硝酸甘油合用，硝酸甘油能降低加压素的不良反应并提高疗效。

对于急、慢性食管静脉破裂出血，可在内镜直视下行硬化剂治疗，将硬化剂注射到曲张的静脉，使血管收缩，达到止血的目的。

另外，控制急性出血的方法还有内镜下曲张静脉套扎术。用弹性环或夹子套住或夹住曲张静脉的底部，类似硬化剂治疗，但并发症少见。硬化剂治疗和曲张静脉套扎术联合使用比单独的一种方法有效。

食管 - 胃底静脉破裂出血时，可以使用三腔气囊管压迫止血。经口或鼻腔插入这种三腔管，进入到胃底后充气使管端的气囊膨胀，然后向外牵引，用以压迫胃底的曲张静脉。此时再充气使位于食管下段的气囊膨胀，即可压迫食管的曲张静脉，达到止血效果。

出血的长期治疗、控制手段包括使用 β - 受体阻断剂、反复硬化剂治疗、曲张静脉套扎、门腔分流。由于出血极容易复发，而且患者死亡的危险很大，因此持续的治疗很重要。反复的内镜下硬化剂治疗和套扎是常用的手段。普萘洛尔可以口服预防再次出血，减低门静脉压，这一效果是由于心排血量下降和内脏血管收缩带来的。由于受体阻断剂减少了肝脏血液回流，增加了肝性脑病的可能性。

外科分流术可以减轻门脉高压问题，目前常用的是门腔分流术和脾肾分流术，两次大出血后常采用分流术。尽管门腔分流术减少了出血的可能性，但是并不能延长生命，因为未经肝进入到血循环的氨增多，患者常死于肝性脑病。

治疗食管 - 胃底静脉曲张的另一种方法是经颈静脉通过肝实质的门腔静脉分流支架术，这是一种非手术方式建立体循环和门静脉之间的通道，通过荧光透视法将一根支架经过颈内右静脉、右心房进入到上腔静脉，然后将支架放在肝静脉和门静脉之间。这种方法可以降低门静脉压，改善曲张静脉，从而控制出血，常用于短期控制肝移植术前患者的出血问题。

护理措施：①监测出血情况，评估由于肝病导致的凝血因子损害，如鼻出血、紫癜、瘀斑、易擦伤、牙龈出血、月经量大、血尿、黑便。②护理操作应轻柔以减少组织损伤的危险。③及时观察到从体孔、尿、粪便中排出的血并及时处理。④注射时使用细针头，注射后长时间轻柔按压以减少组织出血的危险。⑤建议使用软毛牙刷以减少口腔黏膜的损伤。⑥告诉患者避免用力大便、擤鼻涕、咳嗽，以减少相应部位的出血。⑦观察前臂、腋下、皮肤有无擦伤。⑧监测实验室检查结果（如血红蛋白、血细胞压积、凝血酶原时间），作为贫血、活动性出血、出现并发症的征兆。

（四）肝性脑病的治疗和护理

肝性脑病的治疗目的是减少血氨的生成，包括限制蛋白质的摄入和减少肠道氨的生成。根据患者精神症状的严重程度决定限制蛋白质的多少。每日蛋白摄入量在 0~40g。随神志好转，可逐渐增加蛋白摄入量。

细菌能促进肠内氨的生成，使用抑制肠道细菌生长的抗生素，可以减少肝性脑病的发生，如口服或经直肠灌入新霉素，该药在肠道吸收少，可以抑制肠内细菌生长。还可以使用泻药导泻，清除肠内积食，预防便秘的发生。

乳果糖口服后在结肠被细菌分解为乳酸和醋酸，使肠腔呈酸性，从而减少氨的形成和吸收。该药除了可以口服，也可以从胃管灌入或经直肠灌入。因为长期服用新霉素会使肾功能损伤，因此乳果糖常为首选药物。

左旋多巴是多巴胺的前体。在理论上，大剂量的左旋多巴可补充正常神经递质，竞争性地排斥假性神经递质。使用左旋多巴可以延长肝昏迷患者的生命。

对症治疗的措施包括防治消化道出血，清除肠道内的积血，减少肠内蛋白质，纠正水、电解质和酸碱平衡失调，控制感染。

肝移植手术是近代对晚期肝硬化的治疗新进展，可提高患者的存活率。

护理措施：①通过评估患者的一般行为、时间和地点的定向力、言语、血液酸碱度、血氨等，监测肝性脑病的发生。②鼓励患者液体摄入（如果没有限制），遵医嘱给予灌肠或导泻以减少血氨的生成。③给予低蛋白或无蛋白饮食。④限制活动，因为锻炼会产氨。

（五）药物治疗

目前尚无特效药，主要是针对出现的症状或并发症用药。秋水仙碱有抗纤维化作用，对肝储备功能尚好的代偿期肝硬化有一定疗效。丙基硫氧嘧啶可以降低酒精性肝硬化的肝高代谢状态。

（六）出院指导

肝硬化属于慢性病，当病情急剧加重或出现并发症时需要住院治疗，病情好转后，可以出院。出院指导的目的是告诉患者和家属相关知识，预防病情加重，防止反复住院。

1. 居家护理的准备

患者的房间应靠近卫生间，或者准备好床旁的便盆，便于患者在使用利尿剂期间排便过多的需要。当患者有精神症状或大小便失禁时，要准备成人用纸尿垫。

手术后的患者，初期应限制活动。大量腹水造成短促呼吸时，应抬高床头处于半坐卧位，也可以坐在躺椅上。

2. 健康指导

针对个人进行指导，包括饮食、用药、戒酒、并发症的识别等。

（1）饮食方面：护理人员和营养师与患者一同制订饮食计划。多数患者需要高热量、高蛋白、高维生素的食物；有腹水的患者应低盐饮食，禁食冷冻蔬菜、人造黄油等含盐高的食物；肝性脑病患者，应限制蛋白质摄入量，禁食肉、鱼、禽、蛋、奶制品等；如果患者营养状况不好，要补充流质饮食，并适当补充维生素合剂。

（2）用药方面：患者出院时仍需使用利尿剂，护理人员应提供有关用药的潜在的电解质紊乱症状的书面指导，如低钾血症等，患者在使用利尿剂期间应适当补充钾。如果患者有胃溃疡出血的可能，医生会建议使用制酸剂或 H2- 受体阻滞剂，护理人员应给予如何服用的书面指导，建议患者在出现胃肠道出血时，立即通知医生。

（3）限制饮酒：出院时，护理人员应强调限制饮酒的重要性。戒酒可以防止肝脏的进一步纤维化，给予肝脏再生修复的机会，减少对胃、食管的刺激，减少出血的发生，防止其他威胁生命的并发症的出现。

3. 心理准备

护理人员和家属是患者重要的支持系统。患者在经历了急性威胁生命的并发症后，出院时容易发生焦虑和恐惧。由于学习能力下降，家属需要帮助患者获取信息和执行治疗计划。有时患者也需要从心理医生那里获得帮助来减轻焦虑程度。

4. 健康照顾资源

社区护理人员应亲自到患者家，评估其饮食情况，监测用药效果，观察分流术减轻腹水的情况等。在社区内安排小组或个人活动以帮助患者有效戒酒。护理人员还可以帮助患者和家属创建自助组织，如戒酒会等。

十、护理评价

对肝硬化和出现并发症的患者进行评估时，应结合其个人的具体情况。一般来说，预期目标包括患者应能够做到如下几个方面。

（1）复述疾病的发生过程，列出肝硬化对身体的影响。

（2）遵循限制要求，执行饮食计划。

（3）减少酒精摄入。

（4）保持一定的认知能力。

（5）没有发生威胁生命的并发症。

第七节　急性胰腺炎护理

一、概述

急性胰腺炎是多种病因导致胰腺分泌的胰酶在胰腺内被激活后引起胰腺组织自身消化、水肿、出血甚至坏死的化学性炎症，是常见的急腹症之一。临床上以急性上腹痛、恶心、呕吐、发热、血胰酶增高等为特点，病变程度轻重不等。轻者以胰腺水肿为主，临床多见，病情常呈自限性，预后良好，又称为轻症急性胰腺炎（MAP）。少数重者的胰腺出血坏死，常继发感染、腹膜炎和休克等多种并发症，病死率高，称为重症急性胰腺炎（SAP）。近年来重症胰腺炎发病率逐渐增多。由于它对生理影响大，且对各重要脏器损害明显，故死亡率高，有时可引起骤然死亡。重症胰腺炎死亡率为20%，有并发症者可高达50%。

二、病因与发病机制

（一）病因

急性胰腺炎的病因很多，目前认为与下列因素密切相关。

1.胆石症与胆管疾病

胆石症与胆管疾病是国内胰腺炎最常见的病因，占急性胰腺炎发病原因的50%以上。下列因素可能与胆源性胰腺炎有关：①胆石、胆管感染、胆管蛔虫致壶腹部狭窄或（和）Oddi括约肌痉挛，胆管内压力超过胰管内压力，使胆汁反流入胰管，胆盐改变胰管黏膜的完整性，使消化酶易进入到胰实质，导致急性胰腺炎。②胆石在移行过程中损伤胆总管、胰管、壶腹部或胆管炎症引起暂时性松弛，使十二指肠液反流入胰管，其中的肠激酶等物质可激活胰液中各种酶，从而引起急性胰腺炎。③胆管炎症时细菌毒素、游离胆酸、非结合胆红素等通过胆胰间淋巴管交通支扩散到胰腺，激活胰酶引起急性胰腺炎。

2. 过量饮酒和暴饮暴食

长期酗酒者，胰管内蛋白质分泌增多，易沉淀形成蛋白栓，从而造成胰腺管梗阻，导致胰液排出不畅。此外，酒精还可间接刺激胰液分泌，乙醇通过刺激胃酸分泌，使胰泌素与缩胆红素（CCK）分泌，促使胰腺外分泌增加，胰管内压增加，引起急性胰腺炎；乙醇刺激 Oddi 括约肌痉挛和十二指肠乳头水肿，胰液排出受阻。暴饮暴食使大量食糜短时间内进入到十二指肠，刺激乳头水肿，Oddi 括约肌痉挛，同时引起胰液过度分泌，导致胰腺炎的发生。

3. 胰管阻塞

胰管结石、蛔虫、胰管狭窄、肿瘤等均可引起胰管阻塞，当胰液分泌旺盛时胰管内压增高，使胰管小分支和胰腺泡破裂，胰液与消化酶渗入间质，引起胰腺炎。

4. 手术与创伤

腹腔手术特别是胰胆和胃部手术、腹部钝挫伤等，可直接或间接损伤胰组织与胰腺的血液供应而引起急性胰腺炎；ERCP 检查后，少数可因重复注射对比剂或注射压力过高，发生胰腺炎。

5. 内分泌与代谢障碍

任何引起高钙血症的原因，如甲状旁腺肿瘤、维生素 D 过多等，均可引起胰管钙化、管内结石致胰液引流不畅，甚至胰管破裂；高钙血症还可刺激胰液分泌增加、促进胰蛋白酶原激活。任何原因的高血脂因胰液内脂质沉着或来自胰外脂肪栓塞可并发胰腺炎。

6. 感染

急性胰腺炎可继发于急性传染性疾病，如腮腺炎、病毒性肝炎、伤寒等；加上免疫力低下等均可引起或并发急性胰腺炎。

7. 其他

某些药物（如噻嗪类利尿药、硫唑嘌呤、糖皮质激素、四环素、磺胺类等）可直接损伤胰腺组织，使胰液分泌增加或黏稠度增加，引起胰腺炎，多发生在服药最初 2 个月，与剂量相关性不大。少见因素有十二指肠球后穿透性溃疡、邻近乳头的十二指肠憩室炎、胃部手术输入袢综合征、肾或心脏移植术后、血管性疾病等。有 5%~25% 的急性胰腺炎病因不明，称为特发性急性胰腺炎。

（二）发病机制

急性胰腺炎的发病机制尚未完全阐明。已有共识的是，在以上各种病因的作用下，胰腺自身消化的防卫作用被削弱，胰腺消化酶原被激活，使胰腺发生自身消化。正常胰腺分泌的消化酶含两种形式：一种是存生物活性的酶，如淀粉酶、脂肪酶和核糖核酸酶等；另一种是以前体或酶原形式存在的无活性的酶，如胰蛋白酶原、糜蛋白酶原、前磷脂酶、前弹力蛋白酶、激肽释放酶原等。在正常情况下，合成的胰酶绝大部分是无活性的酶原，酶原颗粒与细胞质是隔离的，胰腺腺泡的胰管内含有胰蛋白酶抑制物质，可灭活少量的有生物活性或提前激活的酶。当胰液进入到十二指肠后，在肠激酶作用下，首先激活胰蛋白酶原，形成胰蛋白酶，在胰蛋白酶作用下使各种胰消化酶原被激活为有生物活性的消化酶，对食物进行消化。与自身消化理论相关的机制：①各种病因导致其腺泡内酶原激活，发生胰腺自身消化的连锁反应。②胰腺导管内通透性增加，使活性胰酶渗入胰腺组织，加重胰腺炎症。两者在急性胰腺炎发病中可能为序贯作用。

一旦各种消化酶原被激活后，其中起主要作用的活化酶有磷脂酶A、激肽释放酶或胰舒血管素、弹性蛋白酶和脂肪酶。磷脂酶A在小量胆酸参与下分解细胞膜的磷脂，产生溶血磷脂酰胆碱和溶血脑磷脂，其细胞毒作用引起胰实质凝固性坏死、脂肪组织坏死及溶血。激肽释放酶可使激肽酶原变为缓激肽和胰激肽，使血管舒张和通透性增加，引起水肿和休克。弹性蛋白酶可溶解血管弹性纤维引起出血和血栓形成。脂肪酶参与胰腺及周围脂肪坏死和液化作用。上述消化酶共同作用，造成胰腺实质及邻近组织的病变，细胞的损伤和坏死又促使消化酶释出，形成恶性循环。近年的研究揭示急性胰腺炎时，胰腺组织损伤过程中产生一系列炎性递质，如氧自由基、血小板活化因子、前列腺素、白三烯等起着重要的介导作用，这些炎性递质和血管活性物质，如一氧化氮（NO）、血栓素（TXA2）等，还导致胰腺血液循环障碍，又可通过血液循环和淋巴管途径，输送到全身，引起多脏器损害，成为急性胰腺炎的多种并发症和致死原因。

三、病理生理

急性胰腺炎的病理变化一般分为水肿型和出血坏死型两型。水肿型胰腺炎发生胰腺肿大、水肿、胰腺周围有少量脂肪坏死，组织学检查有间质水肿、充血、炎症细胞浸润；出血坏死型胰腺炎有较大范围的脂肪坏死灶和钙化斑。镜下胰腺组织的坏死主要是凝固性坏死，细胞结构消失。由于胰液外溢和血管损害，部分病例可有化学性腹腔积液、胸腔积液和心包积液，并易继发细菌感染。发生急性呼吸窘迫综合征时，可出现肺水肿、肺出血和肺透明膜形成，也可见肾小球病变、肾小管坏死、脂肪栓塞和弥散性血管内凝血等病理变化。

四、临床表现

根据临床表现、有无并发症及临床转归，将急性胰腺炎分为轻型和重症两种类型。轻型急性胰腺炎（MAP）是指仅有很轻微的脏器功能紊乱，临床恢复顺利，没有明显腹膜炎体征及严重代谢紊乱等临床表现者。重症急性胰腺炎（SAP）是指急性胰腺炎伴有脏器功能障碍，出现坏死、脓肿或假性囊肿等局部并发症，或两者兼有。

（一）症状

1. 腹痛

腹痛是急性胰腺炎的主要症状，多数为急性腹痛，常在胆石症发作不久、大量饮酒或饱餐后发生。腹痛常位于中上腹部，也可偏左或偏右，常向腰背部呈带状放射。疼痛性质、程度、轻重不一，轻者上腹钝痛，多能忍受；重者呈绞痛、钻痛或刀割样痛，疼痛剧烈而持续，可有阵发性加剧。进食后疼痛加重，且不易被解痉药缓解，弯腰或上身前倾体位可减轻疼痛。

2. 恶心、呕吐与腹胀

多数患者有恶心、呕吐症状，有时颇为频繁，常在进食后发生。呕吐物常为胃内容物，剧烈呕吐者可吐出胆汁或咖啡渣样液体，呕吐后腹痛无缓解。

3. 发热

轻型胰腺炎可有中度发热，一般持续3~5天。重症者发热较高，且持续不退，尤其在胰腺或腹腔有继发感染时，常呈弛张高热。

4. 低血压或休克

重症胰腺炎常发生低血压或休克，可在起病数小时突然发生，表现为烦躁不安、脉搏加快、血压下降、皮肤厥冷、面色发绀等，甚至可因突然发生的休克而导致死亡，提示胰腺有大片坏死。

5. 水、电解质、酸碱平衡及代谢紊乱

轻型患者多有程度不等的脱水，呕吐频繁者可有代谢性碱中毒。重症胰腺炎常有明显脱水和代谢性酸中毒。30%~60% 的重症胰腺炎患者可出现低钙血症，当血钙低于 1.75mmol/L 且持续数天，多提示预后不良。

（二）体征

1. 急性轻型胰腺炎

一般情况尚好，腹部体征轻微，往往与主诉腹痛程度不相称。表现为上腹轻度压痛，无腹紧张与反跳痛，可有不同程度的腹胀和肠鸣音减少。

2. 急性重症胰腺炎

患者表情痛苦、烦躁不安、皮肤湿冷、脉细速、血压降低，甚至呼吸加快。上腹压痛明显，并有肌紧张和反跳痛。胰腺与胰周大片坏死渗出或并发脓肿时，上腹可扪及明显压痛的肿块，肠鸣音减弱甚至消失，出现麻痹性肠梗阻的表现，可出现移动性浊音。少数患者因血液、胰酶及坏死组织液穿过筋膜与肌层渗入腹壁下，可在脐周或两侧腹部皮肤出现灰紫色斑，分别称为 Cullen 征和 Grey-Turner 征。黄疸可于发病后 1~2 天出现，常为暂时性阻塞性黄疸，主要由于肿大的胰头部压迫胆总管所致，多在几天内消退；如黄疸持续不退且加深，则多由于胆总管或壶腹部嵌顿性结石所致。

（三）并发症

急性轻型胰腺炎很少有并发症发生，而急性重症胰腺炎则常出现多种并发症。

1. 局部并发症

包括胰腺脓肿和假性囊肿。胰腺脓肿多于起病后 4~6 周发生，因胰腺及胰周坏死继发感染而形成脓肿，常表现为高热不退、持续腹痛，伴白细胞计数持续升高，出现上腹肿块和中毒症状。假性囊肿常在起病 3~4 周后形成，为由纤维组织或肉芽组织囊壁包裹的胰液积聚，腹部检查常可扪及肿块，并有压痛。

2. 全身并发症

坏死型胰腺炎可并发多种并发症和多脏器官衰竭，如急性呼吸窘迫综合征、急性肾衰竭、心律失常和心力衰竭、消化道出血、败血症、胰性脑病、弥散性血管内凝血、高血糖和多脏器功能衰竭等，常常危及生命。

（四）实验室检查

1. 血清酶学测定

血清淀粉酶一般在发病后 6~12 小时开始升高，48~72 小时开始下降，3~5 天恢复正常，重症患者持续时间更长。血清脂肪酶常在起病后 24~72 小时开始升高，持续 7~10 天，升高超过 1.5U/ml。血清淀粉酶及脂肪酶活性与疾病严重程度无关。

2. 血清标志物

推荐使用 C 反应蛋白（CRP），发病 72 小时后 CRP > 150mg/L，提示胰腺组织坏死。

3. 周围血象

大部分患者在发病早期出现白细胞计数升高，伴有不同程度的核左移，当白细胞高于 16×10^9/L，提示急性重症胰腺炎。部分患者血红蛋白和红细胞计数可下降，出现贫血。

4. 生化检查

暂时性血糖升高常见，无糖尿病患者持久的空腹血糖高于 10mmol/L，提示预后不良。部分患者胆红素、ALT、AST、LDH、ALP 可升高。血清白蛋白降低亦提示预后不良。急性胰腺炎时常有血清钙的轻度下降，当低于 1.75mmol/L 时提示预后极差。

（五）影像学检查

1. 腹部平片

可排除其他急腹症，如内脏穿孔等。"哨兵祥"和"结肠切割征"为胰腺炎的间接指征。弥漫性模糊影、腰大肌边缘不清，提示存在腹腔积液。还可发现肠麻痹或麻痹性肠梗阻。

2. 腹部 B 超检查

应作为常规初筛检查。急性胰腺炎 B 超可见胰腺肿大，胰内及胰周围回声异常；亦可了解胆囊和胆管情况；后期对脓肿及假性囊肿有诊断意义。但因患者腹胀常影响其观察。

3.CT 检查

CT 显像根据胰腺组织的影像改变进行分级，对急性胰腺炎进行诊断和鉴别诊断、评估其严重程度，特别是对鉴别轻症和重症胰腺炎，以及附近器官是否累及具有重要价值。轻症可见膜腺非特异性增大和增厚，胰周围边缘不规则；重症可见胰周围区消失；网膜囊和网膜脂肪变性，密度增加；胸、腹膜腔积液。增强CT 是诊断胰腺坏死的最佳方法，疑有坏死并发感染者可行 CT 引导下穿刺。

五、诊断要点

有胆管疾病、酗酒、暴饮暴食等病史，轻症患者有突发上腹部持续性疼痛并伴阵发性加重，伴恶心、呕吐，上腹部压痛，但无腹肌紧张；同时有血清淀粉酶、尿淀粉酶显著升高，排除其他急腹症者，即可确诊。重症除具备轻症急性胰腺炎的诊断标准，且具有局部并发症（胰腺坏死、假性囊肿、脓肿）和器官衰竭。由于重症胰腺炎病程发展险恶且复杂，国内外提出多种评分系统用于病情严重性及预后的预测，其中关键是在发病 48 小时或 72 小时内密切监测病情和实验室检查的变化，综合评判。

区别轻症与重症胰腺炎十分重要，因两者的临床预后截然不同。有以下表现应当按重症胰腺炎处置。

（1）临床症状：烦躁不安、四肢厥冷、皮肤呈斑点状等休克症状。

（2）体征：腹肌强直、腹膜刺激征，Grey-Turner 征或 Cullen 征。

（3）实验室检查：血钙显著下降至 2mmol/L 以下；血糖大于 11.2mmol/L（无糖尿病史）；血白细胞计数增高；血尿淀粉酶突然下降。

（4）腹腔诊断性穿刺：腹腔积液有高淀粉酶活性。

六、治疗原则

急性胰腺炎的治疗原则是减少及抑制胰腺分泌，抑制胰酶活性，纠正水电解质紊乱，维持有效血容量及防治并发症。

（一）内科综合治疗

1.禁食、胃肠减压

轻症者禁食 2~3 日，重症者视病情发展而定。禁食期间每日补液

2000~3000ml 以上。

2. 纠正水电解质和酸碱失衡

由于重症急性胰腺炎患者体液和电解质大量丢失，在补液过程中应密切监测电解质变化和酸碱平衡紊乱情况。注意微量元素和维生素的补充。

3. 防治感染

使用抗生素控制胆道感染、预防继发感染。

4. 抑制胰腺分泌

抑制胰液的分泌是治疗胰腺炎的重要手段，主要有生长抑素、奥曲肽、加贝酯等。

5. 营养支持

禁食期间可给予血浆、人血白蛋白静脉滴注。对于重症急性胰腺炎患者，目前主张采用阶段性营养支持，即先肠外营养，再肠外营养与肠内营养并用，最后是全肠内营养的过程。肠内营养管饲宜选择螺旋鼻空肠管。因为食物分解产物可刺激胃、肠黏膜，使胰泌素的分泌量增加，但食物距幽门越远刺激作用越少。经空肠给予要素饮食可避免头、胃、肠三相的胰腺分泌，使胰腺保持静止修复状态，符合胰腺炎治疗的要求。

6. 解痉镇痛

疼痛剧烈时考虑镇痛治疗。不建议使用吗啡或胆碱能受体拮抗剂，如阿托品、山莨菪碱等，因前者会收缩 Oddi 括约肌，后者则会加重肠麻痹、肠梗阻症状。

7. 腹腔灌洗

对于重症急性胰腺炎患者，确诊后 48 小时内即可进行。通过腹腔灌洗，将腹腔内渗液清除，减轻炎性细胞因子所致的多脏器功能衰竭，以及脂肪酶和蛋白酶对组织的破坏。

8. 中药治疗

胃管注入或大黄灌肠对胰腺细胞有保护作用，并可加强肠蠕动，解除肠麻痹，清除肠内有毒物质。腹部外敷芒硝，有利于减少腹腔内炎性渗出，促进炎症消散。

9. 早期血滤治疗

对于重症急性胰腺炎，发病特别迅猛，发病 24 小时内就出现多器官功能障碍，临床上称之为暴发性胰腺炎可考虑血液净化。

10. 内镜治疗

内镜治疗是胆源性胰腺炎治疗的重大突破。通过取胆碎石，使胰胆管内压力迅速下降，腹痛缓解，减轻胰腺炎症状。但一定要严格把握适应证和禁忌证，操作中要谨慎，以免加重疾病发展。

（二）外科手术治疗

重症急性胰腺炎内科治疗效果不佳的情况下可行手术治疗，其主要目的一是除去病因，如胆道结石等；二是处理胰腺病变，如清除和引流腹腔渗液，去除胰腺坏死、感染的组织等。

七、护理问题

（1）疼痛与胰腺组织坏死或感染有关。

（2）营养失调即低于机体需要量，与禁食有关。

（3）体温过高与急性胰腺组织坏死或感染有关。

（4）生活自理能力缺陷（洗漱、如厕、更衣）与患者禁食水，发热或腹痛等导致的体质虚弱有关。

（5）缺乏有关本病的病因和预防知识。

（6）潜在并发症，如消化道出血与胰腺炎胃肠穿孔有关；水电解质紊乱与禁食水及恶心、呕吐或胃肠减压有关；休克与低血压或呕吐丢失体液或消化道出血有关；低血糖/高血糖与胰腺炎破坏胰岛细胞有关；呼吸窘迫综合征与胰腺炎疾病有关。

八、护理要点

（一）疼痛护理

1. 禁食、胃肠减压

禁食以减少胰液的分泌，减轻对胰腺及周围组织的刺激。胃肠减压可减轻胃胀气，并通过阻止胃酸排入十二指肠抑制胰腺分泌。同时给予静脉补液，维持水电解质平衡。

2. 药物治疗

遵医嘱给予抗胰酶药、解痉药或止痛药。观察并记录患者对镇痛药物的反应。观察患者疼痛的特点有无改变，若疼痛持续存在并伴高热，则应考虑是否并发胰腺脓肿；如疼痛剧烈，腹肌紧张、压痛、反跳痛明显，提示并发腹膜炎，应及时报告医师并协助处理。

3. 舒适安全的护理

协助患者定时变换体位，采取屈膝抱胸位以缓解疼痛，按摩患者背部，增加舒适感。剧烈疼痛时注意安全，必要时加用床档。

4. 口腔护理

对留置导管的患者应加强口腔护理，保持口腔湿润。预防口腔炎症和结痂。

5. 减轻焦虑

护士对护理操作应做详细介绍，鼓励患者表达自己的感受，并指导患者转移注意力，如听音乐、看电视或阅读报纸等以缓解疼痛。

（二）维持体液平衡

1. 补液

遵医嘱静脉补充液体，根据脱水程度、年龄大小和心功能状况调节输液速度，及时补充因呕吐、发热及禁食所丢失的液体和电解质，纠正酸碱失衡。

2. 监测并记录24小时出入液量

尿量低于每小时30ml，及时报告主管医师。每4小时测定一次胃肠减压抽出量。估计或测量敷料和腹腔引流管体液丢失量，为静脉补液提供依据。

3. 监测实验室检查结果

包括血红蛋白、血细胞比容、尿比重、血清电解质及动脉血气分析，以判断患者水电解质和酸碱平衡状况，发现异常及时报告医师。

4. 病情观察

发现神志改变、血压下降、尿量减少、皮肤黏膜苍白、冷汗等低血容量性休克的表现，应配合医师进行抢救：①迅速建立静脉通道，必要时静脉切开，按医嘱补足血容量，根据血压调整给药速度；②患者取平卧位，给予氧气吸入，并注意保暖；③如循环衰竭症状不见好转或有心力衰竭，按医嘱给予升压药物或强心剂；④同时注意有无弥散性血管内凝血的发生，及早治疗。

（三）生活护理

（1）嘱患者绝对卧床休息，保证睡眠，以降低代谢率及胰腺、胃肠分泌，促进组织修复和体力恢复。

（2）急性期按常规做好口腔、皮肤护理，防止压疮和肺炎发生。禁食期间，口渴者可含漱或湿润口唇。

（3）呕吐患者遵医嘱给予解痉、止吐治疗。

（4）休克患者除保证输液、输血的通畅外，还应给氧，并注意保暖。

（四）营养支持

（1）注意患者营养状况，如皮肤弹性、体重、上臂肌皮皱厚度等。监测实验室检查结果的变化。

（2）观察有无因脂肪不完全消化引起的腹泻和脂肪泻。

（3）禁食期间，根据医嘱给予营养支持。若病情稳定、淀粉酶恢复正常、肠麻痹消除，可逐步过渡到全肠内营养和经口进食。开始进食少量米汤或藕粉，再逐渐增加营养，但应限制高脂肪膳食。

（五）并发症的观察与护理

1. 多器官功能障碍

常见的有急性呼吸窘迫综合征和急性肾衰竭。

（1）急性呼吸窘迫综合征：观察患者呼吸形态，根据病情监测血气分析；若患者出现严重呼吸困难及缺氧症状，给予气管插管或气管切开，应用呼吸机辅助呼吸并做好气道护理。

（2）急性肾衰竭：详细记录每小时尿量、尿比重及 24 小时出入水量。遵医嘱静脉滴注碳酸氢钠，应用利尿剂或作血液透析。

2. 感染

（1）加强观察和基础护理：监测患者体温和血白细胞计数；协助并鼓励患者定时翻身，深呼吸、有效咳嗽及排痰；加强口腔和尿道口护理。

（2）维持有效引流：急性胰腺炎患者术后多留置多根引流管，包括胃管、腹腔双套管、T管、空肠造瘘管、胰引流管、导尿管等。应分清导管的名称和部位，贴上标签后与相应引流装置正确连接固定。防止引流管扭曲、堵塞和受压。定期更换引流瓶或袋,注意无菌操作,分别观察和记录各引流液的颜色、性质和引流量。

护理胃、肠造瘘管及腹腔双套管灌洗引流时应注意：①保持各引流管通畅,妥善固定。②冲洗液常用生理盐水加抗生素,现配现用,维持每分钟20~30滴的速度。维持一定的负压,但吸引力不宜过大,以免损伤内脏组织和血管。若有坏死脱落组织、稠厚脓液或血块堵塞管腔,可用20ml生理盐水缓冲,无法疏通时需协助医师在无菌条件下更换内套管。③观察和记录引流液的量、色和性质,若为混油、脓性或粪汁样液体,同时伴有发热和腹膜刺激征,应警惕消化道瘘引起腹腔感染,需及时通知医师。④保护引流管周围皮肤,可用凡士林纱布覆盖或氧化锌软膏涂抹,防止皮肤侵蚀并发感染。⑤经空肠造瘘给予要素饮食时,营养液要现配现用,注意滴速、浓度和温度。

（3）遵医嘱合理应用抗生素。

3. 出血

重症急性胰腺炎可使胃肠道黏膜防御能力减弱,引起应激性溃疡出血。应定时监测血压、脉搏;观察患者的排泄物、呕吐物和引流液色泽。若引流液呈血性,并有脉搏细速和血压下降,可能为大血管受腐蚀破裂引起的继发出血;若因胰腺坏死引起胃肠道穿孔、出血,应及时清理血迹和引流的污物,立即通知医师,遵医嘱给予止血药和抗生素等,并做好急诊手术止血的准备。

4. 胰瘘、胆瘘或肠瘘

部分急性出血性坏死性胰腺炎患者可并发胰瘘、胆瘘或肠瘘。若从腹壁渗出或引流出无色透明或胆汁样液体时,应怀疑胰瘘或胆瘘;若腹部出现明显的腹膜刺激征,且引流出粪汁样或输入的肠内营养液时,则要考虑肠瘘。故应密切观察引流液的颜色和性质,动态监测引流液的胰酶值;注意保持负压引流通畅和引流管周围皮肤干燥、清洁,涂抹氧化锌软膏,防止胰液对皮肤的浸润和腐蚀。

（六）心理护理

（1）本病发病突然,病程进展迅速,疼痛剧烈,加上多在重症监护病房治疗,患者往往紧张、恐惧。护士应评估患者和家属的焦虑或恐惧程度及当前应对技巧。

（2）由于病程长，病情易反复，患者易产生消极悲观情绪。护士应换位了解患者的感受，耐心解答患者的各种疑问，取得患者家属的配合，帮助患者树立战胜疾病的信心。

（3）做好各种治疗、操作、检查的解释工作，认真倾听患者表达内心感受，建立相互信任的关系。指导并协助患者采取放松技巧以减轻焦虑引起的生理症状，引导其积极应对。

（七）健康指导

1. 心理指导

重症急性胰腺炎病情重、病程长、费用高，易出现悲观失望情绪。护士一定要细心观察，有针对性地给予指导和心理支持，增加康复信心。

2. 饮食指导

（1）急性期：急性发作期须严格禁食，轻症急性胰腺炎一般禁食3~5天。

（2）恢复期：病情缓解、症状基本消失后，可给予无脂高糖类流质，如果汁、米汤、菜汁等。禁食浓鸡汤、甲鱼汤、牛奶、豆浆等食物。病情逐渐稳定后饮食可逐渐增加，逐步采用低脂半流、低脂软食。禁食高脂、高胆固醇食物，如肥肉、动物内脏及鱼子、蛋黄、油煎、油炸食品等，禁辛辣、刺激性食物或调味品等。戒烟、酒。

3. 休息指导

急性期嘱患者绝对卧床休息，待病情稳定后，可在床边适当活动，活动量要循序渐进，以不感疲劳为宜。恢复期要劳逸结合，养成良好的作息习惯。

4. 出院指导

如有腹痛、体温增高等病情变化，随时就诊。遵医嘱按时服药。

第八节 上消化道出血护理

一、概述

上消化道出血（UGH）是指 Treitz 韧带以上的消化道包括食管、胃、十二指肠或肝胆胰等病变引起的出血，胃空肠吻合术后空肠病变出血亦属此范围。

临床上上消化道出血最常见的病因是消化性溃疡、食管胃底静脉曲张破裂、急性糜烂出血性胃炎和胃癌，食管贲门黏膜撕裂综合征引起的出血亦不少见。按发病机制可分为四大类：①上消化道疾病：食管、胃、十二指肠疾病。②门静脉高压引起的食管 - 胃底静脉曲张破裂或门脉高压性胃病。③上消化道邻近器官或组织的疾病：胆道出血，胰腺疾病累及十二指肠，主动脉瘤破入食管、胃或十二指肠，纵隔肿瘤或脓肿破入食管。④全身性疾病：血管性疾病、血液病、尿毒症、结缔组织病、急性感染性疾病等。

二、病因及发病机制

上消化道出血的病因很多，其中常见的有消化性溃疡、急性胃黏膜损害、食管 - 胃底静脉曲张破裂和胃癌。少数由胰、胆道病变引起。某些全身性疾病亦可引起出血，如白血病、血友病、尿毒症、应激性溃疡。食管贲门黏膜撕裂综合征引起的出血亦不少见。

三、临床表现

上消化道大量出血的临床表现取决于出血病变的性质、部位、出血量与速度，与患者出血前的全身状况如有无贫血及心、肾、肝功能有关。

1. 呕血与黑便

其是上消化道出血的特征性表现。

2. 失血性周围循环衰竭

上消化道大量出血时，由于循环血容量急剧减少，静脉回心血量相应不足，导致心排血量降低，常发生急性周围循环衰竭，其程度轻重因出血量大小和失血速度快慢而异。患者出现头昏、心悸、乏力、出汗、口渴、晕厥等一系列组织缺血的表现。呈现休克状态时，患者表现为面色苍白、口唇发绀、呼吸急促，皮肤湿冷，呈灰白色或紫灰花斑，施压后褪色经久不能恢复，体表静脉塌陷；精神萎靡、烦躁不安，重者反应迟钝、意识模糊；收缩压降至 80mmHg 以下，脉压小于 25~30mmHg，心率加快至 120 次 / 分以上。休克时尿量减少，补足血容量后仍少尿或无尿，应考虑并发急性肾衰竭。

3. 发热

大量出血后，多数患者在 24 小时内出现发热，一般不超过 38.5℃，可持续 3~5 天。发热机制可能与循环血容量减少、急性周围循环衰竭导致体温调节中枢功能障碍有关。

4. 氮质血症

上消化道大量出血后，肠道中血液的蛋白质消化产物被吸收，引起血中尿素氮浓度增高，称为肠性氮质血症。血尿素氮多在一次出血后数小时上升，约 24~48 小时达到高峰，一般不超过 14.3mmol/L（40mg/dl），3~4 天降到正常。

5. 贫血及血象变化

出血早期变化可能不明显，3~4 小时后，因组织液渗入血管内，使血液稀释，才出现失血性贫血的血象改变。出血 24 小时内网织红细胞增高，出血停止后逐渐降至正常，如出血不止则可持续升高。白细胞计数在出血后 2~5 小时升高，可达 $(10~20) \times 10^9/L$，血止后 2~3 天恢复正常。肝硬化脾功能亢进者白细胞计数可不升高。

四、辅助检查

1. 实验室检查

测定红细胞、白细胞和血小板计数，血红蛋白浓度、血细胞比容、肝功能、肾功能、大便隐血等，有助于估计失血量及动态观察有无活动性出血，判断治疗效果及协助病因诊断。

2. 内镜检查

其是上消化道出血后病因诊断的首选检查方法。出血后 24~48 小时内行急诊内镜检查，可以直接观察病灶的情况，明确出血的病因，同时对出血灶进行止血治疗。

3.X 线钡餐造影检查

主要适用于不宜或不愿进行胃镜检查者。检查宜在出血停止且病情基本稳定数天后进行。

4. 其他选择性动脉造影

如腹腔动脉、肠系膜上动脉造影帮助确定出血部位，适用于内镜及 X 线钡餐造影未能确诊而又反复出血者。

五、治疗要点

上消化道大量出血为临床急症，应采取积极措施进行抢救。治疗主要为迅速补充血容量，纠正水电解质失衡，预防和治疗失血性休克，给予止血治疗，同时积极进行病因诊断和治疗。

（一）补充血容量

立即配血，可先输入平衡液或葡萄糖、盐水、右旋糖酐或其他血浆代用品，尽快补充血容量；尽早输入全血，恢复和维持血容量及有效循环，最好保持血红蛋白不低于 90~100g/L。输液量可根据估计的失血量来确定。

（二）止血措施

1. 非曲张静脉上消化道大量出血的止血措施

（1）抑制胃酸分泌药：临床常用 H2 受体拮抗剂或质子泵抑制剂，常用药物有西咪替丁、雷尼替丁、奥美拉唑等，急性出血期均为静脉给药。

（2）内镜直视下止血：适用于有活动性出血或暴露血管的溃疡，治疗方法包括激光光凝、高频电凝、微波、热探头止血、血管夹钳夹、局部药物喷洒和局部药物注射。

（3）手术治疗：各种病因所致出血的手术指征和方式，见外科护理学有关章节。

2.食管胃底静脉曲张破裂出血的止血措施

本病往往出血量大、出血速度快、再出血率和死亡率高，治疗措施上亦有其特殊性。

（1）药物止血：①血管加压素：为常用药物，其作用机制是收缩内脏血管，从而减少门静脉血流量，降低门静脉及其侧支循环的压力，控制食管胃底曲张静脉出血。血管加压素 0.2U/min 持续静滴，根据治疗反应，逐渐增加至 0.4U/min。同时用硝酸甘油静滴或舌下含服，可减轻大剂量用血管加压素的不良反应，并且硝酸甘油有协同降低门静脉压力的作用。②生长抑素：研究证明该药能明显减少内脏血流量，并见奇静脉血流量明显减少，临床使用 14 肽天然生长抑素，用法：首剂负荷量 250μg 缓慢静注，继续以 250μg/h 持续静滴。

（2）三（四）腔二囊管压迫止血：四腔管较三腔管多了一条在食管囊上方开口的管腔，用以抽吸食管内积蓄的分泌物或血液。用气囊压迫食管胃底曲张静脉，其止血效果肯定，但患者痛苦、并发症多、早期再出血率高，故不作为首选止血措施。

（3）内镜直视下止血：在用药物治疗和气囊压迫基本控制出血，病情基本稳定后，进行急诊内镜检查和止血治疗。①注射硬化剂至曲张的食管静脉，可用无水乙醇、鱼肝油酸钠、乙氧硬化醇等硬化剂。②食管曲张静脉套扎术：用橡皮圈结扎出血或曲张的静脉，使血管闭合。③组织黏合剂注射法：局部注射组织黏合剂，使出血的曲张静脉闭塞，主要用于胃底曲张静脉。

（4）介入下行胃冠状动脉栓塞术。

（5）手术治疗：食管胃底静脉曲张破裂大量出血内科治疗无效时，应考虑外科手术或经颈静脉肝内门体静脉分流术。

六、观察要点

（1）观察患者血压、体温、脉搏、呼吸的变化。

（2）在大出血时，每15~30分钟测脉搏、血压，必要时使用心电监护仪进行监测。

（3）观察患者神志、末梢循环、尿量、呕血及便血的色、质、量。

（4）有头晕、心悸、出冷汗等休克表现，及时报告医师对症处理并做好记录。

（5）估计出血量，胃内出血量达 250~300ml，可引起呕血。出现黑便，提示出血量在 50~70ml 甚至更多。粪隐血试验阳性，提示出血量 5ml 以上。如出血量超过 400~500ml 时，可出现头晕、心悸、乏力等症状；如超过 1000ml，临床上即出现急性周围循环衰竭的表现，严重者可引起失血性休克。

（6）出血停止后，应注意观察有无再出血先兆，如头晕、心悸、出汗、恶心、腹胀、肠鸣音活跃等。

七、护理评估

（一）致病因素

引起上消化道大出血的原因众多，可见于食管、胃、十二指肠、肝、胆、胰等消化道疾病，也可见于全身性疾病。

1. 消化系统疾病

据国内资料统计，引起上消化道大出血的五种常见病因是消化性溃疡、肝门静脉高压症、急性糜烂出血性胃炎、胃癌和胆道出血，其中最常见的病因是消化性溃疡。

2. 全身性疾病

如白血病、血友病、再生障碍性贫血、尿毒症、急性脑血管疾病、脑外伤等亦可引起上消化道大出血。

（二）身体状况

上消化道出血的临床表现主要取决于出血量、出血速度及出血部位。

1. 呕血与黑便

是上消化道出血的特征性表现。一般来说，出血部位在幽门以上者常有呕血和黑便，但出血量少而速度慢的可仅见黑便；出血部位在幽门以下者多只表现为黑便，但出血量大、速度快的也可因血液反流入胃而出现呕血。

（1）呕血：胃内储积血量达到 250~300ml 可引起呕血。呕血的颜色取决于出血的部位、量和速度。肝硬化食管 - 胃底静脉曲张破裂出血时，出血量较大且颜色鲜红；少量而缓慢的胃出血或其他部位出血在胃内停留较久者，因血液中血红蛋白经胃酸作用形成正铁血红素，呕出的血液常呈暗褐色或咖啡色。

（2）黑便：每日出血量超过 50ml 可出现黑便，系血红蛋白中的铁与肠内硫化物形成硫化铁所致。典型黑便质软、发亮，呈柏油样；如出血量大、速度快、肠蠕动加速时，大便也可呈暗红或鲜红色。

2. 周围循环衰竭

一次出血量不超过 400ml，大多无全身症状，若出血量大且速度快者，可出现低血容量性周围循环衰竭，其程度轻重取决于出血的量和速度。

（1）轻度出血：出血量少于 500ml，可仅表现为头晕、乏力。

（2）中度出血：出血量 1000ml 左右，患者可有烦躁、口渴、出汗、心悸、尿少、心率增快、血压偏低等。

（3）重度出血：出血量大于 1500ml，可有失血性休克表现，患者出现烦躁不安或神志不清、呼吸急促、面色苍白、口唇发绀、四肢湿冷、尿量减少、血压显著降低、脉压变小、心率明显加快。

3. 发热

多数患者于大出血后 24 小时内出现发热，多为低热或中度发热，一般不超过 38.5℃，可持续 3~5 天。引起发热的机制尚不清楚，可能与周围循环衰竭致体温调节中枢功能障碍、大出血后吸收热等有关。

（三）心理社会状况

患者由于大量呕血、黑便等，明显全身症状而紧张、焦虑、恐惧，甚至有悲观情绪。

（四）实验室及其他检查

1. 实验室检查

（1）血象改变：上消化道大出血 6~12 小时后可有红细胞和血红蛋白降低、白细胞和网织红细胞增高；出血停止后，白细胞和网织红细胞可逐渐恢复正常。肝硬化所致上消化道大出血因常伴有脾功能亢进，白细胞和血小板多偏低。

（2）血尿素氮升高：又称为肠源性氮质血症。主要是肠道中血液的蛋白质消化产物被吸收，使血中尿素氮浓度增高，常在出血后数小时开始上升，24~48 小时达高峰，如无继续出血，3~4 天可降至正常。

（3）粪便隐血试验、肝、肾功能检查等，可协助病因诊断。

2. 内镜检查

是明确上消化道出血病因的首选检查方法。一般在出血后 24~48 小时进行紧急内镜检查，既可明确病变部位与性质，还可进行局部止血治疗。

3. X 线检查

对内镜检查未能确诊而又反复出血者，可采用选择性动脉造影如腹腔动脉、肠系膜上动脉造影确定诊断。对疑似消化性溃疡出血者可选择钡剂检查，但须在出血停止及病情稳定数天后进行。

4. 其他

如 B 超检查、吞线试验等。

八、常用护理诊断 / 问题及措施

（一）潜在并发症血容量不足

1. 病情观察

上消化道大量出血在短期内出现休克症状，为临床常见的急症，应做好病情的观察。

（1）出血量的估计：详细询问呕血和（或）黑便发生的时间、次数、量及性状，以便估计出血量和速度。①大便隐血试验阳性提示每日出血量大于 5~10ml。②出现黑便表明每日出血量在 50~100ml 以上，一次出血后黑便持续时间取决于患者排便次数，如每日排便一次，粪便色泽约在 3 天后恢复正常。③胃内积血量达 250~300ml 时可引起呕血。④一次出血量在 400ml 以下时，一般不出现全身症状。⑤如出血量超过 400~500ml，可出现头晕、心悸、乏力等症状。⑥如超过 1000ml，临床即出现急性周围循环衰竭的表现，严重者引起失血性休克。

（2）继续或再次出血的判断：观察中出现下列迹象，提示有活动性出血或再次出血：①反复呕血，甚至呕吐物由咖啡色转为鲜红色。②黑便次数增多且粪质稀薄，色泽转为暗红色，伴肠鸣音亢进。③周围循环衰竭的表现经补液、输血而未改善，或好转后又恶化，血压波动，中心静脉压不稳定。④红细胞计数、血细胞比容、血红蛋白测定不断下降，网织红细胞计数持续增高。⑤在补液足够、尿量正常的情况下，血尿素氮持续或再次增高。⑥门静脉高压的患者原有脾大，在出血后常暂时缩小，如不见脾恢复肿大亦提示出血未止。

（3）失血性休克的观察：大出血时严密监测患者的心率、血压、呼吸和神志变化，进行心电监护。准确记录出入量，留置导尿管，测每小时尿量，应保持尿量大于 30ml/h。如患者烦躁不安、面色苍白、皮肤湿冷、四肢湿冷提示微循环血液灌注不足；而皮肤逐渐转暖、出汗停止则提示血液灌注好转。

（4）患者原发病的病情观察：肝硬化并发上消化道大量出血的患者，应注意观察有无并发感染、黄疸加重、肝性脑病等。

2. 体位

大出血时患者应绝对卧床休息，取平卧位并将下肢略抬高，以保证脑部供血。呕吐时头偏向一侧，防止窒息或误吸；必要时用负压吸引器清除气道内的分泌物、血液或呕吐物，保持呼吸道通畅，给予吸氧。

3. 用药护理

肝病患者忌用吗啡、巴比妥类药物；宜输新鲜血，因库存血含氨量高，易诱发肝性脑病。血管加压素可引起腹痛、血压升高、心律失常、心肌缺血，甚至发生心肌梗死，故滴注速度应缓慢，并严密观察不良反应。患有冠心病的患者忌用血管加压素。

4. 饮食护理

急性大出血伴恶心、呕血者应禁食。少量出血无呕吐者，可进温凉、清淡流质。出血停止后改为营养丰富、易消化、无刺激性半流质软食，定时定量，逐步过渡到正常饮食。

5. 心理护理

向患者解释安静休息有利于止血，应关心、安慰患者。抢救工作应迅速而不忙乱，以减轻患者的紧张情绪。经常巡视，大出血时陪伴患者，使其有安全感。呕血或解黑便后及时清除血迹、污物，以减少对患者的不良刺激。解释各项检查、治疗措施，听取并解答患者或家属的提问，以减轻他们的顾虑。

6. 三（四）腔二囊管的护理

熟练的操作和插管后的密切观察及精心的护理是达到止血效果的关键。

（1）插管前：向患者解释操做的目的、过程及配合方法等，以减轻患者的恐惧心理。仔细检查，确保食管引流管、胃管、食管囊管、胃囊管通畅并分别做好标记，检查两气囊无漏气后抽尽囊内气体，备用。

（2）插管中：协助医生为患者做鼻腔、咽喉部局麻，经鼻腔或口腔插管至胃内。插管至 65cm 时抽取胃液，检查管端确在胃内，并抽出胃内积血。先向胃囊注气约 150~200ml，压力约 50mmHg（6.7kPa）并封闭管口，缓缓向外牵引管道，使胃囊压迫胃底部曲张静脉。如单用胃囊压迫已止血，则食管囊不必充气。未能止血，继向食管囊注气约 100ml，压力约 40mmHg（5.3kPa）并封闭管口，使气囊压迫食管下段的曲张静脉。管外端以绷带连接 0.5kg 沙袋，经牵引架做持续牵引。将食管引流管、胃管连接负压吸引器或定时抽吸。

（3）插管后：观察出血是否停止，并记录引流液的性状、颜色及量；经胃管冲洗胃腔，以清除积血，可减少氨在肠道的吸收，以免血氨增高而诱发肝性脑病。出血停止后，放松牵引，放出囊内气体，保留管道继续观察 24 小时，未再出血可考虑拔管，对昏迷患者亦可继续留置管道用于注入流质食物和药液。拔管前口服液状石蜡 20~30ml，润滑黏膜和管、囊的外壁，抽尽囊内气体，以缓慢、轻巧的动作拔管。气囊压迫一般以 3~4 天为限，继续出血者可适当延长。

（二）活动无耐力与失血性周围循环衰竭有关

1. 休息与活动

少量出血者应卧床休息。大出血者绝对卧床休息，协助患者取舒适体位并定时变换体位，注意保暖，病情稳定后，逐渐增加活动量。

2. 安全护理

轻度出血患者可起身适当活动，如指导患者坐起、站起时动作缓慢；出现头晕、心慌、出汗时立即卧床休息并告知护士；必要时由护士陪同如厕，或暂时改为床上排泄。重度出血患者应多巡视，用床栏加以保护。

3. 生活护理

限制活动期间，协助患者完成个人日常生活活动。卧床者特别是老年人和重症患者注意预防压疮。呕吐后及时漱口。排便次数多者注意肛周皮肤清洁和保护。

九、健康教育

1. 休息与活动指导

病情严重者应卧床休息并注意保暖，平时生活起居应有规律，避免过度劳累，注意劳逸结合，避免长期精神紧张，保持乐观情绪，保证身心休息。

2. 饮食指导

注意饮食规律和饮食卫生，进食易消化、营养丰富的食物，避免暴饮暴食或过度饥饿，避免粗糙、刺激性强的食物，应细嚼慢咽，戒烟戒酒。食管胃底静脉曲张患者，应限制钠盐和蛋白质的摄入，以避免诱发肝性脑病和加重腹水。

3. 用药指导

指导患者用药方法，讲解药物作用及不良反应，在医生指导下用药，勿擅自更改用药方案。

4. 防止出血指导

应帮助患者及其家属掌握有关疾病的病因及诱因、预防、治疗知识，以减少发生再度出血的危险。教会患者及其家属早期识别出血征象及采取紧急措施。

5. 随访指导

定期门诊随访，有呕血、黑便、上腹不适者，应随时就诊。

第八章　外科常见病护理

第一节　甲状腺功能亢进症护理

一、疾病概述

（一）概述

甲状腺功能亢进症是由多种原因引起的甲状腺激素分泌过多所致的一组常见内分泌疾病。主要临床表现为多食、消瘦、畏热、多汗、心悸、激动等高代谢综合征，神经和血管兴奋增强，以及不同程度的甲状腺肿大和眼突、手颤、血管杂音等，严重的可出现甲状腺亢进危象、昏迷甚至危及生命。

格雷夫斯病（GD）属于 TH 分泌增多的自身免疫性甲状腺疾病，典型临床表现有甲状腺肿、甲状腺毒症、眼征及胫前黏液性水肿等，是甲状腺功能亢进症中常见的一种。

（二）病因及发病机制

目前 GD 的发病机制未明，公认与自身免疫反应有关，属于器官特异性自身免疫病。

1. 遗传因素

本病有显著的遗传倾向，目前发现与组织相容性复合体（MHC）基因相关。

2. 自身免疫

GD 患者的血清中存在针对甲状腺细胞 TSH 受体的特异性自身抗体，称为 TSH 受体抗体（TRAb），又称为 TSH 结合抑制性免疫球蛋白。TRAb 有两种类型：TSH 受体刺激抗体（TSAb）和 TSH 刺激受体阻断抗体（TSBAb）。它们都可与 TSH 受体结合。TSAb 与 TSH 受体结合，激活腺苷环化酶信号系统，导致甲状腺细胞增生和甲状腺激素合成、分泌增加。母体的 TSAb 也可以通过胎盘，导致胎儿或新生儿发生甲亢。因此，TSAb 是 GD 的致病性抗体。95% 未经治疗的 GD 患者 TSAb 阳性。

3. 环境因素

如细菌感染、性激素、应激等可能参与了 GD 的发生，对本病的发生和发展有影响。

（三）临床表现

1. 症状

典型表现为甲状腺激素分泌过多综合征，主要为交感神经兴奋性增高和代谢增强的表现。

（1）高代谢综合征：甲状腺激素分泌增多导致交感神经兴奋性增高和新陈代谢加速，患者常有疲乏无力、怕热多汗、皮肤潮湿、多食善饥、体重显著下降等。

（2）精神神经系统：多言好动、紧张焦虑、焦躁易怒、失眠不安、思想不集中、记忆力减退，手和眼睑震颤。

（3）心血管系统：心悸气短、心动过速、第一心音亢进。收缩压升高、舒张压降低，脉压增大。合并甲状腺毒症心脏病时，出现心动过速、心律失常、心脏增大和心力衰竭。以心房颤动等房性心律失常多见，偶见房室传导阻滞。

（4）消化系统：稀便、排便次数增加，重者可有肝大、肝功能异常，偶有黄疸。

（5）肌肉骨骼系统：主要是甲状腺毒症性周期性瘫痪。20~40 岁亚洲男性好发，发病诱因包括剧烈运动、高糖类饮食、注射胰岛素等，病变主要累及下肢，有低钾血症。TPP 病程呈自限性，甲亢控制后可以自愈。少数患者发生甲亢性肌病，肌无力多累及近心端的肩胛和骨盆带肌群。另有 1%GD 伴发重症肌无力，该病和 GD 同属自身免疫病。

（6）造血系统：循环血淋巴细胞比例增加，单核细胞增加，但是白细胞总数减低。可以伴发血小板减少性紫癜。

（7）生殖系统：女性月经减少或闭经。男性阳痿，偶有乳腺增生（男性乳腺发育）。

2. 体征

（1）甲状腺肿：大多数患者有不同程度的甲状腺肿大。甲状腺肿为弥漫性、对称性，质地不等，无压痛。甲状腺对称性肿大伴杂音和震颤为本病特征之一。少数病例甲状腺可以不肿大。

（2）眼征：GD 的眼部表现分为两类：一类为单纯性突眼，病因与甲状腺毒症所致的交感神经兴奋性增高有关；另一类为浸润性眼征，发生在格雷夫斯病（近年来称为 Graves 眶病），病因与眶周组织的自身免疫炎症反应有关。单纯性突眼包括下述表现：①轻度突眼：突眼度 19~20mm。②Stell-wag 征：瞬目减少，炯炯发亮。③上睑挛缩，睑裂增宽。④ VonGraefe 征：双眼向下看时，由于上眼睑不能随眼球下落，显现白色巩膜。⑤ Joffroy 征：眼球向上看时，前额皮肤不能皱起。⑥ Mobius 征：双眼看近物时，眼球辐辏不良。浸润性眼征患者自诉眼内异物感、胀痛、畏光、流泪、复视、斜视、视力下降；检查见突眼（眼球凸出度超过正常值上限 4mm，欧洲人群的正常值上限是 14mm），眼睑肿胀，结膜充血水肿，眼球活动受限，严重者眼球固定，眼睑闭合不全、角膜外露而发生角膜溃疡、全眼炎，甚至失明。

（四）特殊的临床表现和类型

1. 甲状腺危象

也称甲亢危象，是甲状腺毒症急性加重的一个综合征，发生原因可能与循环内甲状腺激素水平增高有关。多发生于较重甲亢未予治疗或治疗不充分的患者。常见诱因有感染、手术、创伤、精神刺激等。临床表现有高热、大汗、心动过速（140 次 /min 以上）、烦躁、焦虑不安、谵妄、恶心、呕吐、腹泻，严重患者可有心力衰竭、休克及昏迷等。

2. 甲状腺毒症性心脏病

甲状腺毒症性心脏病的心力衰竭分为两种类型。一类是心动过速和心排血量增加导致的心脏力衰竭。主要发生于年轻甲亢患者。此类心力衰竭非心脏泵衰竭所致，而是心脏高排血量后失代偿引起，称为“高排血量型心力衰竭”，常随甲亢控制心功能恢复。另一类是诱发和加重已有的或潜在的缺血性心脏病发生的心力衰竭，多发生于老年患者，此类心力衰竭是心脏泵衰竭。心房纤颤也是影响心脏功能的因素之一。甲亢患者中 10%~15% 发生心房纤颤。甲亢患者发生心力衰竭时，30%~50% 与心房纤颤并存。

3. 淡漠型甲亢

多见于老年患者。起病隐袭，高代谢综合征、眼征和甲状腺肿均不明显。主要表现为明显消瘦、心悸、乏力、震颤、头晕、晕厥、神经质或神志淡漠、腹泻、厌食。可伴有心房颤动和肌病等，70% 的患者无甲状腺肿大。临床中患者常因明显消瘦而被误诊为恶性肿瘤，因心房颤动被误诊为冠心病，所以老年人不明原因的突然消瘦、新发心房颤动时，应考虑本病。

4.T_3 型甲亢

由于甲状腺功能亢进时，产生 T_3 和 T_4 的比例失调，T_3 产生量显著多于 T_4 所致。发生的机制尚不清楚。格雷夫斯病、毒性结节性甲状腺肿和自主高功能性腺瘤都可以发生 T_3 型甲状腺功能亢进。碘缺乏地区甲状腺功能亢进患者中 12% 为 T_3 型甲亢。老年人多见。实验室检查 TT_4、FT_4 正常甚至偏低，TT_3、FT_3 升高，I_{131} 摄取率增加。

5. 妊娠期甲状腺功能亢进症

妊娠期甲亢有其特殊性，需注意以下几个问题：①妊娠期甲状腺激素结合球蛋白（TBG）增高，引起血清 TT_4 和 TT_3 增高，所以妊娠期甲亢的诊断应依赖血清 FT4、FT_3 和 TSH。②妊娠一过性甲状腺毒症（GTT）：绒毛膜促性腺激素（hCG）在妊娠 3 个月达到高峰。③新生儿甲状腺功能亢进症：母体的 TSAb 可以透过胎盘刺激胎儿的甲状腺引起胎儿或新生儿甲亢。④产后由于免疫抑制的解除，GD 易于发生，称为产后 GD。⑤如果患者甲亢未控制，建议不要怀孕；如果患者正在接受抗甲状腺药物（ATD）治疗，血清 TL 达到正常范围，停 ATD 或者应用 ATD 的最小剂量，可以怀孕；如果患者为妊娠期间发现甲亢，如继续妊娠，则选择合适剂量的 ATD 治疗和妊娠中期甲状腺手术治疗。有效地控制甲亢可以明显改善妊娠的不良结果。

6. 胫前黏液性水肿

与格雷夫斯病同属于自身免疫病，约 5% 的 GD 患者伴发本症，白种人中多见。多发生在胫骨前下 1/3 部位，也见于足背、踝关节、肩部、手背或手术瘢痕处，偶见于面部，皮损大多为对称性。早期皮肤增厚、变粗，有广泛大小不等的棕红色或红褐色或暗紫色突起不平的斑块或结节，边界清楚，直径 5~30mm，连片时更大，皮肤损害周围的表皮稍发亮，薄而紧张，病变表面及周围可有毳毛增生、变粗、毛囊角化，可伴感觉过敏或减退，或伴痒感；后期皮肤粗厚，如橘皮或树皮样，皮损融合，有深沟，覆以灰色或黑色疣状物，下肢粗大似橡皮腿。

7. 格雷夫斯病

本病男性多见，甲状腺功能亢进与格雷夫斯病发生顺序的关系是：43% 两者同时发生；44% 甲状腺功能亢进先于 GD 发生；5% 的患者仅有明显突眼而无甲状腺功能亢进症状，TT_3、TT_4 在正常范围，称之为甲状腺功能正常的 GD。单眼受累的病例占 10%~20%。

（五）辅助检查

1. 血清总甲状腺素（TT_4）

T_4 全部由甲状腺产生，每天产生 80~100μg。血清中 99.96% 的 T_4 与蛋白结合，其中 80%~90% 与 TBG 结合，是诊断甲状腺功能亢进的最基本的筛选指标。

2. 血清总三碘甲腺原氨酸（TT_3）

血清中 99.6% 的 T_3 以与蛋白结合的形式存在，所以本值同样受到 TBG 含量的影响。TT_3 为早期 GD、治疗中疗效观察及停药后复发的敏感指标，亦是诊断 T_3 型甲亢的特异指标。

3. 血清游离甲状腺素（FT_4）、游离三碘甲腺原氨酸（FT_3）

游离甲状腺素是实现该激素生物效应的主要部分。但它们与甲状腺激素的生物效应密切相关，所以是诊断临床甲状腺功能亢进的首选指标。

4. 促甲状腺激素（TSH）测定

血清促甲状腺激素的变化是反映下丘脑 - 垂体 - 甲状腺轴功能最敏感的指标。

5. 甲状腺 I_{131} 摄取率

I_{131} 摄取率是诊断甲亢的传统方法，目前已经被激素测定技术所代替。

6. 甲状腺刺激性抗体（TSAb）

TSAb 是鉴别甲状腺功能亢进病诊断 GD 的指标之一。有早期诊断意义，可判断病情活动、复发，还可以作为治疗停药的重要指标。

7. 影像学检查

超声、眼部 CT 和 MRI 可以排除其他原因所致的突眼，评估眼外肌受累的情况。

8. 甲状腺放射性核素扫描

对于诊断甲状腺自主高功能腺瘤有意义。肿瘤区浓聚大量核素，肿瘤区外甲状腺组织和对侧甲状腺无核素吸收。

（六）治疗要点

GD 治疗方法有抗甲状腺药物（ATD）、I_{131} 治疗、手术治疗。

1. 抗甲状腺药物治疗

（1）适应证：①病情轻、甲状腺轻、中度肿大者。②年龄在 20 岁以下、孕妇、高龄或由于其他严重疾病宜手术者。③手术前或 I_{131} 治疗前的准备。④手术后复发而不宜进行 I_{131} 治疗者。

（2）常用药物：常用的 ATD 有硫脲类和咪唑类两类药物。硫脲类药物有甲硫氧嘧啶及丙硫氧嘧啶（PTU）等；咪唑类有甲巯咪唑（MMI）和卡比马唑等。临床常用的药物有 PTU 和 MMI。两类 ATD 的作用机制基本相同：通过抑制甲状腺内过氧化物酶系及碘离子转化为新生态碘或活性碘，从而抑制 TH 的合成。其中 PTU 还阻抑 T_4 转换成 T_3，故首选用于严重病例或甲状腺危象治疗。

（3）剂量与疗程：ATD 疗程分初治期、减量期及维持期。以 PTU 为例，如用 MMI 则剂量为 PTU 的 1/10。①初治期：300~450mg/d，分 3 次口服，持续 6~8 周，至临床症状缓解即可减量。②减量期：每 2~4 周减量 1 次，每次减量 50~100mg/d，3~4 个月减至维持量。③维持期：50~100mg/d，维持 1~1.5 年。疗程中除非有较严重反应，一般不宜中断，并定期随访疗效。在治疗过程中出现甲状腺功能低下或甲状腺明显增大时，可酌情加用左甲状腺素或甲状腺片，并减少 ATD 的剂量。

2. I_{131} 治疗

利用甲状腺摄取 I_{131} 后释放 β 射线，破坏大部分甲状腺滤泡上皮而减少 TH 的分泌。β 射线在组织内的射程只有 2mm，不会累及毗邻组织。I_{131} 治疗甲亢后主要并发症是甲状腺功能减退。

3. 手术治疗

甲状腺次全切除术治愈率 95% 左右。其并发症有永久性甲减、甲状旁腺功能减退、喉返神经损伤。

4. 其他药物治疗

（1）复方碘口服溶液：仅用于手术前和甲状腺危象。

（2）β 受体阻滞剂：常作为辅助治疗的药物或用于术前准备或甲状腺危象。

5. 甲亢危象的防治

甲亢危象病死率在 20% 以上，临床高度疑似本症及有危象前兆需积极抢救。

（1）治疗诱因：有感染者使用抗生素，有诱发危象其他疾病应同时给予治疗。

（2）抑制 TH 合成：首选 PTU 600mg，口服或胃管注入；以后每 6 小时给予 PTU 250mg 口服，症状缓解后减至一般治疗剂量。

（3）抑制 TH 释放：服 PTU1 小时后使用碘剂，如复方碘口服溶液 5 滴，以后每 8 小时 1 次，或碘化钠 1.0g 加入 10% 葡萄糖液静滴 24 小时，以后视病情逐渐减量，一般使用 3~7 天停药。

（4）β 受体阻滞剂：普萘洛尔 20~40mg，每 6~8 小时口服 1 次，或 1mg 经稀释后缓慢静注。有心脏泵衰竭者禁用。

（5）糖皮质激素：对有高热或休克者加用糖皮质激素。氢化可的松 50~100mg 加入 5%~10% 葡萄糖液中静滴，每 6~8 小时 1 次。

（6）对上述常规治疗不满意时，可选用血液透析、腹膜透析或血浆置换等措施，迅速有效地降低血浆 TH 浓度。

（7）对症支持治疗：给氧；纠正水电解质和酸碱平衡紊乱；高热者予以物理降温，必要时用中枢解热药，避免用乙酰水杨酸类解热剂。

6. 格雷夫斯病的治疗

①轻度 GO：病程一般呈自限性，以控制甲亢和局部治疗为主，不需强化治疗。②中度和重度 GO：在上述治疗基础上进行强化治疗。

7. 妊娠期甲亢的治疗

（1）ATD 治疗：首选 PTU，因该药不易通过胎盘，需要密切监测孕妇的甲状腺激素水平，血清 TT_4、FT_4 应当维持在妊娠期正常范围的上限水平。

（2）手术治疗：发生在妊娠初期的甲亢，经 PTU 治疗控制症状后，宜在妊娠中期（第 4~6 个月）施行甲状腺次全切除术。

（3）禁用 I_{131} 治疗。

（4）普萘洛尔可使子宫持续收缩而引起胎儿发育不良等，故应禁用。

8. 甲状腺毒症心脏病的治疗

（1）ATD 治疗：立即给予足量 ATD，控制甲状腺功能至正常。

（2）治疗：经 ATD 治疗控制甲状腺毒症症状后，尽早给予大剂量的 I_{131} 破坏甲状腺组织。

（3）β 受体阻断药：普萘洛尔可以控制心率，也可用于心动过速所致的心力衰竭；但需同时使用洋地黄制剂。

二、护理问题

（1）营养失调，低于机体需要量与甲亢高代谢状态有关。

（2）组织完整性受损与突眼征时角膜溃疡有关。

（3）有受伤的危险与甲亢危象时患者躁动有关。

（4）体温过高与高代谢状态、感染或甲亢危象等有关。

（5）潜在并发症，甲亢危象与甲亢患者发生感染、过度劳累或精神创伤及术前准备不充分有关。

（6）缺乏甲亢相关知识。

三、常用护理诊断

（一）营养失调

低于机体需要量与机体新陈代谢加速导致需求大于摄入有关。

1. 体重监测

每周测量体重，根据患者体重变化调整饮食。

2. 饮食护理

给予高热量、高蛋白、高维生素（尤其是复合维生素 B）及矿物质丰富的饮食。主食应足量，膳食中可增加奶类、蛋类、瘦肉类等。增加新鲜蔬菜和水果摄入。鼓励患者每天饮水 2000~3000ml。对甲亢合并心脏疾病者，应避免大量饮水，防止因血容量增加而加重水肿和心力衰竭。禁止摄入刺激性的咖啡、浓茶、酒等，避免进食海带、紫菜等含碘丰富的食物。慎食甘蓝、卷心菜等易致甲状腺肿食物。减少食物中粗纤维的摄入，以减少排便次数。

（二）潜在并发症与药物不良反应有关

指导患者正确用药，不可随意减量或中断治疗，并注意观察药物的不良反应。

1. 粒细胞减少

多发生在治疗开始后的 2~3 个月内，严重者可致粒细胞缺乏症，应指导患者定期复查血常规。如外周血白细胞低于 $3 \times 10^9/L$ 或中性粒细胞低于 $1.5 \times 10^9/L$ 应考虑停药，并遵医嘱给予促进白细胞增生药，指导患者预防感染。

2. 药疹

轻者可用抗组胺药控制，不必停药。如皮疹加重，应立即停药，以免发生剥脱性皮炎。

3. 中毒性肝炎

应立即停药治疗。

（三）活动无耐力与蛋白质分解代谢加速、甲状腺毒症性心脏病有关

1. 休息与环境

适当增加休息时间，保证充足的睡眠，为患者提供通风良好、温度恒定而凉爽的病室环境。治疗、护理集中时间进行，限制探视时间，以保持病室安静，使患者得到充分的休息。

2. 活动安排

根据患者病情和运动习惯，制订适合患者的活动方案，活动量以不感疲劳为度。病情重、心律失常、心力衰竭或严重感染者应严格卧床休息。

3. 生活护理

大量出汗的患者应及时更换浸湿的衣服及床单，并加强皮肤护理；协助患者日常生活自理。

（四）应对无效与情绪和性格改变有关

1. 心理护理

护士应耐心向患者和家属解释病情，了解情绪、性格改变是疾病所致，可通过治疗得到改善。护士鼓励患者表达内心感受，表示理解和同情，与患者建立起互信关系，共同探讨控制情绪的方法。指导患者正确处理生活中的突发事件。

2. 家庭和社会支持

鼓励患者家属关心体贴患者，并主动参与对患者的护理；探视时避免向患者提供兴奋、刺激的消息。同时鼓励患者参加团体活动。

3. 病情观察

观察患者精神状态和手指震颤情况，注意有无烦躁、心悸等甲亢加重的表现，必要时遵医嘱使用镇静剂。

（五）有组织完整性受损的危险与浸润性突眼有关

1. 眼部护理

戴有色眼镜防止强光及灰尘刺激，复视者戴单侧眼罩。经常以眼药水湿润眼睛。当眼睛有异物感、刺痛或流泪时，勿用手直接揉眼睛，可以 0.5% 甲基纤维素或 0.5% 氢化可的松溶液滴眼，以减轻刺激症状。睡眠时用抗生素眼膏、眼罩或纱布，高枕位休息。限制钠盐摄入，戒烟。

2. 病情观察

定期检查角膜，以防角膜溃疡造成失明。如角膜炎、角膜溃疡先兆，应立即复诊。

（六）潜在并发症：甲状腺危象

1. 避免诱因

避免感染、精神刺激、急性创伤等诱发因素；指导患者不任意停药。

2. 病情监测

若患者原有甲亢症状加重，发热（体温＞39℃）、大汗、烦躁、焦虑不安、谵妄、心率＞140次/分、食欲减退、恶心、呕吐、腹泻等应警惕甲状腺危象发生，立即报告医师并配合处理。

3. 急救护理

（1）绝对卧床休息：保持环境安静，呼吸困难或发绀者给予半卧位休息。

（2）吸氧 2~4L/min。

（3）迅速建立静脉通路：遵医嘱使用 PTU、复方碘溶液、普萘洛尔、氢化可的松等药物。严格掌握碘剂的剂量，并观察有无中毒或过敏反应。准备好抢救药物，如镇静剂、血管活性药物、强心剂等。

（4）密切观察病情变化：定时测量生命体征，注意患者神志变化和腹泻、呕吐、脱水的改善情况，准确记录 24 小时出入量。

（5）对症护理：躁动不安者使用床档保护患者安全；体温过高者给予物理降温，严重者可人工冬眠。腹泻严重者加强肛周护理。昏迷者定时翻身，加强皮肤、口腔护理。

四、护理措施

（一）病情观察

1. 病情判断

以下情况出现提示病情严重。

（1）甲状腺功能亢进症患者在感染或其他诱因下，可能会诱发甲状腺功能亢进症危象。在甲状腺功能亢进症危象前，临床常有一些征兆：①出现精神意识的异常，突然表现为烦躁或嗜睡。②体温增高超过39℃。③出现恶心，呕吐或腹泻等胃肠道症状。④心率在原有基础上增加至 120 次/分以上，应密切观察，警惕甲状腺功能亢进症危象的发生。

（2）甲状腺功能亢进症患者合并有甲状腺功能亢进症性心脏病，提示病情严重，表现为心律失常、心动过速或出现心力衰竭。

（3）患者合并甲状腺功能亢进症性肌病，其中危害最大的是急性甲状腺功能亢进症肌病，严重者可因呼吸肌受累致死。

（4）恶性突眼患者有眼内异物感、怕光流泪、灼痛、充血水肿，常因眼不能闭合导致角膜溃疡、感染，甚至失明，会给患者带来很大痛苦，在护理工作中要细心照料。

2. 对一般甲状腺功能亢进症患者观察要点

观察体温、脉搏、心率（律）、呼吸改变；每日饮水量、食欲与进食量、尿量及液体量出入平衡情况；出汗、皮肤状况、排便次数，有无腹泻、脱水症状；体重变化；突眼症状变化；甲状腺肿大情况；精神、神经、肌肉症状；失眠、情绪不安、神经质、指震颤、肌无力、肌力消失等改变。

（二）一般护理

1. 休息

因患者常有乏力、易疲劳等症状，故需有充分的休息、避免疲劳，且休息可使机体代谢率减低；重症甲状腺功能亢进症及甲状腺功能亢进症合并心功能不全、心律失常、低钾血症等必须卧床休息；病区要保持安静、室温稍低、色调和谐，避免患者精神刺激或过度兴奋，使患者得到充分休息和睡眠。

2. 饮食护理

为满足机体代谢亢进的需要，给予高热量、高蛋白质、高纤维素饮食，并多次给予饮料以补充出汗等所丢失的水分，忌饮浓茶、咖啡等兴奋性饮料，禁止用刺激性食物。

3. 皮肤护理

由于代谢亢进、产热过多、皮肤潮热多汗，应加强皮肤护理。定期沐浴，勤更换内衣，尤其对多汗者要注意观察，在高热盛暑期，更要防止中暑。

4. 心理护理

（1）甲状腺功能亢进症是与神经、精神因素有关的内分泌系统心身疾病，必须注意对躯体治疗的同时进行精神治疗。

（2）患者常有神经过敏、多虑、易激动、失眠、思想不集中、烦躁易怒，严重时可抑郁或躁狂等。任何不良刺激均可使上述症状加重，故医护人员应耐心、温和、体贴，建立良好的护患关系，解除患者的焦虑和紧张心理，增强治愈疾病的信心。

（3）指导患者自我调节，采取自我催眠、放松训练、自我暗示等方法来恢复已丧失平衡的心理调节能力，必要时辅以镇静、催眠药。同时，医护人员给予精神疏导、心理支持等综合措施，促进甲状腺功能亢进症患者早日康复。

（三）检查护理

1. 基础代谢率（BMR）测定护理

基础代谢率是指禁食 14~16 小时后，在环境温度 16℃~20℃和绝对安静卧姿的条件下，人体每小时每平方米体表面积所产生的热量。

（1）测量：需要模拟人体最基本的生命状态，所用的标准条件为环境舒适，室温合宜，不过冷过热，静卧，清醒状态，且离饭后 12 小时以上。基础代谢率的测定可以反映人体全身代谢基本状况，故可用来作为判断甲状腺功能状态的一项指标，对甲状腺功能亢进症的诊断有一定的帮助。正常人的基础代谢率是 -10%~+10%。甲状腺功能亢进症患者的基础代谢率超过 +15%，基础代谢率的高低可以用来判断甲状腺功能亢进症的病情轻重：+15%~+30% 为轻型甲状腺功能亢进症；+30%~+60% 为中型甲状腺功能亢进症；大于 +60% 为重型甲状腺功能亢进症。在甲状腺功能亢进症治疗过程中，当病情被控制时，基础代谢率逐步降至正常，因此，基础代谢率测定也可作为甲状腺功能亢进症疗效观察的指标。

（2）方法：①测试前晚必须睡眠充足，过度紧张、易醒、失眠者可服小剂量镇静药。②试验前日晚餐后开始禁食，空腹 12 小时以上，睡眠 8 小时，测试安排在清晨初醒卧床安静状态下。

基础代谢率可以使用基础代谢仪测定，也可以通过测试患者清晨初醒卧床安静状态下的脉搏和血压，然后根据下列公式（GafeS 法）推算出基础代谢率。

临床常用的计算公式：BMR=（脉率 + 脉压）-111

其结果可以作为甲状腺功能亢进症患者治疗效果的评价指标。最好连续测定 3 天，取其平均值。公式法仅适于轻、中度甲状腺功能亢进症患者，伴心律失常、高血压者不宜应用。

2. I_{131} 摄取率测定护理

甲状腺具有摄取和浓集血液中无机碘作为甲状腺激素合成的原料，一般摄碘高低与甲状腺激素合成和释放功能相平行，临床由此来了解甲状腺功能。

（1）方法：检查前日晚餐后不再进食，检查日空腹 8:00 服 2 微居里（1 贝

可 =2.703 × 10^{-11} 居里）I$_{131}$，服后 2 小时、4 小时、24 小时测定其 I$_{131}$ 放射活性值，然后计算 I$_{131}$ 摄取率。

（2）临床意义：正常人 2 小时 I$_{131}$ 摄取率＜15%，4 小时＜25%，24 小时＜45%，摄碘高峰在 24 小时，甲状腺功能亢进症患者摄碘率增高，高峰前移。

（3）注意事项：做此试验前，必须禁止下列食物和药品：①含碘高的海产品，如鱼虾、海带、紫菜；含碘中药，如海藻、昆布等，应停服 1 个月以上；②碘剂、溴剂及其他卤族药物，亦应停服 1 个月以上；③甲状腺制剂（甲状腺干片）应停服 1 个月；④硫脲类药物，应停用 2 周；⑤如用含碘造影剂，至少要 3 个月后才进行此项检查。

3. 甲状腺片（或 T$_3$）抑制试验护理

正常人口服甲状腺制剂可抑制垂体前叶分泌 TSH，因而使摄碘率下降。甲状腺功能亢进症患者因下丘脑 - 垂体 - 甲状腺轴功能紊乱，服甲状腺制剂后，摄碘率不被抑制。亦可用于估计甲状腺功能亢进症患者经药物长期治疗结束后，其复发的可能性。

（1）方法：①服药前 1 日做 I$_{131}$ 摄取率测定；②口服甲状腺制剂，如甲状腺干片 40mg，每日 3 次，共服 2 周；③服药后再作 I$_{131}$ 摄取率测定。

（2）临床意义：单纯性甲状腺肿和正常人 I$_{131}$ 抑制率＞50%，甲状腺功能亢进症患者抑制率＜50%，计算公式如下：

$$抑制率（\%）= \frac{第1次摄取率 - 第2次摄取率 \times 100\%}{第1次摄取率}$$

（3）注意事项：①一般注意事项同 I$_{131}$ 摄取率测定试验。②老年人或冠心病患者不宜做此试验。③服甲状腺制剂过程中要注意观察药物反应，如有明显高代谢不良反应应停止进行。

4. 血 T$_4$（甲状腺素）和 T$_3$（三碘甲腺原氨酸）测定

两者均为甲状腺激素，T$_3$ 和 T$_4$ 测定是目前反应甲状腺功能比较敏感而又简便的方法，检查结果不受血中碘浓度的影响。由于 T$_3$ 和 T$_4$ 与血中球蛋白结合，故球蛋白高低对测定结果有影响。一般 TT$_3$、TT$_4$、FT$_3$、FT$_4$、TSH 共 5 项指标，采静脉血 4ml 送检即可，不受饮食的影响。

（四）治疗护理

甲状腺功能亢进症发病机制未完全明确，虽有少部分病例可自行缓解，但多数病例呈进行性发展，如不及时治疗可诱发甲状腺功能亢进症危象和其他并发症。治疗目的是切除、破坏甲状腺组织或抑制甲状腺激素的合成和分泌，使循环中甲状腺激素维持在生理水平；控制高代谢症状，防治并发症。常用治疗方法有药物治疗、手术次全切除甲状腺、放射性碘治疗三种。

1. 抗甲状腺药物

常用硫脲类衍生物如甲巯咪唑（他巴唑）、甲基（或丙基）硫氧嘧啶。主要作用是阻碍甲状腺激素的合成，对已合成的甲状腺激素不起作用。适用于病情较轻、甲状腺肿大不明显、甲状腺无结节的患者。

（1）用药剂量：按病情轻重区别对待，治疗过程常分三个阶段。①症状控制阶段：此期需 2~3 个月。②减量阶段：症状基本消失，心率 80 次 / 分左右，体重增加，T_3、T_4 接近正常，即转为减量期，此期一般用原药量的 2/3，需服药 3~6 个月。③维持阶段：一般用原药量的 1/3 以下，常需 6~12 个月。

（2）用药观察：药物治疗不良反应如下。①白细胞减少，甚至粒细胞缺乏，多发生于用药 3~8 周，故需每周复查白细胞 1 次，如白细胞计数低于 4×10^9/L，需加升白细胞药；如白细胞计数低于 3×10^9/L，应立即停药，如有咽痛、发热等应立即报告医生，必要时应予以保护性隔离，防止感染，并用升白细胞药。②药物疹：可给予抗组胺药物，无效可更换抗甲状腺药物，或试用脱敏疗法。③突眼症状可能加重。④部分患者可出现肝功能损害，给予保肝治疗。

2. 普萘洛尔

为 β 受体阻滞药，对拟交感胺和甲状腺激素相互作用所致自主神经不稳定和高代谢症状的控制均有帮助，可改善心悸、多汗、震颤等症状，为治疗甲状腺功能亢进症的常用辅助药。有支气管哮喘史者禁用此药。

3. 甲状腺制剂

甲状腺功能亢进症患者应用此类药物，主要是为了稳定下丘脑 - 垂体 - 甲状腺轴的功能，防止或治疗药物性甲状腺功能减退，控制突眼症状。

4. 手术治疗

（1）适应证：明显甲状腺肿大，结节性甲状腺肿大，药物治疗复发或药物过敏，无放射性碘治疗条件、又不能用药物治疗。

（2）禁忌证：恶性突眼、青春期、老年心脏病、未经药物充分准备。

（3）术后护理：密切观察有否并发症发生，观察有无局部出血、切口感染、喉上或喉返神经损伤，甲状旁腺受损出现低钙性抽搐或甲状腺功能亢进症危象等。

5. 放射性核素碘治疗

（1）适应证：中度的弥漫性甲状腺功能亢进症年龄 30 岁以上，抗甲状腺药物治疗无效或不能坚持用药，有心脏病和肝肾疾病不宜手术治疗者。

（2）禁忌证：妊娠、哺乳期；年龄 30 岁以下；白细胞计数低于 3×10^9/L。

（3）护理要点：①服 I_{131} 后不宜用手按压甲状腺，要注意观察服药后反应，警惕可能发生的甲状腺功能亢进症危象症状。②服药后 2 小时勿吃固体食物，以防呕吐而丧失 I_{131}。③鼓励患者多饮水（每日 2000~3000ml）至少 2~3 日，以稀释尿液，排出体外。④服药后 24 小时内避免咳嗽及吐痰，以免 I_{131} 流失。⑤服 I_{131} 后一般要 3~4 周才见效，此期应卧床休息，如高代谢症状明显者，宜加用普萘洛尔，不宜加抗甲状腺药物。⑥部分患者可暂时出现放射治疗反应，如头晕、乏力、恶心、食欲缺乏等，一般很快消除。⑦如在治疗后（3~6 个月）出现甲状腺功能减低症症状，给予甲状腺素替代治疗。

（五）并发症护理

1. 甲状腺功能亢进症合并突眼

（1）对严重突眼者应加强心理支持、精神疏导，多关心体贴，帮助其树立治疗的信心，避免烦躁焦虑。

（2）配合全身治疗，给予低盐饮食，限制进水量。

（3）加强眼部护理，对于眼睑不能闭合者必须注意保护角膜和结膜，经常点眼药，防止干燥、外伤及感染。外出戴墨镜或眼罩以避免强光、风沙及灰尘的刺激；睡觉时头部抬高，以减轻眼部肿胀，涂抗生素眼膏，并戴眼罩；结膜发生充血水肿时，用 0.5% 醋酸可的松滴眼，并加用冷敷。

（4）突眼异常严重者，应配合医生做好手术前准备，做眶内减压术，球后注射透明质酸酶，以溶解眶内组织的黏多糖类，减低眶内压力。

2. 甲状腺功能亢进症性肌病

甲状腺功能亢进症性肌病是患者常有的症状，常表现为肌无力、轻度肌萎缩、周期性麻痹、重症肌无力和急性甲状腺功能亢进症肌病。要重视对甲状腺功能亢进症肌病患者的观察病情，尤其是重症肌无力或急性甲状腺功能亢进症肌病患者，有时病情发展迅速出现呼吸肌麻痹，一旦发现，要立即通知医生，并注意保持呼吸道通畅，及时清除口腔内分泌物，给氧，必要时行气管切开。

对吞咽困难及失语者，要注意解除思想顾虑，给予流质或半流质饮食，维持必要的营养素、热量供应，可采用鼻饲或静脉高营养。

3. 甲状腺功能亢进症危象

甲状腺功能亢进症危象是甲状腺功能亢进症患者的致命并发症，来势凶猛，病死率高。其诱因主要为感染、外科手术或术前准备不充足、应激、药物治疗不充分或间断等，导致大量甲状腺激素释放入血液中，引起机体反应和代谢率极度增高所致。其治疗原则是迅速降低血中甲状腺激素的浓度，控制感染，降温等对症处理。

（1）严密观察病情变化：注意血压、脉搏、呼吸、心率的改变，观察神志、精神状态、腹泻、呕吐、脱水状况的改善情况。

（2）保持安静：嘱患者绝对卧床休息，安排在光线较暗的单人房间内。加强精神护理，解除患者精神紧张。患者处于兴奋状态、烦躁不安时，可适当给予镇静药，如地西泮 5~10mg。

（3）迅速进行物理降温：头戴冰帽、大血管处放置冰袋、必要时可采用人工冬眠。

（4）准备：备好各种抢救药品、器材。

（5）建立静脉给药途径：按医嘱应用下列药物：①丙硫氧嘧啶 600mg（或甲巯咪唑 60mg）口服，以抑制甲状腺激素合成，不能口服者可鼻饲灌入。②碘化钠 0.5~1.0g 加入 10% 葡萄糖注射液内静脉滴注，以阻止甲状腺激素释放入血，亦可用复方碘溶液（卢戈液）30~60 滴口服。③降低周围组织对甲状腺激素的反应，常用普萘洛尔 20mg，4 小时 1 次，或肌内注射利舍平 1mg，每日 2 次。④拮抗甲状腺激素，应用氢化可的松 200~300mg 静脉滴注。

（6）给予高热量饮食，鼓励患者多饮水，饮水量每日 2000~3000ml。昏迷者给予鼻饲饮食，注意水电解质平衡。有感染者应用有效抗生素。

（7）呼吸困难、发绀者，给予半卧位、吸氧（每分钟 2~4L）。

（8）对谵妄、躁动者注意安全护理，可加用床档，防止坠床。

（9）昏迷者防止吸入性肺炎，防止各种并发症。

（六）健康指导

1. 疾病知识指导

告知患者甲亢的知识和保护眼睛的方法。指导患者上衣领宜宽松，避免压迫甲状腺；严禁用手挤压甲状腺以免加重病情。避免精神刺激或过度劳累，劳逸结合，保持身心愉快。

2. 用药指导

强调抗甲状腺药物长期服用的重要性，指导患者遵医嘱按疗程服药，不可随意减量和停药。服用抗甲状腺药物的前3个月，每周查血象1次，如有咽痛与发热等症状，必须立即停药并就医。哺乳期采取服用PTU治疗的母亲，应在服药后3~4小时再进行哺乳。每隔1~2个月做甲状腺功能测定。若出现高热、大汗、恶心、呕吐、不明原因腹泻、突眼加重等，警惕甲状腺危象可能，应及时就诊。

3. 生育指导

对育龄妇女应告知其甲亢控制后再妊娠，宜选用抗甲状腺药物治疗。育龄妇女 I_{131} 治疗后6个月内应当避免怀孕。妊娠期间监测胎儿发育。产后如需继续服药，则不宜哺乳。

第二节　乳腺癌护理

一、疾病概述

（一）概述

乳腺癌是发生于乳腺导管上皮的恶性肿瘤，占女性恶性肿瘤的首位，男性也有可能患乳腺癌，但发生率仅在 1% 左右。病因尚不清楚，目前认为可能与雌酮和雌二醇升高、有乳腺癌家族史、月经初潮早（＜ 12 岁）、绝经晚（＞ 50 岁）、不孕和未哺乳以及饮食、环境因素和生活方式等有关。根据其病理特点分为非浸润性癌、早期浸润性癌、浸润性特殊癌、浸润性非特殊癌。前两型属于早期，预后较好；浸润性特殊癌分化较高，预后尚好；浸润性非特殊癌分化较低，预后较差。

（二）乳腺癌的危险因素

乳腺癌的病因尚未清楚。目前认为乳腺癌可能与多种危险因素有关。

1. 年龄与性别

乳腺癌好发于女性和 50 岁以上妇女中，是两种最显著的高危因素。据 1994 年美国对乳腺癌发病的报道，78% 的女性乳腺癌患者发生于 50 岁以上。更年期或 / 和绝经后的妇女可能是由于卵巢功能改变、雌激素紊乱，出现内分泌紊乱，雌激素 E_1、E_2 含量增高，E_3 下降所致。

2. 家族史

据流行病学调查，乳腺癌的发病率有明显的家族聚集现象。对于母亲或姐妹，特别是双侧乳腺癌和绝经前患乳腺癌患者的一级亲属，发病危险性是普通人群的 2~3 倍。

3. 遗传因素

有研究者于 1994 年在染色体 17 上发现乳腺癌基因 $BRAC_1$，认为携带该基因的女性在绝经期前患乳腺癌的机会有 50%，在 70 岁前患乳腺癌的机会高达 85%。BRAC$_1$ 基因和其他乳腺癌基因在乳腺癌的致病原因中仅占 5%，95% 乳腺癌患者仍不明原因。

4. 健康史

乳腺良性增生疾病与乳腺癌的关系尚有争论，但多数认为乳腺导管扩张、男性乳房发育、重度乳腺小叶增生等，有演变成乳腺癌的危险。

5. 月经史和生育史

初潮年龄过早、绝经年龄过晚、不孕及高龄初产等与乳腺癌的发病有关。

6. 生活方式

肥胖、酗酒、吸烟可增强和延长雌激素对乳腺上皮细胞的刺激，从而增加乳腺癌发病的机会。

7. 环境因素

北美、北欧地区乳腺癌的发病率为亚、非、拉地区的 4 倍，而低发地区居民移居至高发地区后，第二、三代移民的乳腺癌的发病率逐年上升。

8. 社会心理因素

据多项研究表明，乳腺癌的发病与社会心理应激事件有关。

（三）病因

乳腺癌大多数发生在 40~60 岁、绝经前后的妇女。其发生率与性激素引起的上皮细胞过度增生有关，病因尚未阐明。临床上发现，月经初潮早、第一胎生育年龄晚，绝经年龄偏大，有乳腺癌家族史、有乳腺良性疾病史以及乳腺癌患者的对侧乳房，均是乳腺癌发生的高危因素。另外，环境因素和生活方式与乳腺癌的发病也有一定关系，肥胖、高脂饮食、吸烟、饮酒、电离辐射、口服避孕药、精神因素等均可能增加乳腺癌的危险性。

（四）病理类型

约 90% 的乳腺癌起源于乳腺导管，约 10% 起源于乳腺小叶。临床上恶性程度高者，有未分化腺癌、硬性癌、胶样癌和炎性乳腺癌等；恶性程度较低者，有乳头状癌、导管癌、腺癌等。此外，还有一些较少见的特殊类型乳腺癌，如乳头湿疹样癌、男性乳腺癌等。

（五）转移途径

通过周围浸润、淋巴系统转移、血行转移三种途径转移。

（六）临床表现

1. 肿块

一般为无痛性的单发肿块，质地硬、边界不清、表面不光滑、活动度差。有时早期乳腺癌由于病灶小，不易扪及，也可只表现为乳腺组织增厚。

2. 乳房及乳头的改变

当乳房肿块较大时，可见乳腺局部隆起，乳房增大；当癌肿发展累及皮肤或胸肌时，可使乳房缩小、变硬，患者端坐位时，患侧乳房抬高。肿瘤侵及乳腺导管还可引起乳头外形改变，导致畸形。

（1）乳头抬高或乳头内陷：邻近乳头的肿块侵及乳管使之收缩，可把乳头牵向肿块方向，导致乳头抬高或乳头内陷。

（2）乳头湿疹样改变：原发灶在乳头区的大乳管内的癌肿逐渐侵及乳头，导致乳头乳晕皮肤呈现发红、糜烂，或覆着鳞屑样痂皮等湿疹样改变，这种类型的乳腺癌又称乳头湿疹样癌，或 paget 病。

（3）乳头溢液：乳腺导管内肿瘤可导致乳头溢液。不伴乳房肿块的乳头溢液，尤其是血性溢液可能是导管内癌的早期临床表现。

3. 乳房皮肤改变

（1）橘皮征：癌肿生长导致乳房皮内和皮下淋巴管被癌细胞阻塞，可引起局部淋巴水肿，由于皮肤在毛囊处与皮下组织连接紧密，淋巴水肿时可见毛囊处出现很多点状凹陷，形成皮肤橘子皮样改变，称"橘皮征"。

（2）酒窝征：当乳腺癌侵犯 cooper 韧带时，此韧带收缩而失去弹性，可导致癌块表面皮肤凹陷，称为"酒窝征"。

（3）癌性溃疡：乳腺癌侵犯皮肤可导致皮肤破溃形成溃疡。

（4）卫星结节：癌细胞沿皮内、皮下淋巴管扩散，在癌瘤周围皮肤形成多发性单个皮肤转移性结节，称为卫星结节。

（5）铠甲状癌：是指癌性小结节沿着皮肤扩散或沿小索相互连接、融合而成暗红色、弥漫的一片，甚至蔓延至背部和对侧胸部皮肤。紧缩胸廓形成的铠甲可引起呼吸困难，危害极大。

（6）炎性乳腺癌：乳房皮肤深层淋巴管癌细胞被广泛侵犯，导致血管扩张出血，出现红、肿、热、痛等类似急性乳腺炎的表现，这种乳腺癌称为炎性乳腺癌，恶性程度很高，预后很差。

4. 淋巴结肿大

大多数乳腺癌较早地向同侧腋窝淋巴结转移，起初可能触到一个或几个散在淋巴结，可以推动，随之可相互粘连成团块不能推动。稍晚期淋巴结过于肿大，影响淋巴回流或压迫血管可引起同侧上肢水肿。

5. 晚期症状和体征

除肿瘤本身可发生局部溃烂、出血、疼痛和感染外，可向远处脏器转移而出现相应症状。如骨转移时除转移部位有疼痛外，常引起病理性骨折。肺或胸膜转移时可出现顽固咳嗽、胸痛、咯血、胸腔积液、呼吸困难等。肝脏转移可出现肝大、肝区疼痛、黄疸及腹水。患者进入到恶病质时，有消瘦、乏力、食欲减退、贫血、发热等症状。

（七）诊断

对于典型的乳腺癌通过详细询问病史及临床检查后，大多数乳房肿块可以做出诊断。但对于表现不典型的，尤其是早期的病例，则需要借助于辅助检查与乳腺其他疾病相鉴别。临床上常用的辅助检查主要有：B超、X线钼靶摄片、乳房MRI、病理学检查。

（八）治疗

乳腺癌的治疗原则是以手术为主的综合治疗。其治疗方法主要有手术、化疗、放疗、内分泌治疗、生物靶向治疗、中医中药等。

1. 手术治疗

手术治疗对于较早期的乳腺癌患者来讲，是一种根治的方法，对于较晚期的乳腺癌来说，则是一种姑息治疗手段。在治疗时，应根据病情决定使用哪种手术方法。手术方式有乳腺癌改良根治术、单纯乳房切除术、保留乳房的乳腺癌根治术、乳房部切除术等。

2. 化学治疗

化学治疗是一种全身性的治疗手段，它对肿瘤的全身性转移和局部病灶均有治疗作用。近年来，术前化学治疗已经越来越受到人们的重视，术前化疗可使原发肿瘤及区域淋巴结缩小缓解，使肿瘤降期，从而提高手术切除率和患者生存率。

目前，常用的化疗方案有 CMF（环磷酰胺、甲氨蝶呤、氟尿嘧啶）及 CEF（环磷酰胺、表柔比星、氟尿嘧啶）等。其他效果较好的还有紫杉醇、多西紫杉醇、长春瑞滨、卡培他宾等。

3. 放射治疗

放射治疗是利用放射线作用于细胞时产生的电离效应，并在组织局部释放大量能量作用于肿瘤，使肿瘤细胞受到致命性的打击，在代谢、生长和分裂等方面都受到影响，最终导致肿瘤细胞的破裂、坏死，从而达到治疗的目的。

4. 内分泌治疗

乳腺癌的内分泌治疗，是指通过手术或药物改变患者的内分泌环境，消除或抑制雌激素对肿瘤生长的刺激作用，以期达到控制或延缓肿瘤发展的作用。乳腺癌的内分泌治疗方法可分为四种。

（1）消除性方法：手术切除分泌雌激素的主要器官，如卵巢，称为"去势手术"。

（2）拮抗性方法：使用拮抗雌激素作用的药物，如三苯氧胺，是目前内分泌治疗中最为有效的方法，一般服用 5 年，至少 3 年。

（3）添加性方法：使用糖皮质激素或性激素，如黄体酮、雄激素等，抑制乳腺癌的生长和发展，多用于绝经后患者。

（4）抑制性方法：使用有效抑制雌激素生物合成的药物，如氨鲁米特等。近年来发展的芳香化酶抑制药，如来曲唑等，能抑制肾上腺分泌的雄激素转化为雌激素，从而达到治疗乳腺癌的目的，有资料证明疗效优于三苯氧胺。

5. 生物治疗

生物靶向治疗是近年来乳腺癌治疗的新进展，其机制是用机体自身成分或药物，选择性作用于肿瘤发生发展所必需的分子靶点，干扰肿瘤细胞形成，并刺激宿主对肿瘤的防御机制。如针对 Her-2 基因的曲妥珠单抗已在临床上广泛应用，并取得了良好的疗效。

6. 中医中药治疗

中医学认为，在乳腺癌的治疗方面应以疏肝理气为主，选用香附、白芍、青皮等佐以攻毒解毒药，如全蝎、蜂房、蝉蜕等可能有一定作用。

二、护理评估

（一）健康史

主要评估患者在发现乳房肿块后、明确诊断前的健康状况以及与乳腺癌发病有关因素。

1. 高危因素

如询问年龄、性别、种族、婚姻状况、体重、身高等；了解患者的个人及家庭成员患乳腺癌情况，为健康教育和咨询提供帮助；了解生育和月经史，了解月经初潮或绝经期的具体年龄、妊娠数和生育子女数，生育第一胎年龄等。

2. 乳腺肿块

发现乳腺肿块是由患者自我检查发现还是偶然发现；发现乳腺肿块后采取了哪些处理措施；肿块的性质是否诊断明确；如果确诊是乳腺癌，是否有癌转移等。

3. 评估患者健康保健措施

包括询问患者有关乳腺癌的基本知识，常规乳房自我检查，乳腺扫描等。还有必要了解患者饮食类型、饮酒习惯，是否进行激素替代治疗等。

（二）临床表现

1. 乳房肿块

最常见的首发症状是乳房内出现无痛性肿块，质地硬，外观不规则，表面不光滑，与周围组织界限不清，活动度小而不易推动。

2. 乳房外形变化

随着肿块的逐渐增大，侵犯肿块周围组织而引起乳房外形的改变，如肿块凹陷、乳头被牵向肿块方向或内隐、局部皮肤出现"橘皮样"改变或"酒窝征"。

3. 皮肤溃破

部分患侧乳头溢液、糜烂，局部出现皮肤溃疡。

4. 转移征象

腋窝、锁骨上窝淋巴结肿大、变硬。如果转移到肺、骨、肝可发生咯血、胸痛、病理性骨折、肝大和黄疸等。

（三）辅助检查

乳腺癌的诊断除局部体查发现乳房的形态、皮肤的颜色变化，有无痛性肿块、质地及活动度异常、肿块边缘组织异常和腋窝淋巴结增大外，其确诊主要依据组织学病理检查。组织学检查主要有乳头溢液检查、乳房肿块穿刺活检、手术切除肿块活检，以确定肿瘤的病理类型，对决定治疗方案和判断预后具有重要意义。

用于乳腺癌常见的实验室检查为癌胚抗原（CEA）检查，对确定肿瘤的分期，是否复发和转移有较高的参考价值。乳腺癌确诊后，可行淋巴结活检判断是否有转移。肝脏酶学测定帮助确定是否有转移，如果血清钙、钾升高，提示有骨转移。

乳房的影像学检查，可以行X线检查、B超检查、近红外线扫描、MRI检查。

（四）心理社会评估

患者一方面在未明确诊断前害怕确诊为乳腺癌，另一方面担心身体形象改变。护士需要评估患者是否患有其他癌，或是否了解他人患有乳腺癌。评估患者是否了解乳腺癌治疗的最新信息，因为该信息影响患者的情感和对治疗方案的选择。评估患者患乳腺癌是否对性生活有影响及影响程度；还需要评估患者的经济状况、配偶、家庭照顾和支持程度等。

三、护理问题

（1）自我形象紊乱与手术后乳房缺失，化疗导致脱发有关。

（2）有感染的危险与化疗导致白细胞减少有关。

（3）焦虑与疾病有关。

四、护理诊断及合作性问题

1. 恐惧 / 焦虑

与惧怕恶性肿瘤、担心预后有关。

2. 有感染的危险

与乳腺癌根治术有关。

3. 有自我形象紊乱的危险

与乳房切除、瘢痕形成、乳房重建或义乳致双侧不对称有关。

4. 知识缺乏

缺乏术后上肢功能锻炼及预防乳腺癌复发的知识。

五、护理措施

（一）术前护理

（1）手术、治疗护理配合指导：除实施心理护理以外，需要向患者说明手术方式，介绍手术切口位置，交待手术后可能放置引流装置、手术后活动限制要求、住院时间的长短、可能的治疗方案和治疗中可能发生的不良反应等。

（2）皮肤准备：对切除范围大、考虑植皮的患者，需要做好供皮区的皮肤准备。

（3）饮食：鼓励患者进食高蛋白、高能量、富含维生素的食物，为术后创面早日愈合创造条件。

（二）术后护理

1. 体位

患者血压平稳后可取半卧位，以利呼吸和引流。避免弓腰屈臂，以免肘部回缩。

2. 饮食

术后 6 小时如无恶心、呕吐等麻醉后不良反应，可正常进食，摄入高蛋白、高热量、含丰富维生素且清淡易消化的食物。

3. 密切观察术后生命体征变化

术后患者生命体征平稳回病房，在术后 1 小时内每半小时测量 1 次生命体征。如平稳，一般每小时测量 1 次共 2 小时，后改为每 4 小时测量 1 次并记录。

4. 伤口护理

（1）观察皮瓣颜色及创面愈合情况：①手术部位用胸带加压包扎，使皮瓣紧贴创面，胸带的松紧度应适宜，保证正常的血液供应。注意观察包扎部位伤口有无渗血、敷料是否干燥。②如果绷带或胸带松脱应及时加压包扎。③注意患侧上肢远端血液循环，若皮肤发绀伴皮肤温度降低、脉搏不能触及，提示血液循环障碍，可能腋部血管受压，应及时调整绷带或胸带的松紧度。

（2）引流管护理：乳房切除后，皮瓣下常规放置引流管，以便及时引流皮瓣的渗液、积血、积气等，利于皮瓣紧贴创面，避免坏死或感染，促进愈合。①妥善固定引流管，患者卧床时固定于床旁；下床活动时固定于患者腰部。②保持引流通畅，避免引流管受压、扭曲、折叠，每小时逆向挤压引流管或行负压吸引。③仔细观察引流液的量、颜色、性状并记录。术后1~2天，每日引流血性液体约50~100ml，以后逐渐减少；术后4~5天，皮瓣下无积液、创面与皮肤紧贴即可拔管。若发现局部积液、皮瓣不能紧贴胸壁且有波动感，应及时报告医师处理。④若拔管后，皮瓣下有积液，可在严格消毒后抽液并局部加压包扎。

5. 潜在并发症的预防

（1）患侧上肢肿胀：与患侧腋窝淋巴结切除后上肢淋巴回流不畅或头静脉被结扎、腋静脉栓塞、局部积液或感染等导致淋巴回流障碍有关。在护理方面应注意：①禁止在患侧上臂进行量血压、静脉穿刺输液或抽血等操作。②抬高患侧，平卧时可用两个小枕垫高患侧上肢，下床活动时用吊带托起患侧上肢。如需他人扶助时，应扶助健侧，避免皮瓣滑动。③适当按摩患侧上肢或进行握拳、屈伸肘运动，促进淋巴回流。④肢体肿胀严重时，可戴弹力袖促进回流。⑤局部感染者，应遵医嘱用抗生素治疗。

（2）气胸：可能与乳腺癌扩大根治术中损伤胸膜有关。术后应注意观察，若发现患者感胸闷、呼吸困难，应警惕气胸发生，进一步检查确诊。

6. 功能锻炼的指导

为减轻或避免术后残疾，鼓励和协助患者早期开展功能锻炼。术后2~3天内患侧上肢须制动，避免外展上臂；2~3天开始手指主动和被动活动；术后3~5天活动肘部；术后一周待皮瓣基本愈合可进行肩部活动、手指爬墙运动，直至患侧手能举过头、自行梳理头发。鼓励患者进行日常生活活动，如吃饭、梳头等；还可进行双手来回拉绳运动、系绳做环形拉绳运动和双臂摇摆运动等术后锻炼。如果可能的话，对着镜子做上述运动，更有利于保持身体姿势的平衡和运动的正确。

7. 健康教育

（1）活动：术后近期避免患侧上肢搬动或提取重物。术后患者衣着不可过紧，以免影响血液循环。

（2）避免妊娠：术后五年内应避免妊娠，以预防乳腺癌复发。

（3）预防或减轻放疗或化疗的不良反应：放疗期间要注意保持照射野皮肤的清洁、干燥，防止溃烂和感染，如发现放射性皮炎时及时就诊。化疗期间需要定期复查血常规、肝功能，一旦出现骨髓抑制（如白细胞计数低于 $4×10^9/L$），需暂停放疗或化疗。

（4）全部化学治疗结束后：每3个月复查一次。两年后，每6个月复查一次。

（5）指导改善自我形象：①对乳房较大者，为保持胸部对称，出院时暂佩带无重量的义乳。待伤口完全愈合后，即可佩带有重量的义乳。②对乳腺癌根治术者，术后3个月可行乳房再造术。但有肿瘤转移或乳腺炎者，严禁假体植入。

（6）指导进行自我检查乳房及早发现乳房肿块、乳腺癌复发和转移。

步骤1：在灯光明亮的地方，站立于镜前，脱去上衣，采取四种不同的姿势，对着镜子观察双侧乳房的外形是否异常：①双手臂放松并放于身体两侧。②举起双臂高过头。③双手压紧两侧髋部。④双手用力叉腰，弯腰、含胸，轮流仔细观察单个乳房并进行比较，观察有无明显的异常，如肿块、皮肤凹陷、皱褶、近期乳头回缩、不规则的变形、肿胀、乳头溢液、乳房不对称等。

步骤2：采取站立或坐位，靠近镜子，一手置于脑后，妇女用另一手的示指、中指及环指的指腹，从外侧边缘开始，以乳头为中心顺时针方向用指腹旋转平压向胸壁，在乳房上缓慢地环形移动，逐渐触摸到乳头，移动范围必须覆盖整个乳房。特别注意乳房与腋窝之间的部分，包括腋窝在内，触诊有无乳腺肿块。该步骤可在沐浴时进行，在涂满沐浴液的皮肤上，手指很容易滑动，可以较清晰地感觉乳房内的变化。

步骤3：平卧后，举起一手臂置于脑后，在肩下垫一小枕（使乳房变平易于检查），重复步骤2，感觉两侧乳房内有无肿块。

步骤4：压乳晕和乳头，检查有无溢液。

自查要求：①提醒每月定期施行乳房自我检查，建议用日历记录乳房自查的日期。停经前妇女每次月经结束后约5天进行，此时激素对乳腺组织的影响较小。停经后妇女在每月固定时间检查（例如每月1日）。②如果检查中发现肿块，切勿惊慌，尽早到医院就诊。大多数的乳房肿块并非都是乳腺癌。

六、计划与实施

护理的目的是减轻患者的焦虑、防止皮肤完整性改变、帮助患者正确面对乳房切除的现实，增进患者自我检查乳房技能及乳房根治术后上肢锻炼方法。

（一）减轻焦虑和恐惧

乳腺癌患者的焦虑往往从发现乳腺肿块时就产生。焦虑的程度与患者过去的经历和本身的疾病有关。如果可能的话，在患者未明确诊断之前给时间与患者充分交流。在明确乳腺癌诊断时，患者和家庭成员情绪反应常较复杂，如震惊、不相信、忧伤等。尤其，当患者平时健康状态良好时，难以很快接受乳腺癌的诊断。此时，护士应设法积极影响患者的情绪状态，可以利用乳腺癌支持小组，在手术前提供指导、咨询、疏导、支持、鼓励，如邀请乳腺癌手术后患者做术前访视、交流手术经历、预防放射治疗时出现的不良反应等。

（二）防止乳腺癌转移和复发

乳腺癌的治疗以手术为主，辅以化学药物、放射、内分泌及免疫等综合治疗措施。

1. 手术治疗

可提高乳腺癌的治疗效果和患者的生活质量，近年来更趋向于根据肿瘤分期实施不同手术。对病灶局限于局部及区域淋巴结者，首选手术治疗。对于临床分期为0、Ⅰ、Ⅱ及部分Ⅲ期的患者，也适应于手术治疗。已远处转移、全身情况差、主要脏器有严重疾病、年老体弱不能耐受手术者禁忌手术。

（1）保留乳房的乳腺癌切除术：适用于Ⅰ、Ⅱ期乳腺癌患者，手术完整切除肿块及腋淋巴结清扫。

（2）乳腺癌改良根治术：适用Ⅰ、Ⅱ期乳腺癌患者，保留胸大肌、切除胸小肌或保留胸大肌和胸小肌。

（3）乳腺癌根治术：手术切除整个乳房、胸大肌、胸小肌、腋窝及锁骨下淋巴结的整块切除。

（4）乳腺癌扩大根治：在乳腺癌根治术的基础上，同时切除胸廓内动、静脉及其周围的淋巴结。

（5）全乳房切除术：适宜于原位癌、微小癌及年迈体弱不宜作根治术者。

手术切除整个乳房，包括腋尾部及胸大肌筋膜。

2. 化学药物治疗（化疗）

一般在术后近期进行。术前化疗也多用于Ⅲ期乳腺癌患者，可测试肿瘤对药物的敏感性使肿瘤缩小，减轻与周围组织的粘连。卫生部推荐的《乳腺癌诊治规范》方案有 CMF（环磷酰胺、甲氨蝶呤、氟尿嘧啶）、CAF（环磷酰胺、阿霉素、氟尿嘧啶）、ACMF（阿霉素、环磷酰胺、甲氨蝶呤、氟尿嘧啶）和 MFO（丝裂霉素、氟尿嘧啶、长春新碱）等。

3. 放射治疗（放疗）

其是乳腺癌局部治疗方法之一。放疗应根据手术方式、患者年龄、疾病分期等选择。例如，保留乳房的乳腺癌手术应在术后放疗；Ⅱ期乳腺癌根治术后可能降低局部复发率；Ⅳ期或炎性乳腺癌可在化疗基础上加做放疗，常用钴 60 和深部 X 线。

4. 内分泌治疗

对肿瘤细胞中雌激素受体（ER）含量高的激素依赖性肿瘤患者，内分泌治疗效果好。三苯氧胺系非甾体激素的抗雌激素药物，可抑制肿瘤细胞生长。临床应用表明，该药可降低乳腺癌术后复发及转移，对 ER、PgR 阳性的绝经后妇女效果尤其明显。该药应用安全，不良反应有潮热、恶心、呕吐、静脉血栓形成、眼部副作用、阴道干燥或分泌物增多。

七、护理评价

经过治疗护理后，患者自诉焦虑程度减轻，未发生感染。患者能说出改善自我形象的设想，能示范自我检查乳房和术后上肢锻炼的步骤和方法。

八、乳腺癌的围术期护理

（一）术前护理

1. 术前准备

（1）了解和改善全身状态：术前除完成乳腺专科的相关检查外，还应掌握患者的全身状态、病情的进展程度、营养状况、有无并存病等；应全面检查心、肺、肝、肾、骨等重要脏器的功能，对有功能障碍者应予及时纠正；对怀疑有远隔脏器转移的病例还应筛查相关的肿瘤标志物。目前的观点认为，对于进展期的乳腺癌常需进行术前化疗，目的在于缩小肿瘤大小、降低肿瘤细胞活性，抑制微转移灶的形成与发展，提高手术切除率和生存率。

（2）皮肤准备：伴有皮肤溃疡的患者，为避免术后切口感染，在应用有效抗生素的同时，术前3天开始局部换药，2次／天，并用乙醇消毒周围的皮肤，使炎症得到有效控制，避免术后感染扩散。

（3）测定肩关节的活动范围：由于乳腺癌根治术需要切除患侧的乳腺、胸大肌、胸小肌、腋窝淋巴结及结缔组织；切除范围较广，术后伤口形成瘢痕，将会造成患侧上肢的功能障碍，给患者的日常生活和工作带来一定的影响。术后患侧上肢的功能障碍主要表现为肩关节活动异常，较为突出的是患侧上肢外展和屈曲功能障碍。术前应对上肢的前、后两侧方上举角度、内外方旋转角度、水平位内外方移动角度、指椎间距离进行测量记录，以便确定术后患肢活动的障碍程度。

2. 术前宣教

（1）在手术方案确定以后，应向患者及家属讲解病情进展程度及手术治疗情况，使患者及家属心中有数，减少顾虑。

（2）讲解术前准备的意义和术后的注意事项，使患者能主动配合治疗和护理。

（3）介绍术后患侧上肢状态及功能锻炼的重要性，并从术前开始施行肢体运动训练。就运动的目的、方法及注意事项向患者讲解，并给患者示范具体方法。

（4）为有效预防术后呼吸系统并发症，术前应教会患者深呼吸、咳痰、变换体位以及在病床上完成大小便的具体方法。

3. 心理准备

术前患者对手术存在双重的恐惧感。一方面因为罹患恶性肿瘤，对手术是否能够达到预期效果担忧；另一方面，如果手术中切除乳房，意味着失去了女性的第二性征。加之，术后的形体变化、肢体功能恢复情况、家庭经济状况、是否影响生活质量、是否会复发等问题都会给患者带来不安和困惑，使之在术前背上了较大的思想包袱。为缓解患者的焦虑情绪，医护人员应在患者入院后主动与其建立良好、信任的医患关系，耐心倾听患者的内心感受，并开导、帮助她们，向她们介绍成功的病例，讲解治病救命是首要问题，形体的缺陷可以通过垫填充物或做乳房再建术等方法加以弥补，帮助她们认识手术的重要性，能主动接受治疗，并树立战胜疾病的信心。对于拟行保留乳房乳腺癌手术的患者，虽然得知能保留乳房，会感到一丝安慰，同时也会担心手术效果，肿瘤能否切除干净等问题。医护人员应给予充分解释、讲解相关知识，消除其顾虑。同时还应做好其家人的思想工作，以减轻患者的心理负担。

（二）术后护理

1. 一般护理

（1）心理护理：患者术后的心理护理也非常重要。麻醉清醒后，告诉患者手术已结束，手术很成功，让患者安心休息。患者术后对病情的严重程度，是否扩散等情况非常关注。对于患者这方面的询问，护士要耐心、诚恳的解答。告诉患者只要坚持完成术后的巩固治疗计划，预后是乐观的。并经常关心患者，评估患者的心理状况，及时给予心理疏导。

（2）术后体位：麻醉清醒后，改为半卧位，患肢内收抬高，前臂自然放于胸前，肩下垫一软枕，使上臂与胸部呈水平位。这种体位既可防止皮瓣张力过大，保持引流通畅，防止切口部发生无效腔，有利于皮瓣成活，也可以增加淋巴及静脉回流，预防上肢水肿。

（3）术后保持胸带松紧度合适：根治性手术后如用绷带加压包扎，应注意患肢远端的血供情况，如包扎太紧，脉搏扪不清，皮肤发绀，伴皮温低，提示腋部血管受压，应调整绷带松紧度。另一方面，如绷带松脱滑动，应重新给予加压包扎，使皮瓣或所植皮肤与胸壁紧贴，以利愈合。

（4）对于做扩大根治术的患者，应注意呼吸情况，如有胸闷、呼吸窘迫，应立即给予吸氧，并应判断有无因手术操作刺破胸膜而引起的气胸。可进一步做肺部听诊和 X 线胸部检查。

（5）"Y"形伤口引流管的护理：伤口引流管持续负压吸引，一般负压为 0.15~0.3mmHg（0.02~0.04kPa），引流管呈吸瘪状态，以免因创面积血和积液而导致皮瓣或所植皮片的坏死。观察引流液的性状，当血性液每小时超过 100ml 时，应警惕活动性出血。妥善固定引流管，防止扭曲脱落，尤其应注意保持引流通畅，防止血块堵塞造成引流不畅。更换引流瓶时，注意无菌操作，用双道止血钳夹住引流管，防止压力的逆差造成引流液及气体的逆流而冲击皮瓣，影响伤口愈合。

一般手术3~5天负压引流管的引流液不到10~20ml/d，皮瓣无积血、积液，即可考虑拔除引流管。

2. 并发症的观察处理

（1）皮下积液：多因皮瓣活动遗留空腔、皮下渗液引流不畅、切口感染、较大淋巴管损伤等所致。术中可采用创面持续负压引流及确切固定皮瓣来预防。术后少量积血、积液可自行吸收。多量积液、积血可通过穿刺抽吸后加压包扎处理。如为凝血块，较难依靠针吸处理时，易引起切口剧痛，则需切开皮肤，清除凝血块方可达到治疗目的。

（2）皮瓣坏死：是最常见的一种术后并发症，发生率为10%~20%。主要原因是因缝合张力较大，或因皮瓣游离过薄，血供较差等。轻者皮瓣边缘坏死，因范围有限，一般不影响创口愈合。坏死范围较大者，应及时将坏死部分剪除，清创换药，做好植皮前的创面准备，以便早期植皮。

（3）患侧上肢淋巴水肿：为根治术后最常见的并发症。引起上肢肿胀的原因很多，如腋窝积液、误扎头静脉、切口延至上臂、腋下广泛转移、术后上臂活动延迟等。为防止上肢水肿，最好消除诱因，做好预防工作。已出现水肿时，宜抬高患肢，使用弹力绷带包扎，避免过劳及预防感染等。

（4）术后感染：创口感染是引起上肢肿胀的重要原因，并可导致皮瓣边缘坏死、感染；腋窝积液持续时间过长，或反复引流不畅，亦可发生感染。此时，对局部应积极换药，清除不利于伤口愈合的因素；同时还要给予足量的抗生素，控制感染。

3. 患肢康复训练

患肢康复训练大体分为3个阶段，即卧床期（术后1~4天）、拔除引流管后（术后5~10天）、拆线后（术后2周）。其功能锻炼的基本原则是，循序渐进、不要过急、防止意外拉伤。其功能锻炼的目的，预防患肢水肿、松解软化瘢痕组织、预防瘢痕挛缩引起的患肢功能障碍。

（1）卧床期的功能锻炼（术后1~4天）：患肢肘关节以上制动，以免腋窝皮瓣的滑动而影响愈合。此期主要应锻炼手、腕部的功能。可做伸指、握拳、屈腕等锻炼。可用患侧手练习握健身圈，以进行上臂的肌肉锻炼，促进淋巴液的回流。

（2）拔除引流管后的功能锻炼（术后5~10天）：患者开始下床活动至拆线

前。此期主要为患肢的抬高锻炼。锻炼方法为：练习以患侧手指摸对侧肩部及同侧耳部的动作，并可用健侧手托住患侧肘部逐渐抬高的训练。

（3）拆线后的功能锻炼（术后2周后）：拆线后的功能锻炼非常重要，此期主要是锻炼肩关节的功能，防止瘢痕挛缩，影响患肢功能的恢复。特别是扶墙抬高上肢的运动，可使上肢及肩关节的活动范围逐渐恢复正常。为了进一步使各项动作协调、自然、轻松，还可进行以下几种锻炼。

上肢旋转运动：先将患侧上肢自然下垂，五指伸直并拢。自身体前方逐渐抬高患肢至最高点，再从身体外侧逐渐回复原位。注意上肢高举时要尽量伸直，避免弯曲，动作应连贯，亦可反方向进行锻炼。

上肢后伸运动：患者应保持抬头挺胸。同上法，自身体外侧向后内上方靠至不能动为止。此外，患者还可在日常生活中完成提、拉、抬、举物体的各种负重锻炼，以增强患侧上肢的力量，使其功能完全恢复正常。以上锻炼要求每天练习1~3次，每次约30分钟。注意避免过劳，应循序渐进，适可而止。对有特殊情况的患者，应酌情减少或延缓锻炼时间，但不可停止练习。

（三）健康教育

1. 一般问题的处理

（1）继续患肢康复训练：按着康复表格进行训练很必要，并可通过日常生活动作，如开关窗帘、拧手巾、拧洗后的衣物等来代替其中的一些训练内容。

（2）患侧上肢的保护

防止勒紧或压迫患侧上肢：手表或戒指戴在健侧；患侧肢体不负荷物体，挎包应在健侧；穿着衣袖宽松的衣服；避免在患侧上肢注射、采血、测血压。

预防感染：避免长时间日光照射（防止晒伤）；做园艺时应戴手套；防止烧伤。

防止水肿和缓解方法：睡觉时，使用枕头或坐垫将患侧上肢垫高；行按摩及热敷法。

（3）性生活和妊娠：经彻底治疗，身体已经基本恢复的乳腺癌患者，完全可以像正常人一样过正常的性生活。一部分年轻患者术后希望结婚和生育也是情理之中的事。过去认为，怀孕引起的雌、孕激素水平升高，将对预后产生不良的影响，主张乳腺癌患者治疗后最好不要再怀孕和哺乳。但近年来很多研究报道指出，乳腺癌治愈后再妊娠并不影响患者的生存率，也就是说再次妊娠并不增加患者肿瘤复发转移的概率。但是由于乳腺癌通常复发转移最常见的是在手术后两三年，因此手术后再妊娠最好能间隔一段时间，以便观察前期治疗效果。对没有淋巴结转移的较早期患者一般手术后观察 3 年，而伴有淋巴结转移的患者最好观察 5 年以上再考虑妊娠。

2. 自我检查

（1）视诊：取坐位或立位，自己在镜子前仔细观察。首先观察双侧乳腺的发育情况、外形、大小、位置是否对称，乳头是否在同一水平上。局限性隆起一般是肿瘤的局部临床表现之一，较浅的病灶由于皮下浸润和牵引皮肤，有时也造成皮肤局部凹陷。一侧乳腺上移，有可能是乳房上半部乳腺癌的体征之一。然后检查乳腺皮肤有无红肿、静脉曲张、破溃等，有无橘皮样改变及酒窝征。一般弥漫性红肿多属炎症改变，而炎性乳腺癌也可伴有皮肤发红和水肿，但以乳晕周围及乳头下方较常见。最后检查两侧乳头是否位于同一高度，有无回缩凹陷、表皮糜烂、脱屑等。两侧乳头凹陷多为发育异常所致，单侧乳头回缩呈进行性加重者，当仔细查明原因。乳腺癌时，乳头常被拉向病变一侧。

（2）触诊：一般取坐位，必要时结合仰卧位。使用 3 个最长的手指放平触摸，用指腹而不是指尖触诊。由健侧至患侧，用指腹将乳腺组织轻按于胸壁上，从乳晕周围开始以螺旋状顺时针方向扩大，直至整个乳房组织；或按乳房的象限顺序即由内上→内下→外下→外上→乳晕乳头→腋下淋巴结等进行系统检查。切忌捏抓，以免将腺体抓起，造成错误感觉。发现有肿块时，应注意其位置、大小、质地、活动度、有无压痛等特征，并及时去医院进一步检查。

3. 养成良好的饮食习惯

乳腺癌与饮食因素有关，饮食习惯的改变，尤其是脂肪饮食可以改变机体的内分泌环境，加强或延长激素对乳腺上皮细胞的刺激及增加患者乳腺癌的危险性。因此，乳腺癌患者应适当节制脂肪和糖的摄入，调整饮食结构。

（1）饮食要定时、定量、少食、多餐，有计划地摄入足够的热量和营养。

（2）多吃富含维生素 A、维生素 C 的饮食，多吃绿色蔬菜和水果。

（3）常吃有抑癌作用的食物，如卷心菜、荠菜、茄子、大蒜、芦笋、萝卜、黄瓜、南瓜、香菇、黑木耳、银耳、紫菜、海带、红薯、甲鱼、动物血等。

（4）不吃腌渍及烟熏火烤的食物，特别是烤糊焦化了的食物。

（5）坚持低脂肪饮食，常吃些瘦肉、鸡蛋及饮用酸奶。

（6）少吃精米、精面，多吃粗粮、豆类，常吃富含营养的坚果类食物（如葵花子、芝麻、南瓜子、西瓜子、花生、葡萄干、杏干等）。

4. 随访

随访的目的与时机：术后随访的目的如下。①早期发现转移和复发的病例。②动态观察患者情况，为科学判断治疗效果积累数据。③随访过程可使患者经常与医师接触沟通，有利于其心理康复。据统计，有 60%~90% 的复发病例出现在术后 1~2 年。因此，美国临床癌症协会建议手术后的前 2 年，每隔 3 个月应进行 1 次随访；手术后 3 年，每隔 6 个月应随访 1 次。随访的主要内容如下。

（1）查体：检查患侧有无原位复发、对侧乳腺有无新生肿物、腋下淋巴结有无肿大等。

（2）血常规及血生化：对出院后还定期实施放疗和化疗的患者应定期复查血常规和血生化指标，除了为避免化疗带来的对肝、肾、骨髓等损害外，血沉、碱性磷酸酶都对提示复发有一定意义。

（3）CA15-3 检测：血液中的 CA15-3 多是由癌细胞膜上脱落的。美国临床癌症协会研究后，发现其在 60% 的复发性乳腺癌病例都有升高，而且早于其他指标 5~7 个月，其灵敏度为 57%~79%。

（4）乳腺的 X 线检查：一侧患有乳腺癌为对侧乳腺发病的高危因素。对于罹患一侧乳腺癌或实行保留乳房子术的患者建议每年为对侧乳腺或保留的患乳进行 X 线检查。

（5）胸部 X 线片：有人认为乳腺癌术后的 3 年内，每年应进行一次胸部 X 线片检查，这样有利于发现肺门淋巴结的转移灶。但是对于肺内的小转移灶在出现临床症状之前，胸部 X 线片的发现率只有 0.4%~2%。

（6）全身骨扫描：该项检查在乳腺癌术后无症状的骨转移患者中发现阳性率仅有 0.6% 左右，而其假阳性率却高达 15%。因此有专家建议，全身骨扫描不应作为常规随访项目，只有对于有症状（如骨痛或碱性磷酸酶异常升高）的患者才可实施。

第三节　腹外疝护理

一、疾病概述

（一）概述

腹外疝是腹腔内的脏器或组织连通腹膜壁层，经腹壁薄弱点或孔隙，向体表突出所形成的。腹壁强度降低和腹内压力增高是发病的两个主要因素。典型的腹外疝病理解剖结构由疝环、疝囊、疝内容物和疝外被盖等组成。临床类型有易复性疝、难复性疝、嵌顿性疝、绞窄性疝。临床表现为易复性疝局部有一突出的肿块，肿块常在站立、行走、咳嗽或劳动时出现，偶有胀痛，平卧休息或手将肿块向腹腔推送，肿块可向腹腔回纳而消失；难复性疝局部胀痛稍重，疝块不能完全回纳；嵌顿性疝表现为疝块突然增大，局部明显疼痛或腹部绞痛、恶心、呕吐、腹胀、停止排便、排气等；绞窄性疝可因肠袢坏死穿孔疝块压力骤降而疼痛减轻，但肿块仍在，严重者可发生感染性休克。治疗原则：除手术禁忌者外，一般应尽早施行手术治疗，常用的手术方式为传统的疝修补术和无张力疝修补术。

（二）病因与发病机制

腹壁强度降低和腹内压力增高是腹外疝发病的两个主要原因。

1. 腹壁强度降低

造成腹壁强度降低的因素有很多，可分为两大类：一是先天性结构缺陷和发育异常，如精索或子宫圆韧带穿过腹股沟管、股动静脉穿过股管、脐血管穿过脐环以及腹白线发育不全等，使得该处腹壁相对薄弱，成为腹外疝的潜在发病部位。二是后天性腹壁肌功能丧失和缺损，如手术切口愈合不良、感染、外伤、腹壁神经损伤、年老、肥胖所致的肌萎缩等，可降低部分腹壁组织强度。另外，也有研究发现，胶原纤维的代谢障碍会影响筋膜、韧带和肌腱的韧性和弹性，导致腹壁强度降低。

2. 腹内压力增高

慢性咳嗽（如吸烟者和老年人支气管炎）、长期便秘、排尿困难（如前列腺增生、包茎）、腹腔积液、晚期妊娠、举重、婴儿经常啼哭等，是引起腹内压力增高的常见原因。正常人虽有腹内压力增高的情况，但若腹壁强度正常，则不致发生疝。

（三）病理解剖

典型的腹外疝包括疝囊、疝环、疝内容物、疝外被盖四个部分。

1. 疝囊

是壁腹膜经疝环向外突出所形成的囊袋状物，一般呈梨形或半球形。

2. 疝环

是腹壁的薄弱或缺损处，疝囊从疝环突出。如腹股沟管的内环、股管的股环等，通常以疝环所在的解剖部位为由命名。

3. 疝内容物

是突入疝囊内的腹内脏器或组织，最常见为小肠，其次为大网膜。

4. 疝外被盖

是覆盖在疝囊外的腹壁各层组织。

（四）分型及临床表现

根据疝的可复程度和血供情况，腹外疝可分为以下4种类型。

1. 易复性疝

亦称单纯性疝。在患者站立、行走、奔跑、打喷嚏、劳动和其他可引起腹内压增高时，疝内容物经疝门突入疝囊，在体表出现一肿块。如突出的疝内容物不多，疝门也相对宽松，与疝囊间无粘连，患者在平卧、休息或用手将其向腹腔推送时，疝内容物很容易回纳入腹腔，称为易复性疝。此类型最为常见。

2. 难复性疝

疝内容物不能或不能完全回纳入腹腔内，但并不引起严重症状者，称难复性疝。最常见的原因是疝内容物反复突出，与疝囊颈摩擦而致互相粘连，此类疝的内容物多数为大网膜。也有些病程长、腹壁缺损大的巨大疝，因内容物较多，腹壁已完全丧失抵挡内容物突出的作用，常难以回纳。另有少数病程较长者，因内容物不断进入到疝囊时产生的下坠力量，将囊颈上方的腹膜逐渐推向疝囊，以致内脏器官，如盲肠、乙状结肠等随之下移成为疝囊壁的一部分，这种疝称为滑动性疝，也属于难复性疝。与易复性疝一样，难复性疝的内容物并无血运障碍，也无严重的临床症状。

3. 嵌顿性疝

疝环较小而腹内压力突然增高时，疝内容物可强行扩张疝囊颈进入到疝囊，随后因疝囊颈的弹性回缩，内容物被卡而不能回纳，即为嵌顿性疝。疝发生嵌顿后，若内容物为肠管，肠壁及其系膜可在疝环处受压，先是静脉回流受阻，导致肠壁瘀血、水肿，颜色由正常的淡红逐渐转为暗红，囊内可有淡黄色渗液积聚；此时肠系膜内动脉搏动尚可扪及，若能及时解除嵌顿，病变肠管可恢复正常。肠管嵌顿后，可导致急性机械性肠梗阻。嵌顿性疝和难复性疝有本质的不同，后者疝内容物未受到卡压，更无静脉回流障碍。

4. 绞窄性疝

若嵌顿不能及时解除，肠管及其系膜受压程度不断加重，可使动脉血流减少，最终导致完全阻断，即为绞窄性疝。此时肠系膜动脉搏动消失，肠壁逐渐失去原有的光泽、弹性和蠕动能力，最终坏死；疝囊内渗液变为淡红色或暗红色。若继发感染，疝囊内的渗液成为脓性；严重感染时，可引起疝外被盖的急性蜂窝织炎。感染波及腹膜则引起急性弥漫性腹膜炎。实际上嵌顿性疝和绞窄性疝是一个病理过程的两个阶段，临床上很难截然区分开来。

二、腹股沟疝

腹股沟疝是指发生在腹股沟区的腹外疝。男性多见，男女发病率之比约为15:1，右侧比左侧多见。

腹股沟疝可分为腹股沟斜疝和腹股沟直疝两种。疝囊经腹壁下动脉外侧的腹股沟管深环（内环）突出，向内、向下、向前斜行经过腹股沟管，再穿出腹股沟管浅环（皮下环），并可进入到阴囊，为腹股沟斜疝。疝囊经腹壁下动脉内侧的直疝三角直接由后向前突出，不经内环也不进阴囊，为腹股沟直疝。腹股沟斜疝是最多见的腹外疝，占全部腹外疝的 75%~90%，占腹股沟疝的 85%~95%。

（一）病因与发病机制

腹外疝好发于腹股沟区有解剖、胚胎发育和生理等多方面的原因。

1. 解剖因素

腹股沟区的解剖结构特点决定了其抗张强度弱于腹壁其他部分。

（1）腹股沟区由浅至深依次为皮肤、皮下组织和浅筋膜，腹外斜肌，腹内斜肌和腹横肌，腹横筋膜，腹膜外脂肪和壁层腹膜。腹内斜肌和腹横肌的弓状下缘与腹股沟韧带之间有一定的空隙存在，使得腹股沟内侧 1/2 部分的腹壁强度相对薄弱，成为腹股沟疝好发于此的解剖基础之一。

（2）腹股沟管：腹股沟管位于腹前壁，腹股沟韧带的内上方，大体相当于腹内斜肌、腹横肌弓状下缘与腹股沟韧带之间的斜行裂隙。成年人腹股沟管长4~5cm；从外后上方向内前下方斜行；有两口和四壁。内口即内（深）环，是腹横筋膜中的卵圆形裂隙，外口即皮下（浅）环，是腹外斜肌腱膜下方的三角形裂隙，大小一般可容一指尖；腹股沟管的前壁有皮肤、皮下组织和腹外斜肌筋膜，外侧 1/3 部分有腹内斜肌覆盖；后壁为腹横筋膜和腹膜，其内侧 1/3 有腹股沟镰；上壁为腹内斜肌、腹横肌的弓状下缘；下壁为腹股沟韧带和腔隙韧带。女性腹股沟管内有子宫圆韧带通过，男性有精索通过。

（3）直疝三角：此三角的外侧边为腹壁下动脉，内侧边为腹直肌外侧缘，底边为腹股沟韧带，缺乏完整有力的腹肌覆盖，而此处的腹横筋膜又相对比较薄弱，故易发生疝。腹股沟直疝即在此由后向前突出。

2. 胚胎发育因素

胚胎睾丸始发于第二、第三腰椎旁腹膜后方。胚胎第七个月后逐渐下降，带动内环处腹膜下移，形成腹膜鞘状突。婴儿出生后，若鞘突不闭锁或闭锁不完全，则与腹腔相通，成为先天性斜疝的疝囊。当小儿啼哭、排便等腹内压力增高时，未闭锁的鞘状突扩张，肠管、大网膜等可进入到鞘状突形成疝。由于右侧睾丸下降迟于左侧，鞘突闭锁也较晚，故右侧腹股沟斜疝较多见。与此不同的是，后天性斜疝的疝囊并非未闭的鞘突，而是位于鞘突旁的另一个腹膜囊。

3. 生理因素

老年、体弱、肥胖、腹肌缺乏锻炼、胶原代谢异常等情况，均可使腹壁肌力减退而诱发腹股沟疝。

（二）临床表现

1. 腹股沟斜疝

（1）易复性斜疝：腹股沟区出现一肿块，偶有胀痛感。肿块常在站立、行走、咳嗽等腹内压增高时出现；肿块多呈带蒂柄的梨形，可降至阴囊或大阴唇。平卧休息或用手将肿块向腹腔推送时，肿块可向腹腔回纳而消失。检查时，以手指通过阴囊皮肤伸入浅环，可探知浅环扩大松弛。此时嘱患者咳嗽，指尖有冲击感。疝块复位后用手指压住深环投影区，让患者直立并咳嗽，斜疝疝块不出现；若移去手指，则可见疝块由外上向内下突出。疝内容物若为肠管，则肿块触之柔软、光滑、叩之呈鼓音；若为大网膜，则肿块多较坚韧，叩之呈浊音。

（2）难复性斜疝：疝块不能完全回纳，伴胀痛。

（3）嵌顿性斜疝：多发生于强体力劳动或用力排便等腹内压力骤升时。表现为疝块突然增大，伴进行性加重的胀痛，平卧或用手推送不能使疝块回纳；疝块紧张发硬，有明显触痛。嵌顿内容物如为大网膜，局部疼痛较轻；如为肠管，则局部疼痛明显，还可伴有腹部绞痛、恶心、呕吐、便秘、腹胀等机械性肠梗阻的表现，少数例外的是肠管壁疝、Littre疝。疝一旦发生嵌顿，自行回纳的机会较少，若不及时处理，将发展成绞窄性疝。

（4）绞窄性斜疝：上述嵌顿表现更明显。但是需注意的是在肠袢坏死穿孔时，可因疝囊内压力骤降疼痛暂时有所缓解，所以疼痛减轻而肿块仍存在者，不可认为是病情好转。绞窄时间较长者，可因疝内容物坏死而发生感染，引起疝外被盖的急性炎症，甚至全身性毒血症反应；肠管绞窄而未及时处理者，疝囊内可积脓，后形成肠瘘；波及腹膜者，还可并发急性化脓性腹膜炎。

2. 腹股沟直疝

常见于年老体弱者，尤其是患有慢性支气管炎、前列腺增生等疾病的老年人。主要临床表现为患者直立时，在腹股沟内侧端、耻骨结节外上方出现一半球形肿块，不伴有疼痛或其他症状，不进入到阴囊。由于疝囊颈宽大，平卧时多能自行回纳，不需用手推送复位，极少发生嵌顿。腹股沟直疝的诊断应与腹股沟斜疝相鉴别（见表8-1）。

表8-1　斜疝与直疝的鉴别

鉴别点	斜疝	直疝
发病年龄	儿童与青壮年居多	多见于老年
突出途径	经腹股沟管突出，可进入到阴囊	由直疝三角突出，不进入到阴囊
疝块外形	椭圆或梨形，上部呈蒂柄状	半球形，基底较宽
回纳疝块后压住深环	疝块不再出现	疝块仍然突出
嵌顿机会	较多	极少
精索与疝囊的关系	精索在疝囊后方	精索在疝囊前面方
疝囊颈与腹壁下动脉的关系	疝囊颈在腹壁下动脉外侧	疝囊颈在腹壁下动脉内侧

（三）实验室及其他检查

1. 透光试验

腹股沟斜疝透光试验阴性，可与睾丸鞘膜积液鉴别。

2. 实验室检查

继发感染时，血常规示白细胞计数和中性粒细胞比例均升高。

3. X 线检查

疝发生嵌顿或绞窄，若内容物是肠管，可见肠梗阻征象。

（四）诊断要点

根据典型的临床表现，腹股沟区肿块多可回纳至腹腔，即可明确诊断。但需要与鞘膜积液、睾丸下降不全等相鉴别。

（五）治疗要点

腹股沟疝因疝块可随病程持续而逐渐增大，不断加重腹壁损害，既有损患者的劳动能力，还会增加治疗的难度。另外，若发生嵌顿或绞窄，将引起严重后果，甚至威胁生命安全。因此，一旦发病，除少数特殊情况外，均应尽早施行手术治疗。

1. 非手术治疗

（1）1 周岁以内的婴幼儿：可暂不手术，因婴幼儿腹肌可随躯体生长逐渐强壮，疝有自行消失的可能。可采用棉线束带或绷带压住腹股沟管深环，防止疝块突出。

（2）年老体弱或其他原因而有手术禁忌者：可在确认疝内容物完全回纳的前提下，将医用疝带的软垫压住疝环，阻止疝块突出。但长期佩带疝带可使疝囊颈逐渐肥厚，有促使疝内容物与疝囊发生粘连的可能，应慎用。

2. 手术治疗

手术修补是治疗腹股沟疝最有效的方法。基本原则是关闭疝门（即内环口）、加强或修补腹股沟管管壁。术前应进行必要的准备，先处理慢性咳嗽、排尿困难、便秘等各种引起腹内压增高的因素，避免和减少术后复发；积极治疗并发症如糖尿病、高血压和冠心病等。

（1）传统疝修补术

疝囊高位结扎术：为单纯疝囊切除。包括疝囊颈部高位结扎，切除疝囊。仅适用于婴幼儿以及绞窄性斜疝因肠坏死局部有严重感染、暂不宜行疝修补术者。

疝修补术：是利用邻近组织加强腹壁强度的方法，主要环节是修补内环及加强腹股沟管管壁，是最常用的治疗方法。成年腹股沟疝患者都存在不同程度的腹股沟管前壁或后壁的薄弱或缺损，单纯疝囊高位结扎容易复发，只有使薄弱或缺损处得到加强或修补，才有可能得到彻底治疗。常用方法：①修补腹股沟管前壁，以 Ferguson 法最常用。②修补或加强腹股沟管后壁，常用的方法有 Bassini 法、Halsted 法、McVay 法和 Shouldice 法。

疝成形术：适用于巨大的腹股沟斜疝，其腹股沟管后壁缺损严重、周围组织又多纤弱而难以修补的患者。常用同侧翻转的腹直肌前鞘瓣或自体游离的阔筋膜来修补腹股沟管后壁。

（2）无张力疝修补术：传统疝修补术存在一定的不足，如缝合张力大、组织愈合差、手术部位有牵扯感及疼痛等。近年来，强调在无张力的情况下进行疝修补术，克服了传统修补术的诸多弊端，而且患者可早期下床，恢复快。修补材料是利用组织相容性好、无毒性、作用持久及符合生理特点的人工合成网片，目前可供选用的修补材料主要有聚丙烯、聚丙二醇酯、聚四氟乙烯等编织成的网片。手术时，将合成纤维网片制成的填充物置于疝内环处填充缺损，再将另一片缝合于腹股沟管后壁替代传统的张力缝合。该方法最大的优点是创伤小、术后无须制动且复发率低。

（3）经腹腔镜疝修补术：经腹腔镜疝修补术属微创外科范畴，是目前较成熟且应用较多的手术方法，有经腹膜前铺网和腹腔内网片贴补两种，有创伤小、痛苦少、恢复快、美观等优点。

3. 嵌顿性疝和绞窄性疝的处理

嵌顿性疝具备下列情况者可先试行手法复位：①成人发生嵌顿的时间不超过3~4小时（婴幼儿不超过12小时），局部压痛不明显，无腹膜刺激征者。②年老体弱或伴有其他较严重疾病，估计肠祥尚未绞窄坏死者。复位方法：注射吗啡或哌替啶，以止痛和镇静并松弛腹肌。药量起效后，让患者取头低足高卧位，屈同侧髋关节（不外展）以松弛外环，用一手托起阴囊，持续缓慢地将疝块推向腹腔，同时用另一手轻轻按摩浅环以协助疝内容物回纳。复位手法切忌粗暴，尤其不能强求成功，复位后必须严密观察腹部体征，一旦出现腹膜炎、肠梗阻或粪便带血等表现，应尽早手术探查。

除上述情况外，嵌顿性疝应积极术前准备，行急症手术，以阻止或中断其向绞窄发展。绞窄性疝的内容物已坏死，更需手术。绞窄性疝，若肠管尚未坏死，可将其送回腹腔，按一般易复性疝处理。若肠管已坏死，需行肠切除吻合术。绞窄性疝的内容物如是大网膜，可予以切除。

三、股疝

疝囊通过股环、经股管向卵圆窝突出的腹外疝，称为股疝。股疝的发病率居腹外疝的第二位，但仅占腹外疝总发病数的 3%~5%，女性多见，尤其是中年经产妇。

1. 病因与发病机制

女性骨盆较宽而平坦，联合肌腱和腔隙韧带较薄弱，以致股管上口宽大松弛；妊娠是引起腹内压增高的主要原因。以上因素也导致了女性股疝的发病率明显高于男性。

在腹内压增高的情况下，股管上口处的腹膜被下坠的腹内器官推向下方，经股环向股管突出而形成股疝。疝内容物常为大网膜或小肠。股管几乎是垂直的，疝块在卵圆窝处向前转折时形成一锐角，加之股环本身较小，周围又为坚韧的韧带，所以非常容易嵌顿。在腹外疝中，股疝嵌顿最多，可高达 60%。股疝一旦嵌顿，可迅速发展为绞窄性疝。

2. 临床表现

疝块一般不大，多是在腹股沟韧带下方卵圆窝处有一半球形的突起。平卧回纳疝内容物后，疝块有时并不完全消失，因为疝囊外有脂肪堆积。易复性股疝的症状较轻，易疏忽，尤其肥胖者。股疝若发生嵌顿，除引起局部明显疼痛外，还常伴有较明显的急性机械性肠梗阻的症状，严重者甚至可以掩盖股疝的局部表现。

3. 治疗要点

股疝易嵌顿，并可迅速发展为绞窄性。因此，股疝确诊后，应及时手术治疗。对于嵌顿性或绞窄性股疝，更应紧急手术治疗。最常用的手术方法是 McVay 修补法。

四、切口疝

切口疝是发生于腹壁手术切口处的疝。临床上较为常见，其发病率居腹外疝的第三位，约占腹外疝总数的 1.5%。最常发生切口疝的是经腹直肌切口，其次是正中切口和旁正中切口。

（一）病因与发病机制

1. 切口感染

切口感染可使一些腹壁组织坏死而形成薄弱区或缺损，是切口疝发病中的重要原因。据统计，腹部手术后，若切口一期愈合，切口疝的发病率通常在1%以下；若切口发生感染/发病率可达10%；由于感染引起的腹部切口疝占全部病例的50%。

2. 腹壁纵向切口

做纵向切口时，支配腹壁肌肉的肋间神经会被切断，若切断三支以上，即可导致切口内侧腹肌萎缩无力而诱发切口疝。另外，除腹直肌外，腹壁各层肌及筋膜、鞘膜等组织的纤维大多为横向走行，纵向切口将切断这些纤维，缝合切口时，缝线容易在纤维间滑脱，已缝合的组织因经常受到肌肉的横向牵引力也容易发生切口裂。

3. 腹内压升高

术后胃肠胀气、剧烈咳嗽等，均可致腹内压骤增，使切口内层开裂而发生腹外疝。

4. 手术因素

引流物的选择或留置不当、缝合时切口张力过大、缝合不严密等。

5. 其他

营养不良、肥胖、老龄、并发糖尿病、切口内血肿形成、某些药物（如糖皮质激素）等所致的切口愈合不良。

（二）临床表现

主要表现为腹壁切口处逐渐膨隆，出现肿块。肿块在站立或用力时更为明显，平卧休息时缩小或消失。较大的切口疝，患者会有牵拉感，伴食欲减退、恶心、便秘、腹部隐痛等。因切口疝多无完整疝囊，疝内容物易与腹膜外腹壁组织粘连而形成难复性疝，有时还伴有不完全性肠梗阻。检查时，在腹壁切口瘢痕处可见肿块，有时疝内容物可达皮下，此时常可见肠型和肠蠕动波，触诊可感到肠管蠕动。疝内容物回纳后，多数能触及腹肌裂开所形成的疝环边缘。切口疝的疝环一般比较宽大，因此很少发生嵌顿。

（三）治疗要点

原则上应手术治疗。手术步骤主要包括，切除原手术切口瘢痕；回纳疝内容物后在无张力的条件下拉拢疝环边缘，逐层细致地缝合健康的腹壁组织，必要时可用重叠缝合法加强之。对于较大的切口疝，因腹壁组织萎缩的范围过大，在无张力前提下拉拢健康组织有一定困难，可用合成纤维网片或自体筋膜组织加以修补。

五、脐疝

腹内器官通过脐环突出形成的疝称脐疝。可分为小儿脐疝和成人脐疝，以小儿脐疝多见。成人脐疝较少见，多数为中年经产妇。

（一）病因与发病机制

小儿脐疝的发生，主要是因为脐环闭锁不全或脐部瘢痕组织不够坚强，在腹内压增高如经常啼哭、便秘的情况下发生。成人脐疝为后天性，较少见，在妊娠或腹腔积液等腹内压增高的情况下可发生。

（二）临床表现

患者多无不适，主要表现为脐部可复性肿块。小儿多在啼哭、便秘后用力排便时肿块脱出，安静时肿块消失；成人脐疝常在站立、咳嗽时脱出，安静平卧时消失。小儿脐疝多属易复性，极少发生嵌顿和绞窄；若受到外伤，可以穿破小儿脐疝覆盖组织。成人脐疝由于疝环狭小，发生嵌顿或绞窄者较多。

（三）治疗要点

1. 非手术治疗

除了嵌顿或穿破等紧急情况之外，在小儿2岁之前可采取非手术治疗，因为临床发现未闭锁的脐疝迟至2岁时多能自行闭锁。具体方法是回纳疝块后，用一大于脐环、外包纱布的硬币或小木片抵住脐环，然后用胶布或绷带加以固定。6个月内用此法治疗，效果较好。

2. 手术治疗

小儿2岁后，若脐环直径还大于1.5cm，应行手术治疗。原则上，5岁以上的儿童脐疝均应采取手术治疗。成人脐疝由于发生嵌顿或绞窄者较多，且无自愈的可能，应采取手术治疗。手术原则是切除疝囊、缝合疝环；必要时可重叠缝合疝环两旁的组织。

六、腹外疝患者的护理

（一）护理评估

腹股沟疝一般没有症状，常在体检时被发现，表现为在腹股沟区有一突出的肿块，尤其是在举重物或用力时。有时患者有坠胀感。若为易复性疝，当腹内压减低（如平卧）或手按肿块时，肿块可向腹腔回纳而消失。难复性疝则无法完全回纳入腹腔。

绞窄性疝表现为腹痛、腹胀、恶心、呕吐、心率加快和高热。老年患者患绞窄性疝时可能疼痛不明显，但常伴有恶心、呕吐。绞窄性疝需及时处理。

身体评估是诊断腹外疝的主要手段。检查时患者取平卧位、坐位或直立位，当患者咳嗽或用力时，可看见或触及一突出物，若怀疑有肠梗阻或绞窄性疝，则需要实验室或其他辅助检查。

（二）护理问题

（1）疼痛与手术伤口有关。

（2）缺乏有关知识。

（3）生活自理能力缺陷与术后伤口和制动有关。

（4）潜在并发症有嵌顿疝，术后阴囊水肿，切口感染。

（三）护理要点

以腹股沟疝患者的护理为代表来介绍腹外疝患者的护理。

1. 术前护理

（1）消除可以导致腹内压升高的因素：择期手术前应先行处理可致腹压升高的因素，如咳嗽、便秘，排尿困难等，待症状控制后再行手术。向患者解释这些因素的存在，会影响术后切口的愈合而导致疝复发。

鼓励患者多饮水，多吃蔬菜、水果等粗纤维食物，保持排便通畅；注意保暖，预防呼吸道感染；吸烟者应在术前两周开始戒烟。

（2）休息和活动：疝块较大者，尤其是巨大型疝，应减少活动，多卧床休息；离床活动时，用疝带压住疝环口，避免疝内容物发生嵌顿。

（3）观察病情：密切观察患者一般状况，若患者突然出现腹痛、恶心、呕吐、腹胀等肠梗阻症状，伴疝块增大、紧张发硬且触痛明显、不能回纳腹腔者，应高度警惕嵌顿疝的发生，需立即通知医师，及时处理。

（4）心理护理：向患者及其家属讲解手术治疗的必要性、安全性及注意事项，消除顾虑；行无张力疝修补术者，还应介绍补片材料的特点、费用等情况。

（5）皮肤准备：保证阴囊及会阴部皮肤清洁、无破损。

（6）灌肠与排尿：术前 1 天晚灌肠，清除肠内积粪，防止术后腹胀或便秘。术日晨进手术室前，嘱患者排空小便，以防术中误伤膀胱。

（7）嵌顿性及绞窄性疝的术前护理：应遵医嘱做好紧急手术准备。除上述一般术前护理外，还应予禁食、胃肠减压；静脉补液，纠正水电解质及酸碱失衡；抗感染；备血。

2. 术后护理

（1）体位与活动：术后当天取平卧位，膝下垫一软枕，髋关节微屈，以松弛腹壁、减轻手术切口的张力。术后第 2 天可改为低坡卧位。术后卧床期间鼓励患者进行床上翻身及上肢活动，一般术后 3~5 天可考虑离床活动；年老体弱、复发性疝、绞窄性疝、巨大疝术后卧床时间可适当延长；采用无张力疝修补术的患者可以早期离床活动。卧床期间应加强基础护理，以满足患者的需要。

（2）饮食护理：若术后 6~12 小时无恶心、呕吐，可进流质饮食，次日可进半流质饮食，逐步改为软食或普食。行肠切除肠吻合术者，术后应禁食水，静脉补液，待胃肠道功能恢复后，方可进流质饮食，再逐渐过渡为半流质、普食。

（3）防止腹内压增高：术后注意保暖，防止感冒引起咳嗽；指导患者在咳嗽等腹压增加时，用手掌稍加按压，保护切口；指导患者术后保持排便通畅，勿用力排便，便秘者及时给予通便药物；因麻醉或手术刺激引起尿潴留者，可肌内注射氨甲酰胆碱 0.25mg 或针灸，以促进膀胱平滑肌收缩，必要时给予导尿。

（4）术后并发症护理。

阴囊水肿：为避免阴囊内积血、积液并促进淋巴回流，术后可用丁字带或小软枕将阴囊托起，并密切观察阴囊肿胀情况。

切口感染：切口感染是疝复发的主要原因之一，应注意几点：①绞窄性疝行肠切除吻合术后，为避免切口感染，需合理应用抗生素。②观察切口有无红、肿、疼痛，有无渗血，保持切口清洁和干燥，避免大小便污染；若敷料污染或脱落，应及时更换。③严密观察生命体征，尤其是体温的变化，注意倾听患者的不适主诉。一旦发现异常，应及时通知医师处理。

（5）健康指导：术后仍需避免引起腹内压增高的因素，以免疝复发。注意保暖，防止感冒而引起咳嗽，积极治疗慢性支气管炎等疾病；保持排便通畅；有排尿困难者应及时治疗。出院后仍需注意休息，逐渐增加活动量，3 个月内避免重体力劳动、提举重物或过量运动。观察术后有无腹外疝复发迹象。若有异常，及早诊治。

（四）计划与实施

治疗腹外疝最有效的方法是手术修补。手术前，可以指导患者平卧或轻按肿块的方式来还原疝块，但嵌顿疝除外。护理重点在于增加患者舒适和促进康复，预防并发症。

1. 手术治疗的护理

手术是治疗各种类型腹外疝的有效方法，相对而言，风险较低。手术方法一般为疝修补术。对于绞窄性疝而言，需行肠段切除或临时造口。手术时取腹部切口，分离显露疝囊囊颈，回纳疝内容物后，结扎疝囊颈，然后切除疝囊。单纯疝囊高位结扎不足以预防腹股沟疝的复发，必须加强薄弱或缺损的腹股沟管前壁或后壁。传统的疝修补术都存在缝合张力大，术后手术部位有牵扯感、疼痛和修补的组织愈合差等缺点。疝手术强调在无张力的情况下进行缝合修补。常用的修补材料是合成纤维网。手术方法为分离出疝囊后，将疝囊内翻送入腹腔。将用合成纤维网制成的充填物填在疝内环处，再用一个合成纤维网片缝合于腹股沟后壁。这一手术方法称为无张力疝修补术。

腹外疝患者术前准备，可参考一般腹部手术前护理。患者需在术前一日晚或术日晨灌肠 1~2 次。

2. 疼痛的护理

（1）手术后如果疼痛可遵医嘱给予止痛剂。

（2）告知患者手术后应避免咳嗽。为了促进肺扩张，护理人员应鼓励患者做深呼吸、多翻身。指导患者在咳嗽时按压伤口，打喷嚏时张口，翻身时保护伤口。

（3）对于腹股沟斜疝患者，为了避免因阴囊肿胀引起的疼痛，可给予阴囊支撑或用冰袋冷敷。卧床休息也可阻止和控制肿胀。

3. 预防腹腔内感染等并发症

（1）评估患者的舒适程度，特别注意患者有无腹部、腹股沟区或阴囊疼痛。若疼痛突然加重，须警惕由肠绞窄引起的缺血。

（2）至少每 8 小时评估一次患者的肠鸣音和腹胀情况。肠鸣音消失或异常活跃，或高调肠鸣音，都可能提示肠梗阻的发生。

（3）当疝发生疼痛时，应通知主管医生，以便及时发现嵌顿或肠绞窄。

（4）如果怀疑肠梗阻或肠绞窄发生，及时通知医生，协助患者取屈膝仰卧位，这种体位可以使腹肌放松，有助于疝的回纳。嘱患者禁食，并准备手术。

4. 保持正常的排尿

（1）仔细进行腹部触诊，了解有无腹胀。

（2）认真记录出入液量。每天至少 1500~2500ml 的液体摄入量，以防止脱水和维持正常排尿。

（3）男性患者要尽量站立排尿，以促进膀胱排空。

（4）可以采用听流水声等方法促进排尿。

（5）如果患者在 6~8 小时以内没有排尿，遵医嘱导尿。

5. 使用疝带的护理

对于一些高龄、全身状况差等不能耐受手术的患者，可用疝带来控制疝块。疝带必须在疝块回纳后才能使用。护理人员应观察疝带处皮肤有无炎症迹象，必要时用爽身粉保护。

6. 健康教育

给患者讲解疝的概念、病因及诱发因素。指导患者回纳疝的方法，并强调肠梗阻或绞窄的症状发生时立即就医的重要性。向患者解释手术是治疗疝的安全而有效的方法。如果要进行手术治疗，术前应评估患者有无上呼吸道感染，因为术后应尽量避免用力咳嗽。指导患者有关术后疼痛控制和限制活动的知识。患者在术后 2~6 周内应避免抬举重物。

（五）护理评价

在评价腹外疝患者的护理措施时，护理人员应了解患者的不适感是否可耐受，排尿是否正常，并发症是否被及时发现。

第四节　阑尾炎护理

阑尾炎指发生在阑尾的炎症反应，是一种十分常见的外科疾病。根据病程可分为急性和慢性两种。

急性阑尾炎是外科最常见的急腹症，其发病率约为 1:1000。任何年龄段均可发病，但最多见于青年（20~30 岁），男女发病率之比为 (2~3):1。急性阑尾炎发病初期，其症状、体征和急性胃肠炎颇为相似，易被忽视，如果治疗不及时或不恰当，可以引起严重并发症，甚至造成死亡。一些特殊人群，如小儿、老年人、妊娠期妇女患急性阑尾炎时症状不典型，并发症多，治疗和护理均较困难，需格外重视。

慢性阑尾炎多由急性阑尾炎转变而来，少数也可刚开始即呈慢性过程。主要病变为阑尾壁不同程度纤维化和慢性炎性细胞浸润，可急性发作。本章重点介绍急性阑尾炎。

一、疾病概述

（一）病因与发病机制

急性阑尾炎的发病因素尚不肯定，但多数意见认为是在几种因素综合作用下发生的，其中公认的因素是以下几点。

1. 阑尾管腔阻塞

是急性阑尾炎最常见的病因。阑尾为一细长的管状器官，远端是盲端，近端开口于盲肠。阑尾管腔细，开口狭小，壁内有丰富的淋巴组织，系膜短使阑尾卷曲，这些都是造成阑尾管腔易于阻塞的因素。阻塞最常见的原因是淋巴结的明显增生，约占 60%，多见于年轻人；其次是粪石，约占 35%；异物、食物残渣、蛔虫、肿瘤等也可能造成阑尾管腔的阻塞，但较少见。阑尾管腔阻塞后，阑尾黏膜仍继续分泌黏液，腔内压力升高，血运发生障碍，使得炎症加剧。

2. 细菌入侵

由于阑尾腔阻塞，导致细菌繁殖、分泌毒素，损伤黏膜上皮并使黏膜形成溃疡，细菌可由损伤处进入到阑尾壁，引起急性炎症。阑尾壁间质压力升高，影响动脉血供，使阑尾缺血，最终造成梗死和坏疽。也有未发生梗阻而发病的，主要因素为阑尾腔内细菌所致的直接感染。致病菌多为肠道内的各种革兰阴性杆菌和厌氧菌。

3. 其他

胃肠道疾病直接蔓延，血运感染，暴饮暴食、过度疲劳、生活不规则等。

（二）病理分型

根据急性阑尾炎发病过程的病理解剖学变化，可分为四种病理类型。

1. 急性单纯性阑尾炎

属轻型阑尾炎或病变早期。炎症多只局限于黏膜和黏膜下层。阑尾外观轻度肿胀，浆膜充血，失去正常的光泽，表面有少量纤维素性渗出物。镜下可见阑尾各层均有水肿和中性粒细胞浸润，黏膜表面有小溃疡和出血点。

2. 急性化脓性阑尾炎

也称急性蜂窝织炎性阑尾炎，常由急性单纯性阑尾炎发展而来。炎症加重，阑尾肿胀明显，浆膜高度充血，表面有脓性渗出物。镜下可见阑尾黏膜的溃疡面加大，管壁各层有小脓肿形成，腔内积脓。阑尾周围腹腔内有稀薄脓液，形成局限性腹膜炎。

3. 坏疽性及穿孔性阑尾炎

是一种重型阑尾炎。阑尾管壁坏死或部分坏死，呈暗紫色或黑色。管腔梗阻并发管壁坏死时，可引起穿孔，穿孔部位多在阑尾根部和近端。穿孔后如未能被包裹，感染继续扩散，可引起急性弥漫性腹膜炎。

4. 阑尾周围脓肿

急性阑尾炎可发生化脓、坏疽或穿孔，若此过程进展较慢，大网膜可以移至右下腹，将阑尾包裹、粘连，形成炎性包块或阑尾周围脓肿。

急性阑尾炎转归有以下几种：①炎症消退：有些单纯性阑尾炎经过及时恰当的药物治疗后炎症消退，无解剖学上的改变。②炎症局限：部分化脓、坏疽或穿孔性阑尾炎被大网膜包裹粘连，炎症局限，形成阑尾周围脓肿，需用抗生素或中药治疗。③炎症扩散：可发展为弥漫性腹膜炎、化脓性门静脉炎，甚至感染性休克等。

（三）临床表现

1.急性阑尾炎

（1）症状

腹痛：典型的腹痛发作开始于上腹部和脐周，数小时（6~8 小时）后，转移并局限于右下腹。70%~80% 的患者具有这种典型的转移性右下腹痛，是急性阑尾炎特征性症状。但也有部分病例发病开始即出现右下腹痛。不同位置的阑尾炎，腹痛部位不同，如盲肠后位阑尾炎腹痛在右侧腰部，盆位阑尾炎腹痛位于耻骨上区，肝下区阑尾炎可引起右上腹痛，极少数左下腹阑尾炎会出现左下腹痛。不同类型的阑尾炎其腹痛也有差异，如单纯性阑尾炎呈轻度隐痛，化脓性阑尾炎呈阵发性胀痛或剧痛，坏疽性阑尾炎呈持续性剧烈腹痛，穿孔性阑尾炎因阑尾腔内压力骤降，腹痛可暂时减轻，但并发腹膜炎后，腹痛将持续加剧。

胃肠道症状：早期会出现厌食、恶心、呕吐，但程度较轻；有的患者可能发生腹泻或便秘。盆位阑尾炎者，可出现直肠或膀胱刺激症状。若并发弥漫性腹膜炎，可致麻痹性肠梗阻，出现腹胀、持续性呕吐等。

全身症状：早期乏力。当阑尾化脓、坏死时，体温可升至38℃~39℃。阑尾穿孔并发腹膜炎时，患者可出现寒战、高热，体温达 39℃以上。如发生门静脉炎，可出现寒战、高热和轻度黄疸。

（2）体征：右下腹压痛是急性阑尾炎最常见的重要体征。压痛点通常在麦氏（McBumey）点（右髂前上棘至脐连线的中外 1/3 交界处），可随阑尾位置的变异而改变，但压痛点始终在一个固定的位置上。炎症扩散至阑尾以外时，压痛范围也将随之扩大，但是以阑尾部位压痛最为明显。

腹膜刺激征：炎症波及壁腹膜时，可出现腹肌紧张、反跳痛、肠鸣音减弱或消失等，常提示阑尾炎症加重，出现化脓、坏疽或穿孔等病理改变。但是，在小儿、老年、孕妇、肥胖、虚弱或盲肠后位阑尾炎时，腹膜刺激征可不明显。

右下腹包块：如体检发现右下腹饱满，触及一压痛性包块，边界不清，固定，应考虑阑尾周围脓肿。

其他体征：①结肠充气试验：一手压住左下腹部降结肠，另一手挤压近侧结肠，结肠内积气可传至盲肠和阑尾部位，若出现右下腹疼痛即为阳性。②闭孔内肌试验：患者取仰卧位，右侧屈髋、屈膝 90°，然后将右股向内旋转，引起右下腹疼痛即为阳性，提示阑尾位置较低，靠近闭孔内肌；③腰大肌试验：患者左侧卧位，使右侧大腿后伸，引起右下腹疼痛为阳性，说明阑尾在腰大肌前方，盲肠后位或腹膜后位。④直肠指诊：当阑尾位于盆腔或炎症已波及盆腔时，直肠指诊直肠右前方有触痛；阑尾穿孔时，直肠前壁压痛广泛；形成阑尾周围脓肿时，有时可触及痛性肿块。

2. 特殊类型的急性阑尾炎

（1）新生儿急性阑尾炎：很少见，早期的临床表现无特殊性，仅有厌食、呕吐、腹泻和脱水等，发热及白细胞计数升高均不明显，再加上新生儿不能提供病史，术前往往难以早期确诊，穿孔率可高达80%，死亡率也很高。

（2）小儿急性阑尾炎：是小儿常见的外科急腹症。小儿大网膜发育不全，不能起到足够的保护作用，加之患儿往往不能清楚地提供病史，故误诊率高、穿孔率高、死亡率高，应重视。其临床特点：①病情发展较快且较重，早期即出现高热、呕吐等症状。②右下腹体征不典型，但有局部压痛和肌紧张，是小儿阑尾炎的重要体征。③穿孔率可达30%。

（3）老年人急性阑尾炎：因为老年人对疼痛感觉迟钝，腹肌防御功能减退，所以主诉不强烈，体征不典型，临床表现轻，但病理改变重，体温和白细胞升高均不明显，易延误诊断和治疗。此外，老年人还多并发心血管系统疾病、糖尿病等，使病情更复杂和严重。

（4）妊娠期急性阑尾炎：较常见。阑尾位置随妊娠的发展而有所改变。随着妊娠发展，盲肠和阑尾被增大的子宫推挤向右上腹移位，压痛位置也随之上移。若阑尾被子宫覆盖，右腰部疼痛重于腹部，压痛点也转至右腹外侧或腰部。胀大的子宫将腹前壁推向前与炎症阑尾分开，使得局部反跳痛和腹肌紧张均不明显。大网膜难以包裹炎症阑尾，腹膜炎不易局限而在上腹部扩散。阑尾炎症可波及子宫浆膜，刺激子宫收缩，严重时可以导致流产和早产，也可导致胎儿缺氧而死亡。

（5）HIV感染患者：其症状和体征与免疫功能正常者相似，但是不典型，白细胞计数不高，常被延误诊断和治疗，穿孔率较高。

3. 慢性阑尾炎

既往常有急性阑尾炎发作病史。经常有右下腹疼痛，剧烈活动、饮食不洁等可诱发急性发作。重要的体征是阑尾部位的局限性压痛，这种压痛经常存在，位置也较固定；部分患者可在右下腹扪及阑尾条索。X线钡剂灌肠透视检查，可见阑尾不充盈或充盈不全，阑尾腔不规则，72小时后腔内仍有钡剂残留。

（四）实验室及其他检查

1. 实验室检查

大多数患者的白细胞计数及中性粒细胞比例增高，但新生儿、老年人、HIV感染者的白细胞计数不升高或升高不明显。尿常规一般无阳性发现，少数盲肠后位阑尾炎患者尿中可出现少量红细胞和白细胞。

2. 影像学检查

（1）B超检查：可显示肿大的阑尾或脓肿。目前已被公认为急性阑尾炎诊断中的一项有价值的方法，同时在鉴别诊断中也起着重要作用。

（2）腹部X线摄片检查：可见盲肠扩张和气液平面，偶尔可见钙化的粪石和异物影，可帮助诊断。

（五）诊断要点

若患者出现转移性右下腹痛或右下腹痛、阑尾部位压痛和白细胞数增多，一般即可做出诊断。对于不典型的患者还须配合其他诊断手段，如B超、腹部X线平片、腹腔镜检查做进一步确定，注意与其他急腹症的鉴别诊断。

（六）治疗要点

绝大多数急性阑尾炎一旦确诊，应早期施行阑尾切除术。部分成人急性单纯性阑尾炎可以经非手术治疗而痊愈。

1. 手术治疗

阑尾切除术可用传统的开腹方法，也可用腹腔镜做阑尾切除。手术方式需根据阑尾炎的不同病理类型而定。

（1）急性单纯性阑尾炎：行阑尾切除术，切口Ⅰ期缝合。

（2）急性化脓性或坏疽性阑尾炎：行阑尾切除术，若腹腔内有脓液，应仔细清除，酌情放置腹腔引流。

（3）急性穿孔性阑尾炎：切除阑尾后，清除腹腔脓液或冲洗腹腔，根据情况放置腹腔引流。

（4）阑尾周围脓肿：阑尾脓肿尚未破溃时，按急性化脓性阑尾炎处理；对已形成阑尾周围脓肿者，若病情较稳定，宜应用抗生素治疗或联合中药治疗，以促进脓肿吸收消退。待肿块缩小局限，体温正常3个月后再行手术切除阑尾；若无局限趋势，应行脓肿切开引流手术，术后继续运用抗生素治疗，待伤口痊愈 3 个月后再做 II 期阑尾切除术。

（5）慢性阑尾炎：诊断明确后行阑尾切除术。

2. 非手术治疗

也可用做术前准备，适用于诊断不甚明确、症状较轻者。主要治疗措施包括禁食、补液、应用抗生素控制感染，中药以清热、解毒、化瘀为主。

二、护理评估

（一）健康史

了解有无暴饮暴食、过度疲劳等诱因，有无急性肠炎等。

（二）身体状况

1. 腹痛

急性阑尾炎的典型症状是转移性右下腹痛。因初期炎症仅局限于黏膜和黏膜下层，由内脏神经反射引起脐周或上腹痛，范围弥散。数小时后炎症波及壁腹膜，刺激了躯体神经，此时疼痛转移并固定于右下腹部。少数病例开始即出现右下腹疼痛。

2. 消化道症状

发病早期有轻度厌食、恶心、呕吐等症状，部分患者可有腹泻或便秘等。

3. 全身症状

急性单纯性阑尾炎，体温多在 38℃ 以下，乏力、头痛等全身症状轻，炎症较重时可出现体温升高、脉率增快等全身中毒症状；阑尾穿孔时体温可达 39℃ 以上，如发生门静脉炎可出现寒战、高热和轻度黄疸。

4. 体征

急性阑尾炎最重要的体征是右下腹固定压痛，压痛点常在麦氏点，即右髂前上棘与脐连线的中外 1/3 交界处。压痛点可随阑尾位置的变异而改变，但压痛点始终在右下腹一个固定的位置上。结肠充气试验、腰大肌试验、闭孔内肌试验、直肠指诊，可作为辅助诊断的依据。结肠充气试验：患者仰卧位，先用一手压住左下腹结肠区，再用另一手反复按压其上端，结肠内积气可传至盲肠和阑尾，引起患者右下腹疼痛为试验阳性。

（三）心理 – 社会状况

本病起病急，患者及家属易焦虑。

（四）辅助检查

1. 实验室检查

多数患者血常规检查示白细胞计数和中性粒细胞比例升高。

2. B 超检查

可显示阑尾肿大或阑尾周围脓肿。

（五）治疗要点

急性阑尾炎首选手术治疗。非手术治疗仅适用于早期单纯性阑尾炎或有手术禁忌证者，包括禁食、补液、应用抗生素治疗等。阑尾周围脓肿先应用抗生素控制症状，一般 3 个月后行手术切除阑尾。

三、护理诊断

（1）急性腹痛与阑尾炎症刺激、手术创伤有关。

（2）体温过高与阑尾化脓感染有关。

（3）潜在并发症有切口感染、腹腔内出血、腹腔脓肿、粘连性肠梗阻、肠瘘。

四、观察要点

（1）生命体征及全身情况。

（2）观察腹部体征及症状。

（3）观察切口敷料渗血、渗液情况。

五、护理要点

（一）术前护理

1. 疼痛护理

（1）评估腹痛的情况：包括腹痛的部位、性质、程度、持续时间等。非手术治疗期间，应注意倾听患者的主诉，密切观察生命体征和腹部体征，全面收集患者的主、客观资料，及时发现有无阑尾坏疽或穿孔。一旦发生，需紧急手术治疗。

（2）减轻疼痛：①协助患者取合适的体位：多采取半坐卧位或斜坡卧位，以减轻腹壁张力，并有利于炎症局限；也可帮助患者取右膝屈曲的姿势，松弛腹肌，减轻疼痛。②禁食，必要时遵医嘱给予胃肠减压，以减轻腹胀和腹痛。③药物止痛：对诊断明确、疼痛剧烈的患者，可遵医嘱给予解痉或止痛剂，以缓解疼痛。④控制感染：遵医嘱给予足量有效的抗生素，控制感染，减少炎性渗出和对腹膜的刺激，从而减轻疼痛。⑤其他：指导患者放松技巧。

2. 心理护理

术前患者常因担心手术、预后等，而出现紧张、不安、焦虑，甚至恐惧等心理问题。护士应多与患者及家属沟通，了解他们对疾病、治疗（尤其是对手术）的认识和态度，鼓励患者及家属表达内心的担忧和疑虑。根据患者的年龄、职业、文化程度等，耐心地结合其病情讲解有关疾病治疗的知识，重点是与手术相关的事项，如术前准备、手术的大致过程、麻醉方式、术后注意事项等，以争取患者的主动配合，保证手术的顺利进行。护士严谨的工作态度和娴熟的技术操作，会增加患者对疾病治疗的安全感和信心。

3. 术前准备

包括常规检验、手术区皮肤的准备、预防性应用抗生素等。对老年患者要特别注意检查心、肺、肾等脏器功能。如果已有脱水或中毒现象存在，应立即补液。禁服泻药或灌肠，以免肠蠕动加快，肠内压增高，导致阑尾穿孔。

（二）术后护理

1. 术后评估

主要内容包括：患者接受手术，麻醉方式，手术与麻醉是否顺利，患者的意识状况、生命体征，伤口情况，有无安置引流管，术后心理状态。

2. 病情观察

观察生命体征，每小时测体温、血压、脉搏一次，直至平稳。

3. 术后体位

术后6~8小时，患者神志清楚，血压平稳后，可采用半坐卧位，利于呼吸和引流。

4. 疼痛护理

注意倾听患者的主诉，评估患者术后疼痛程度。告诉患者术后24小时内疼痛较明显，24小时后会逐渐减轻，这是正常现象，不必紧张。可遵医嘱给予止痛剂。

5. 伤口、引流管的护理

术后护士应每日观察伤口情况，伤口有无出血、渗血、渗液，有无感染征象，注意保持伤口清洁、干燥，定时更换敷料。如置有引流管，应妥善固定，保持引流管通畅，并严密观察和记录引流液的性状，如有异常情况应及时通知医师处理。

6. 饮食护理

肛门排气后，可进流质饮食，若进食后无不适，第 3 天可进半流饮食，第 6 天可进普食。

7. 术后并发症的观察和护理

（1）出血：阑尾系膜的结扎线松脱可引起腹腔内大出血，表现为腹痛、腹胀、出血性休克等症状，若留有引流管，可从引流管中引流出大量暗红色血性液体。应立即让患者平卧、吸氧，静脉补液，给予精神安慰，并做好输血准备。及时与医师联系，及时手术止血。

（2）切口感染：是阑尾炎术后最常见的并发症，在急性化脓性或穿孔性阑尾炎中多见，表现为术后 2~3 天体温升高或下降后又升高，切口胀痛或跳痛，局部红肿、有压痛。应及时通知医师，及时处理。

（3）腹腔脓肿：阑尾切除后并发腹腔脓肿的发生率不高，多见于阑尾炎症严重，并发穿孔，尤其是穿孔后引起弥漫性腹膜炎的患者。腹腔脓肿常见于膈下、盆腔及肠间。一旦确诊，应积极行手术引流或穿刺引流，同时加强抗感染治疗。

（4）粘连性肠梗阻：也是阑尾切除术后较常见的并发症。与局部炎症、手术损伤、术后卧床等多种原因有关。典型表现为腹痛，腹胀，呕吐，停止排便、排气。术后鼓励患者早期离床活动，可适当预防此并发症的发生。

（5）粪瘘：很少见。原因有多种，如阑尾残端结扎线脱落、盲肠壁损伤或盲肠原为结核或癌肿等。粪瘘发生时，如已局限，不致发生弥漫性腹膜炎，类似阑尾周围脓肿的临床表现。应用非手术治疗后大多可闭合自愈。经久不愈时，可再次手术切除瘘管。

六、健康教育

（1）养成健康的生活习惯，避免暴饮暴食，注意饮食卫生。

（2）合理安排休息活动，保持精神愉快，促进康复。

（3)指导患者及家属学会疾病的基本保健知识预防并发症的发生,如有不适,应及时返院。

第五节 肠梗阻护理

一、疾病概述

肠道内容物向远端运行发生病理性障碍，称为肠梗阻。肠梗阻需要及时处理，以绞窄性肠梗阻为例，若得到早期手术治疗，其病死率为8%，若治疗不及时，其病死率可达20%~75%。

（一）病因和分类

临床上常按肠梗阻发生的基本病因分为以下三类。

1. 机械性肠梗阻

临床最常见，指机械性因素引起的肠腔狭窄或完全堵塞。主要原因有：①肠腔堵塞，如结石、粪块、寄生虫及异物等；②肠管受压，如粘连带压迫，肠管扭转或肿瘤压迫等；③肠壁病变，如肠肿瘤、先天性肠道闭锁等。

2. 动力性肠梗阻

是神经反射或毒素刺激造成的肠壁功能紊乱，使肠蠕动丧失或肠管痉挛，但无器质性肠管狭窄。可分为：①麻痹性肠梗阻，较常见，见于弥漫性腹膜炎后期、腹内手术后早期、低钾血症等；②痉挛性肠梗阻，见于肠道功能紊乱和慢性铅中毒。

3. 血运性肠梗阻

较少见，指肠系膜血管受压、栓塞或血栓形成，肠管血运障碍，继而肠管失去蠕动能力，可迅速发生肠坏死。

（二）病理生理

肠梗阻发生后，肠管局部和全身将出现一系列复杂的病理生理变化。

1. 肠管局部病理生理变化

各类型梗阻的病理变化不完全一致。随病情发展，其基本过程包括肠蠕动增强、肠腔扩张、肠腔内积气和积液、肠壁充血水肿，血运障碍。肠梗阻初期，梗阻以上肠段蠕动增强，以克服阻力，推动肠内容物通过梗阻部位；肠腔内因大量积气和积液而膨胀。梗阻时间越长、部位越低，肠膨胀越显著。梗阻以下肠管则空虚、瘪陷或仅存少量粪便。肠管膨胀又可影响肠壁的微循环，抑制肠液的吸收，从而加剧积气、积液。急性完全性肠梗阻时，肠腔迅速膨胀，肠壁变薄，肠腔内压力不断升高，到一定程度可使肠壁血运障碍。最初主要表现为静脉回流受阻，肠壁肿胀、充血，失去正常光泽，呈暗红色。由于组织缺氧，毛细血管的通透性增加，肠壁上出现散在的出血点，并有血性渗出液渗入腹腔和肠腔。随着血运障碍的发展，继而出现动脉血运受阻，肠壁失去活力，呈紫黑色；腹腔内出现带有粪臭的渗出物；最后，肠管可因缺血坏死而穿孔。

慢性不完全性肠梗阻，梗阻以上肠腔扩张，肠壁呈代偿性肥厚，多无血运障碍。痉挛性肠梗阻多为暂时性，肠管无明显病理变化。

2. 全身性病理生理变化

主要由于体液丧失、肠膨胀、毒素的吸收和感染所致。

（1）水电解质、酸碱平衡失调：是肠梗阻很重要的病理生理变化。肠梗阻发生后，由于不能进食及频繁呕吐，胃肠液大量丢失，使水分及电解质大量丢失，尤以高位肠梗阻为甚。低位性肠梗阻时，消化道分泌的液体不能被吸收而潴留在肠腔内，由于肠管过度膨胀，组织缺氧，毛细血管通透性增加，致使液体自肠壁渗透至肠腔和腹腔，即丢失于第三间隙。高位性肠梗阻患者因严重呕吐丢失大量的胃酸和氯离子而导致代谢性碱中毒。低位性肠梗阻时，丢失的钠、钾离子多于氯离子，以及在脱水和缺氧的状况下，酸性代谢产物剧增而引起代谢性酸中毒。严重的缺钾可加重肠膨胀，并可引起肌无力及心律失常。

（2）感染和中毒：在梗阻以上的肠腔内细菌大量繁殖并产生多种毒素，由于肠壁血运障碍致通透性增加或失去活力，肠道细菌移位以及细菌和毒素渗透至腹腔内引起严重的感染和中毒。

（3）呼吸和循环功能障碍：肠腔大量积气、积液引起腹内压升高，膈肌上升，影响肺通气和换气功能，同时阻碍了下腔静脉血的回流，而致呼吸、循环功能障碍。

（三）临床表现

不同类型肠梗阻可有不同的临床表现，其共同表现是腹痛、呕吐、腹胀及停止排便、排气。

1.症状

（1）腹痛：单纯性机械性肠梗阻由于梗阻部位以上肠管剧烈蠕动，表现为阵发性绞痛，疼痛多在腹中部，也可偏于梗阻所在的部位。疼痛发作时，患者自觉腹内有"气块"窜动，并受阻于某一部位，此刻绞痛最为剧烈。如果腹痛间歇期缩短并成为剧烈的持续性腹痛时，应考虑可能是绞窄性肠梗阻的表现。麻痹性肠梗阻时，多为全腹持续性胀痛；肠扭转所致闭袢性肠梗阻，多为突发性腹部持续性绞痛伴阵发性加剧；而肠蛔虫堵塞多为不完全性，以阵发性脐周腹痛为主。

（2）呕吐：根据梗阻部位的不同，呕吐出现的时间和性质不同。在肠梗阻早期，呕吐呈反射性，呕吐物为胃液和食物。高位肠梗阻时，呕吐出现的早且频繁，呕吐物主要为胃液、十二指肠液和胆汁；低位肠梗阻呕吐出现较迟而少，呕吐物常为带臭味的粪汁样物。绞窄性肠梗阻呕吐物为血性或棕褐色液体。麻痹性肠梗阻时呕吐呈溢出性。

（3）腹胀：腹胀发生时间一般较晚，其程度与梗阻部位有关。高位肠梗阻由于呕吐频繁，腹胀不明显；低位肠梗阻和麻痹性肠梗阻腹胀明显，遍及全腹。闭袢性肠梗阻患者腹胀多不对称。

（4）停止排便排气：完全性肠梗阻者多停止排便排气，但在梗阻早期，尤其是高位肠梗阻，梗阻以下肠腔内仍残存粪便及气体，可自行或在灌肠后排出，故早期有少量排便时，并不能排除肠梗阻。不完全性肠梗阻，可有多次少量排便、排气。绞窄性肠梗阻可排血性黏液样便。

2.体征

（1）腹部：①视诊：单纯性机械性肠梗阻可见腹胀、肠型和异常蠕动波；肠扭转等闭袢性肠梗阻时腹胀多不对称；麻痹性肠梗阻则腹胀均匀。②触诊：单纯性肠梗阻因肠管膨胀，可有轻度压痛，但无腹膜刺激征；绞窄性肠梗阻时有腹膜刺激征，压痛固定；蛔虫性肠梗阻常在腹中部触及条索状团块。③叩诊：麻痹性肠梗阻全腹呈鼓音；绞窄性肠梗阻腹腔有渗液时，可出现移动性浊音。④听诊：机械性肠梗阻者肠鸣音亢进，有气过水音或金属音；麻痹性肠梗者肠鸣音减弱或消失。

（2）全身：肠梗阻晚期或绞窄性肠梗阻患者由于体液丢失，可出现皮肤弹性差、眼窝凹陷、尿少等明显的脱水征，或出现脉搏细弱、面色苍白、四肢发凉、血压下降和心律失常等中毒性休克征象。

（四）实验室及其他检查

1. 实验室检查

肠梗阻后期，因脱水和血液浓缩而出现血红蛋白、血细胞比容及尿比重升高。白细胞计数和中性粒细胞比例增加多见于绞窄性肠梗阻。并发电解质酸碱失衡时，可有血气分析、血清电解质、血尿素氮及肌酐值的变化。呕吐物和粪便检查见大量红细胞或潜血试验阳性时，应考虑肠管有血运障碍。

2. X 线检查

一般在肠梗阻发生 4~6 小时，腹部立位或侧卧位透视或摄片可见多个气液平面和胀气肠袢；空肠梗阻时，空肠黏膜的环状皱襞可显示"鱼肋骨刺"状；蛔虫堵塞者，可见肠腔内成团的蛔虫体阴影；肠扭转时，可见孤立、突出的胀大肠袢，其位置不随时间而改变。

（五）诊断要点

1. 症状、体征

根据腹痛、呕吐、腹胀、肛门停止排便排气四大症状，和腹部可见肠型或蠕动波，肠鸣音亢进等，一般可做出诊断。

2. 腹部 X 线检查

可见扩张的胀气肠袢、气液平面。

（六）治疗要点

肠梗阻的治疗原则是解除梗阻和纠正因肠梗阻所引起的全身生理紊乱。

1. 基础治疗

（1）胃肠减压：是治疗肠梗阻的重要方法之一。通过胃肠减压，吸出肠腔内的气体和液体，可以减轻腹胀，降低肠管内的压力，减少肠腔内的细菌和毒素的吸收，改善肠壁血液循环、局部病变和全身状况。

（2）纠正水电解质及酸碱失衡：补充液体的量与种类须根据呕吐情况、缺水体征、血液浓缩程度、尿排出量和比重，并结合血清电解质、血气分析监测结果而定。单纯性肠梗阻晚期和绞窄性肠梗阻，由于部分血液及血浆丢失于第三间隙，应适当输注血浆、全血或血浆代用品，以补充丧失至肠腔或腹腔的血浆或血液。

（3）防治感染和中毒：使用针对肠道细菌的抗生素防治感染，减少毒素的吸收。

2. 解除梗阻

可分为非手术治疗和手术治疗两大类。

（1）非手术治疗：适用于单纯粘连性（特别是不完全性）肠梗阻、麻痹性或痉挛性肠梗阻、蛔虫或粪块堵塞引起的肠梗阻、肠结核等炎症引起的不完全性肠梗阻。在治疗期间，必须严密观察病情，如果病情不见好转或反有加重，应行手术治疗。

（2）手术治疗：适应于绞窄性肠梗阻、肿瘤以及对非手术治疗不能缓解的肠梗阻患者。手术的原则和目的，是在最短手术时间内、运用最简单的方法解除梗阻或恢复肠腔的通畅。手术方法包括粘连松解术、肠切开取异物、肠切除吻合术、肠扭转或肠套叠复位术、肠造口术等。

二、护理评估

（一）健康史

重点评估患者的健康史中有无易引起肠梗阻的危险因素，如腹部手术、疝气、肿瘤、放射性治疗史、克罗恩病、溃疡性结肠炎、胆石症等。

（二）临床表现

肠梗阻的临床表现差异很大，取决于梗阻发生的部位，一般包括腹痛、呕吐、腹胀、停止自肛门排气排便。

1. 腹痛

机械性肠梗阻时，表现为阵发性绞痛，疼痛多在中腹部，有时可见肠型和蠕动波。听诊时可闻及连续高亢的肠鸣音。非机械性肠梗阻时，疼痛为持续性胀痛或不适，而非绞痛，听诊肠鸣音减弱或消失。

2. 呕吐

呕吐物的性质根据梗阻部位的不同而不同。高位肠梗阻时，呕吐出现早而频繁，呕吐物主要为胃和十二指肠内容物；低位肠梗阻时呕吐出现迟而少，呕吐物可呈粪样；结肠梗阻时，到晚期才出现呕吐；麻痹性肠梗阻时，呕吐多呈溢出性。

3. 腹胀

高位肠梗阻时腹胀不明显，低位肠梗阻及麻痹性肠梗阻时腹胀显著。

4. 停止自肛门排气排便

完全性肠梗阻的患者多有此症状。

5. 其他

除了腹部和胃肠道的表现外，患者还会出现水电解质失衡。患者出现呼吸心搏加快、血压下降、尿量减少时，常提示患者出现低血容量性休克。

（三）辅助检查

1. X线检查

立位或侧卧位拍片，可见气胀肠袢和多数液平面。腹部X线若见到横膈下出现游离气体提示有肠穿孔。钡灌肠检查可以显示大肠梗阻的部位，但疑似有肠穿孔者禁用。

2. 实验室检查

（1）白细胞计数：由于缺水、血液浓缩，白细胞计数可轻度增高。白细胞计数明显升高见于绞窄性肠梗阻和肠穿孔。

（2）血红蛋白和血细胞比容：缺水和血液浓缩可导致下降。

（3）血浆渗透压、电解质和动脉血气分析：可了解酸碱失衡、电解质紊乱和肾功能的状况。

（4）大便潜血：大便潜血阳性时考虑肠管有血运障碍。

（四）心理社会评估

评估患者对肠梗阻的恐惧程度。剧烈腹痛、腹胀、呕吐等突然出现的梗阻表现可使患者感到恐惧。护理人员应允许患者表达恐惧和提问，并及时告知患者检查结果和治疗计划。

三、观察要点

（1）生命体征及全身情况。

（2）观察腹部体征，腹痛的情况。

（3）肛门排气、排便情况。

（4）术后并发症。

四、护理问题

（1）疼痛与肠梗阻本身有关。

（2）有体液不足的危险与呕吐、禁食、胃肠减压等有关。

（3）缺乏相关疾病知识。

（4）潜在并发症有肠坏死、腹腔感染、休克。

五、计划与实施

针对肠梗阻患者，总的护理目标是减轻或解除梗阻不适症状，恢复正常的水电解质平衡，保证营养，协助患者理解疾病过程和预防并发症。肠梗阻的治疗原则是纠正因肠梗阻所引起的全身性生理紊乱和解除梗阻。不完全梗阻和非绞窄性梗阻选择非手术治疗。

1. 胃肠减压的护理

胃肠减压是通过负压吸引出胃肠内的液体和气体，减轻腹胀，使肠道压力降低；同时可减少肠腔内细菌和毒素，改善肠壁血液循环。胃肠减压的护理如下。

（1）评估患者鼻胃管的位置、通畅性和引流量，每4小时1次；每天评估插管部位皮肤的完整性，测量腹围。听诊肠鸣音时，应断开负压吸引，以评估患者肠蠕动情况。了解患者排气排便状况。

（2）做好口腔护理。呕吐后患者口腔内会有异味，有时为粪便味，常使患者感到不适；留置鼻胃管的患者，由于用口呼吸，口腔和唇会干燥。护理人员应该鼓励和协助患者刷牙、漱口、饮水，润滑口唇，防止干裂。

（3）检查患者的鼻部有无由于鼻胃管引起的刺激症状，每天应用水溶性润滑剂清洁湿润鼻部。

（4）评估胃肠减压是否有效。如鼻胃管位置、引流量、鼻胃管有无堵塞，患者有无恶心、呕吐、腹胀加重，每4小时用30ml生理盐水冲洗并保持胃管通畅。

（5）肠蠕动恢复后，才能拔除胃管。拔管前可先定期夹闭胃管，评估夹管期间残余引流物的量和性质。

2. 保持胃肠道组织灌注充足

（1）禁食进食或饮水会加重腹胀和肠局部出血，故排除肠穿孔的可能或疾病经治愈后方能进食进水。

（2）监测生命体征，评估皮肤颜色，以便早期发现血容量不足或休克。体温升高是肠穿孔的早期表现。

（3）监测每小时出入液量，每小时尿量小于30ml时应及时通知医生。

（4）评估患者的疼痛，患者疼痛强度增加、频率加快是肠坏死或穿孔的表现。

（5）保持有效胃肠减压。

3. 手术治疗的护理

完全机械性肠梗阻、绞窄性肠梗阻以及非手术治疗 24 小时无效的患者，均需手术治疗。手术方式取决于梗阻的原因和部位，如肠切除肠吻合术、肠造瘘、肠粘连松解术等。术前护理包括：病情观察，胃肠减压，纠正水电解质和酸碱平衡紊乱，应用抗生素防治感染和中毒，在明确诊断的前提下酌情使用止痛剂等。术后护理同一般开腹手术。

4. 疼痛护理

（1）评估疼痛的性质和部位。疼痛明显加重或腹痛由间歇性转为持续性，常提示肠穿孔或腹膜炎。

（2）未明确诊断前不要给予止痛剂，避免掩盖症状。

（3）协助患者采取舒适体位。变换体位可促进肠蠕动，维持正常呼吸形态。

（4）保持环境安静，减少探视，指导患者分散注意力。

5. 保持水、电解质平衡

（1）监测患者生命体征、皮肤黏膜颜色、肺动脉压、心排血量、中心静脉压等，每小时一次。

（2）监测每小时尿量，2~4 小时监测胃管引流量。

（3）严格监测记录出入液量，包括所有呕吐物和引流液。

（4）遵医嘱补充血容量。

（5）因为液体丢失，肠梗阻患者会出现口渴，给予患者口腔护理，保持黏膜湿润。

（6）患者情况发生变化时通知医生。

6. 改善肺部扩张和气体交换

（1）评估患者的呼吸频率和肺部呼吸音，每 2~4 小时一次。

（2）监测动脉血气结果，以了解患者有无呼吸性碱中毒或酸中毒。

（3）抬高床头 30°。抬高床头可降低腹压，使患者呼吸较为轻松。

（4）术后患者咳嗽时，应协助患者按压伤口。

（5）保持胃肠减压通畅，防止进一步腹胀或呕吐。

（6）协助患者使用呼吸功能锻炼器，锻炼肺功能。

7. 健康教育

急性期护理人员可及时帮助患者了解病情、辅助检查和治疗方法。向患者解释胃肠减压的作用。对于需手术治疗的患者，可在术前指导患者减轻疼痛、有效咳嗽、改善呼吸和活动的方法。术后，护理人员可指导患者伤口护理以及活动方面应注意的问题。如果患者有暂时性肠造口，应指导其及家属造口护理方面的知识。出院前告诉患者若出现腹痛、腹胀，恶心、呕吐等不适，应及时就医。由于大便秘结而引起机械性肠梗阻的患者，尤其是老年人，指导多进食高纤维素饮食，增加锻炼，多饮水等。

（1）疾病预防指导：告诉患者注意饮食卫生，防止肠道感染；进食营养丰富、易消化吸收的食物；避免暴饮暴食及饭后剧烈运动，保持大便通畅；反复发生粘连性肠梗阻的患者少食粗纤维食物。

（2）生活指导：保持心情愉悦，每天进行适量体育锻炼。

六、护理评价

对肠梗阻患者的护理评价时，了解患者是否恢复水电解质平衡，表现为身体评估无异常发现，出入液量和实验室检查结果正常，无腹胀，肠鸣音正常，能够叙述对疾病和潜在并发症的理解。

第九章　肺部疾病护理

第一节　肺炎护理

肺炎是一种常见的、多发的感染性疾病，是指肺泡腔和间质组织的肺实质感染。

一、疾病概述

（一）分类

1. 按感染来源分类

（1）细菌性肺炎：占成人各类病原体肺炎的 80%，其重要特点是临床表现多样化、病原谱多元化、耐药菌株不断增加。

（2）真菌性肺炎：真菌引起的疾病是真菌病，肺部真菌病占内脏深部真菌感染的 60% 以上，大多数为条件致病性真菌，以念珠菌和曲霉菌最为常见。

（3）非典型肺炎是指由支原体、衣原体、军团菌、立克次体、腺病毒以及其他一些不明微生物引起的肺炎。

2. 按获病方式分类

（1）医院获得性肺炎（HAP）亦称院内肺炎（NP），是指患者入院时不存在、也不处在感染的潜伏期，入院 48 小时后在医院内发生的肺炎。

（2）社区获得性肺炎（CAP）又称院外肺炎，是指在医院外罹患的感染性肺实质炎症，包括有明确潜伏期的病原体感染而在入院后于平均潜伏期内发病的肺炎。

3. 按解剖部位分类

可分为大叶性肺炎、小叶性肺炎和间质性肺炎。

（二）临床表现

1. 症状和体征

肺炎因病因不同，起病急缓，痰液性质，有无并发症（末梢循环衰竭、胸膜炎或脓胸、菌血症等）等可有不同，但其有很多共同的表现。

2. 典型的症状和体征

金葡菌肺炎为黄色脓性痰，肺炎链球菌肺炎为铁锈色痰常伴口唇单纯疱疹，肺炎杆菌肺炎为砖红色胶冻样黏痰，铜绿假单胞菌肺炎呈淡绿色痰，厌氧菌感染常伴臭味。

3. 病理分期

肺炎病理分期有充血期、实变期（红色肝变期、灰色肝变期）、消散期。

4. 辅助检查

（1）血常规：白细胞总数和中性粒细胞多有升高，伴或不伴核左移，部分可见中毒颗粒。支气管肺泡灌洗液定量培养和保护性毛刷定量培养可诊断。

（2）痰培养：痰细菌培养结合纤支镜取标本检查，诊断的敏感性和特异性较高。必要时，做血液、胸腔积液细菌培养可明确诊断。真菌培养为诊断真菌感染的标准。

（3）血清学检查：对于衣原体感染、军团菌肺炎等进行补体结合试验、免疫荧光素标记抗体检查可协助诊断。

（4）胸部 X 线：可显示新出现或进展性肺部浸润性病变。肺部病变表现多样化，早期间质性肺炎，肺部显示纹理增加及网织状阴影，后发展为斑点片状或均匀的模糊阴影，有延长至 4~6 周者。

（三）诊断

首先应该把肺炎与上呼吸道感染和下呼吸道感染区别开来。呼吸道感染虽然有咳嗽、咳痰、发热等症状，各有特点，但上呼吸道感染无肺实质浸润，胸部 X 线检查可鉴别。其次要把肺炎与其他类似肺炎的疾病区别开来，如肺结核、急性肺脓肿、肺血栓栓塞等。

（四）治疗原则

细菌性肺炎治疗主要选择敏感抗菌药物及对症支持治疗。真菌性肺炎的治疗目前尚无很理想的药物，临床所见真菌肺炎常继发于大量广谱抗生素、肾上腺皮质激素、免疫抑制药等的应用，也可因体内留置导管而诱发。因此，此病的预防比治疗更为重要。

1. 一般治疗

去除诱发因素，治疗基础疾病，调整免疫功能。

2. 对症治疗

加强营养支持，进食高能量、富含维生素、易消化的饮食；补充液体，维持水电解质、酸碱平衡。合并休克患者，应注意保证有效血容量，应用血管活性药物及正性心力药物。

3. 抗生素治疗

遵循大剂量、联合、静脉应用抗生素原则。

（1）轻至中度肺炎：常见病原菌为肠杆菌科细菌、流感嗜血杆菌、肺炎链球菌、甲氧西林敏感金葡菌（MSSA）。抗生素治疗可选择：①第2代及不具有抗假单胞菌活性的第3代头孢菌素（头孢噻肟、头孢曲松等）。②β内酰胺类和β内酰胺酶抑制药（如氨苄西林和舒巴坦）。③氟喹诺酮类（环丙沙星、诺氟沙星）或克林霉素联合大环内酯类。

（2）重症肺炎：常见病原菌为铜绿假单胞菌、耐药金黄色葡萄球菌（MRSA）、不动杆菌、肠杆菌属细菌、厌氧菌。抗生素治疗可选用喹诺酮类或氨基糖苷类联合下列药物之一：①抗假单胞菌β内酰胺类，如头孢他啶、头孢哌酮、哌拉西林、替卡西林、美洛西林等。②广谱β内酰胺类和β内酰胺酶抑制药（克拉维酸、头孢哌酮、柏拉西林和他唑巴坦）配伍。③碳青霉烯类（如亚胺培南）。④必要时联合万古霉素（针对MRSA）。⑤当估计真菌感染可能性大时应选用有效抗真菌药物。

4. 抗真菌药物治疗

抗真菌药物具有较强的肝肾毒性，必须谨慎选择用药时机和药物类型。

二、护理评估

（一）致病因素

肺炎球菌为革兰染色阳性球菌，多成双排列或短链排列，菌体外有荚膜，其致病原因主要是荚膜对肺组织的侵袭力。肺炎球菌为上呼吸道的正常菌群，当机体呼吸道局部防御功能下降、全身免疫力低下时才致病。常见诱因有受凉、淋雨、疲劳、醉酒及大手术，以及慢性阻塞性肺疾病、糖尿病、肿瘤、心力衰竭等慢性基础疾病，长期应用免疫抑制药及长期吸烟均可成为诱发的因素。

典型的病理改变可分为四期：充血期、红色肝变期、灰色肝变期、消散期。

（二）身体状况

1. 全身症状

起病多急骤，先有寒战，继之高热。体温可高达 39℃~41℃，呈稽留热型。此外，可有头痛、全身不适、食欲缺乏。

2. 呼吸系统症状

（1）咳嗽、咳痰：早期有干咳，可有少量黏液痰，以后咳黏液脓性痰，典型者咳铁锈色痰或痰中带血。

（2）胸痛：多发生于患侧，是炎症累及壁层胸膜所致，咳嗽、深呼吸时加剧。

（3）呼吸困难：病变范围较广，可出现呼吸困难和发绀。

3. 体征

急性病容、呼吸浅快、鼻翼翕动、口唇可有单纯疱疹。典型者可有肺实变体征，患侧呼吸运动减弱、触诊语颤增强、叩诊浊音，病变处可闻及支气管呼吸音及湿啰音，累及胸膜时可闻及胸膜摩擦音。

4. 中毒性（休克型）肺炎

肺炎出现感染性休克称休克型肺炎或者中毒性肺炎。临床表现为血压突然下降，多在 80/60mmHg 以下，烦躁不安、嗜睡、意识模糊，面色苍白、四肢厥冷、脉搏细速、唇指发绀，少尿或无尿。

（三）心理社会状况

由于起病急骤，短期内高热和全身中毒症状明显，患者及家属思想准备不够，常会出现焦虑不安。当出现休克型肺炎等严重并发症时，常出现紧张、恐惧心理。

（四）实验室及其他检查

1. 血象

白细胞计数升高，可达 $20 \times 10^9/L$~$30 \times 10^9/L$，中性粒细胞百分比达 0.8 以上，

伴核左移或胞质内出现中毒颗粒。

2. 痰液检查

痰涂片及培养，可见成对或呈短链排列的革兰阳性球菌。

3. X 线检查

早期仅见肺纹理增强，典型表现为与肺叶、肺段分布一致的片状均匀致密阴影；病变累及胸膜时，可见肋膈角变钝或少量胸腔积液征象。

三、护理诊断及医护合作性问题

（1）清理呼吸道无效与痰液黏稠而不易咳出有关。

（2）低效型呼吸形态与疾病致肺通气功能障碍有关。

（3）体温过高与感染致病菌有关。

（4）活动无耐力与疾病致体力下降有关。

（5）缺乏肺炎的预防保健知识。

四、治疗及护理措施

（一）治疗要点

1. 抗感染治疗

抗感染治疗是肺炎治疗的最重要环节，一旦诊断确立应立即使用抗生素治疗。抗菌药物标准疗程一般为 14 天，或在热退后 3 天停药，首选青霉素，青霉素过敏者可选用红霉素、林可霉素等。

2. 支持疗法与对症治疗

卧床休息，避免疲劳、醉酒等使病情加重的因素，补充足够热量、蛋白质和维生素的食物，多饮水；尽量不用解热药，避免大量出汗而影响临床诊断，有低氧血症者给予吸氧。

3. 并发症的治疗

一旦出现休克型肺炎，首先应该注意补充血容量；使用适量的血管活性药物；维持收缩压在 90~100mmHg；宜选用 2~3 种广谱抗生素，联合大剂量静脉给药；

纠正酸中毒；病情严重者可考虑使用糖皮质激素，但输液速度不宜过快，防止肺水肿的发生。

（二）护理措施

1. 病情观察

密切观察生命体征和神志、尿量的变化，当出现高热骤降至常温以下，脉搏细速、呼吸浅快、烦躁不安、四肢厥冷、少尿（每小时少于30ml）等休克征象时，应立即报知医师并配合处理。

2. 生活护理

（1）保持环境安静、舒适，维持适宜的温度和湿度。

（2）安置患者有利于呼吸的体位（半卧位或者高枕卧位），以减轻体力和氧的消耗。胸痛患者嘱咐其患侧卧位，以减轻疼痛。

（3）给予高热量、高蛋白、高维生素的易消化流质或者半流质饮食，鼓励患者多饮水，每日饮水量在1500~2000ml，以补充丢失的水分并有利于排痰。

3. 对症护理

（1）高热的护理：患者应卧床休息，寒战时应注意保暖，高热以物理降温为主，大量出汗时应及时更换衣服和被褥，做好口腔和皮肤的护理。

（2）咳嗽、咳痰的护理：指导有效咳嗽，鼓励患者深呼吸；协助翻身及胸部叩击，促进排痰，以保持呼吸道通畅，有利于肺部气体交换；痰液黏稠不易咳出时，给予雾化吸入，应用祛痰药。出现呼吸困难及发绀时予以吸氧。

（3）胸痛的护理：协助患者取患侧卧位，指导患者深呼吸和咳嗽时用手按压患侧胸部以利于限制患侧胸部活动，从而减轻疼痛。必要时可用少量镇静、止痛药。

4. 药物治疗的护理

遵医嘱使用抗生素，注意观察疗效和不良反应。用药前应详细询问过敏史，凡对青霉素类药物过敏者，禁止使用青霉素类药物，并不再做皮肤过敏试验，以免发生意外。有药物过敏或药疹等病史者，应该在病史中及病例卡的显著部位标明禁用此类药物。

5. 心理护理

对焦虑不安的患者做好解释工作，介绍肺炎的相关知识，给予心理支持。

6. 休克型肺炎的护理

（1）安置患者仰卧中凹位，抬高头胸部 20°，抬高下肢约 30°，有利于呼吸和静脉血回流；尽量减少搬动，并注意保暖，但忌用热水袋，以防止血管扩张导致血压下降。

（2）吸氧。给予高流量吸氧，维持 PaO_2 大于 60mmHg。

（3）补充血容量。快速建立静脉通路，首先输注右旋糖酐 40，以补充、维持血容量，降低血液黏稠度，改善微循环，预防 DIC 的发生。输液速度不宜过快，宜在中心静脉压监测下调整滴数，以防止诱发肺水肿。

（4）纠正酸中毒。有明显酸中毒者，可应用 5% 碳酸氢钠静脉滴注。

（5）遵医嘱，正确输注抗菌药物和糖皮质激素，同时给予血管活性药物，以维持收缩压在 90~100mmHg 为宜，保证重要器官的血液供应。

（6）观察补液效果。提示血容量已经补足的证据有口唇红润、肢端变暖、神志渐清、表情安静、脉搏慢而有力、收缩压大于 90mmHg、尿量大于 30ml/h。如果血容量已补充，尿量少于 400ml/d，尿比重少于 1.018，应注意是否有急性肾衰竭的发生。

7. 健康指导

（1）向患者宣传肺炎的基本知识，强调预防的重要性。平时应注意锻炼身体，尤其要加强耐寒锻炼。

（2）增加营养，保证充足的休息时间，以增强机体对感染的抵抗能力。

（3）纠正吸烟等不良习惯，避免受寒、过度疲劳、酗酒等诱发因素。

（4）对老年人及患有慢性病的患者尤应注意气温变化，随时增减衣服，预防上呼吸道感染。

（5）做好用药指导，对老年体弱、免疫功能减退的患者，可注射肺炎球菌免疫疫苗，预防再次感染。

第二节　支气管哮喘护理

支气管哮喘，简称哮喘，是由嗜酸性粒细胞、肥大细胞和 T 淋巴细胞等多种炎性细胞及细胞组分参与的气道慢性炎症性疾病。

这种慢性炎症导致气道反应性增加，通常出现广泛多变的可逆性气流受限，并引起反复发作的喘息、气急、胸闷或咳嗽等症状，常在夜间或清晨发作、加剧，可经治疗缓解或自行缓解。

一、疾病概述

（一）病因

病因还不十分清楚，大多认为哮喘是与多基因遗传有关的疾病，同时受遗传因素和环境因素的双重影响。

资料显示，哮喘的亲属患病率高于群体患病率，并且亲缘关系越近，患病率越高。哮喘患儿双亲大多存在不同程度气道高反应性。而研究显示，与气道高反应性、IgE 调节和特异性反应相关的基因，在哮喘的发病中起着重要的作用。

环境因素中引起哮喘的激发因素，包括吸入物，如尘土、花粉、动物毛屑等各种特异和非特异吸入物；感染，如细菌、病毒、原虫、寄生虫等；食物，如鱼、虾蟹、蛋类、牛奶等；药物，如阿司匹林等；气候变化、运动、妊娠等。

（二）发病机制

发病机制尚不完全清楚，大多认为哮喘与变态反应、气道炎症、气道高反应及神经机制等因素相互作用有关。

1. 变态反应

当变应原进入到具有特应性体质的机体后，可刺激机体通过 T 淋巴细胞的传递，由 B 淋巴细胞合成特异性 IgE，并结合于肥大细胞和嗜碱性粒细胞表面的高亲和性的 IgE 受体。当变应原再次进入到机体内，可与结合在这些受体上的 IgE

交联，使该细胞合成并释放多种活性递质导致平滑肌收缩、黏液分泌增加、血管通透性增高和炎症细胞浸润等，产生哮喘的临床症状。

根据变应原吸入后哮喘发生的时间，可分为速发型哮喘反应（IAR）、迟发型哮喘反应（LAR）和双相型哮喘反应（OAR）。速发型哮喘反应几乎在吸入变应原的同时立即发生反应，15~30分钟达到高峰，2小时后逐渐恢复正常。迟发型哮喘反应6小时左右发病，持续时间长，可达数天，而且临床症状重，常呈持续性哮喘发作状态。

2. 气道炎症

气道慢性炎症被认为是哮喘的本质。表现为多种炎症细胞特别是肥大细胞、嗜酸性粒细胞等在气道聚集和浸润，这些细胞相互作用可以分泌出多种炎症递质和细胞因子，使气道反应性增高，气道收缩，黏液分泌增加，血管渗出增多。

3. 气道高反应性

表现为气道对各种刺激因子出现过强或过早的收缩反应，是哮喘患者发生和发展的另外一个重要因素。普遍认为，气道炎症是导致气道高反应性的重要机制之一。

4. 神经机制

支气管受复杂的自主神经支配，与某些神经功能低下和亢进有关。

（三）病理

显微镜下可见气道黏膜下组织水肿、微血管通透性增加、杯状细胞增生及支气管分泌物增加、支气管平滑肌痉挛等病理改变。若哮喘长期反复发作，表现为支气管平滑肌肌层增厚、气道上皮细胞下纤维化、黏液腺增生和新生血管形成等，导致气道重构。

（四）临床表现

1. 症状

（1）前驱症状：在变应原引起的急性哮喘发作前往往有打喷嚏、流鼻涕、眼痒、流泪、干咳或胸闷等前驱症状。

（2）喘息和呼吸困难：反复发作性喘息或伴有哮鸣音的呼气性呼吸困难，是哮喘的典型症状。

（3）咳嗽、咳痰：咳嗽是哮喘的常见症状，由气道的炎症和支气管痉挛引起。干咳是哮喘前驱症状，哮喘发作时，咳嗽、咳痰症状反而减轻。哮喘发作接近尾声时，大量分泌物排出，咳嗽、咳痰可能加重。

（4）胸闷和胸痛：哮喘发作时可有胸闷和胸部发紧感。

2. 体征

支气管哮喘具有季节性，急性发作时，两肺闻及弥漫性哮鸣音，以呼气期为主，可自行缓解或使用支气管扩张药后缓解。胸部呈过度充气状态，有广泛的哮鸣音，呼气时延长，辅助呼吸肌和胸锁乳突肌收缩加强。心率增快、奇脉、胸腹反常运动、发绀、意识障碍等提示病情严重。

3. 分期

根据临床表现分为急性发作期、慢性持续期和临床缓解期。急性发作期指气促、咳嗽、胸闷等症状突然发生，常伴呼吸困难；慢性持续期指每周均不同频度和（或）不同程度的出现症状；临床缓解期是指经过治疗或未经治疗症状、体征消失，肺功能恢复到急性发作前水平，并维持 3 个月以上。

（五）辅助检查

1. 肺功能检查

第 1 秒用力呼气量（FEV1）、FEV1/FVC、呼气流量峰值（PEF）等有关呼气流速的指标，在哮喘发作时全部下降，经有效的支气管扩张药治疗后好转，缓解期逐渐恢复。哮喘发作时，还可以有肺活量（VC）降低，残气量、功能残气量、肺总量增加，残气 / 肺总量比值增高。

2. 动脉血气分析

哮喘严重发作时，可有不同程度的低氧血症、低碳酸血症、呼吸性碱中毒。病情进一步加剧，可表现呼吸性酸中毒。

3. 胸部 X 线检查

哮喘发作时，两肺透亮度增加，呈过度充气状态。并发感染时，可见肺纹理增加和炎症浸润阴影。

4. 血液检查

发作时，可有嗜酸性粒细胞增多；并发感染时，白细胞和中性粒细胞增多，外源性哮喘者血清总 IgE 增高。

5. 痰液检查

涂片可见较多的嗜酸性粒细胞及其退化形成的夏科 - 莱登结晶、黏液栓等。

6. 支气管激发试验

测定气道反应性，吸入激发剂后，FEV1 或 PEF 下降率大于 20%，即可确定为支气管激发试验阳性，可作为辅助诊断和评估哮喘严重程度和预后。

7. 支气管舒张试验

测定气流受限的可逆性。吸入支气管舒张药后，FEV1 或 PEF 改善率大于 15%，可诊断支气管舒张试验阳性，可辅助诊断和指导用药。

8. 特异性变应原检测

缓解期检测有利于判断变应原，了解导致个体哮喘发作的危险因素。

二、护理评估

（一）致病因素

病因尚不完全清楚。患者个体过敏性体质及外界环境的影响是发病的危险因素。哮喘与多基因遗传有关，同时受遗传因素和环境因素双重影响。

1. 个体因素

哮喘患者的亲属患病率高于群体患病率，且亲缘关系越近，患病率也越高，病情越重；哮喘的相关基因尚未完全明确，但有研究表明，存在有与气道高反应性、IgE 调节和特应性反应相关的基因，这些基因在哮喘的发病中起重要作用。

2. 环境因素

主要为哮喘的激发因素，包括：①吸入性变应原，如尘螨、花粉、真菌、动物毛屑、工业粉尘、刺激性气体等各种特异和非特异性吸入物。②感染，如细菌、病毒、原虫、寄生虫等。③食物，如鱼、虾、蟹、蛋类、牛奶等。④药物，如普萘洛尔、阿司匹林等。⑤其他，如气候改变、运动、妊娠以及情绪激动、烦躁不安、焦虑等精神因素。

哮喘的发病机制复杂，变态反应、气道炎症、气道反应性增高和神经等因素及其相互作用被认为与哮喘的发生关系密切。其中，免疫介导气道慢性炎症是哮喘发病的本质。炎症持续存在，使气道对各种刺激因子出现过强或过早的收缩反应，称气道高反应性，是哮喘病理生理改变的重要特征。神经功能失调，如 β 肾上腺素受体功能低下和迷走神经张力亢进，也被认为是哮喘发病的重要环节。

（二）身体状况

1. 症状

（1）先兆症状：发作前常有先兆症状，如鼻及眼睑发痒、干咳、打喷嚏、流泪等。

（2）典型发作表现：为发作性呼气性呼吸困难或发作性胸闷和咳嗽，伴有哮鸣音。严重者被迫采取坐位或端坐呼吸，干咳或咳大量白色泡沫痰，甚至出现发绀等。有时咳嗽为唯一症状（咳嗽变异性哮喘）。哮喘症状可在数分钟内发作，经数小时至数天，用支气管舒张药可缓解或自行缓解。在夜间及凌晨发作或加重常是哮喘的特征之一。个别青少年可在运动时出现胸闷、咳嗽和呼吸困难，称运动性哮喘。

（3）重症哮喘：又称为哮喘持续状态，指哮喘严重发作，持续24小时以上经常规治疗无效者。多发生于过敏源未能去除、感染未能控制、痰液黏稠或痰栓形成、酸中毒及水电解质紊乱或合并气胸等因素。主要表现为面色苍白，大汗淋漓，张口呼吸，严重发绀，四肢厥冷，脉细弱而快。如不及时抢救，患者可因严重的呼吸衰竭或心力衰竭而死亡。

2. 体征

发作时，胸廓呈过度充气征象，呼气延长，双肺闻及广泛哮鸣音。严重者可出现心率加快，奇脉，胸腹反常运动和发绀，但哮鸣音可不出现，称之为寂静胸。

3. 支气管哮喘的分期

根据临床表现可分为急性发作期、慢性持续期和缓解期。

（1）急性发作期：指气促、胸闷、咳嗽等症状突然发生或加剧，常有呼吸困难，以呼气流量降低为其特征，多因接触变应原等刺激物或治疗不当而诱发。哮喘急性发作时，严重程度可分为轻度、中度、重度和危重四级。

（2）慢性持续期（非急性发作期）：指哮喘患者虽无急性发作，但在相当长的时间内仍有不同频率和（或）不同程度的哮喘症状出现（喘息、咳嗽、胸闷等）。

4. 并发症

发作时，可并发自发性气胸、纵隔气肿及肺不张；长期反复发和感染，可并发慢性支气管炎、肺气肿和慢性肺源性心脏病。

（三）心理社会状况

哮喘发作时出现呼吸困难、濒死感，易导致患者精神紧张、烦躁，甚至恐惧；若哮喘连续发作，患者易对家属、医护人员或平喘药物产生依赖心理；症状缓解后，患者常担心哮喘复发、不能痊愈而影响工作和生活；由于哮喘病情反复发作，需长期甚至终身治疗，可加重患者及家属精神和经济负担，患者容易产生悲观情绪。

（四）实验室及其他检查

1. 痰液检查

痰涂片可见大量嗜酸性粒细胞。

2. 呼吸功能检查

（1）通气功能检测：哮喘发作时呈阻塞性通气功能障碍，缓解期通气功能指标可逐渐恢复。

（2）支气管激发试验：用以测定气道反应性。吸入激发剂（醋甲胆碱、组胺）后哮喘患者通气功能下降，气道阻力增加。

（3）支气管舒张试验：用以测定气道气流受限的可逆性。

（4）呼气峰值流速及其变异率测定：用以反映气道通气功能的变化。

3. 动脉血气分析

哮喘发作时，PaO_2 可有不同程度的下降。轻、中度哮喘由于过度通气可使 $PaCO_2$ 下降，pH 上升，表现为呼吸性碱中毒。重度哮喘导致气道阻塞严重时，可出现 CO_2 潴留，$PaCO_2$ 上升，表现呼吸性酸中毒。如缺氧明显，可合并代谢性酸中毒。

4. 胸部 X 线检查

哮喘发作时，可见两肺透亮度增加，呈过度充气状态。合并感染时，可见肺纹理增加和炎性浸润阴影。缓解期多无明显异常。

5. 特异性变应原的检测

用可疑变应原进行皮肤变应原测试，可寻找过敏源，指导脱敏治疗，并有助于减少患者对变应原的接触。

三、护理诊断及医护合作性问题

（1）气体交换受损与疾病致肺通气（换气）功能障碍有关。

（2）睡眠形态紊乱与心悸、憋气有关。

（3）焦虑恐惧与担心疾病预后有关。

（4）清理呼吸道无效与痰液黏稠，不易咳出有关。

（5）活动无耐力与疾病致体力下降有关。

（6）缺乏支气管哮喘的预防保健知识。

四、治疗及护理措施

（一）治疗要点

目前无特效的治疗方法。治疗目的为控制症状，防止病情恶化，尽可能保持肺功能正常，维持正常活动能力。

1. 消除病因

避免或消除引起哮喘发作的各种诱因，如去除过敏源、积极控制呼吸道感染等。

2. 控制急性发作

（1）解痉平喘：常用以下药物治疗。

β-受体激动药：是控制哮喘急性发作的首选药物，常用药物有沙丁胺醇、特布他林和非诺特洛等。用药方法有定量吸入，也可口服或静脉注射。

茶碱类：有松弛支气管平滑肌的作用，是中效支气管扩张药。常口服用药，必要时用葡萄糖注射液稀释后静脉注入或滴注。本药有较强的碱性，局部刺激性强，不宜肌内注射。静脉用药速度过快或浓度过高，可强烈兴奋心脏，引起头晕、心悸、心律失常、血压剧降，严重者可引起抽搐乃至死亡。

抗胆碱药物：可阻断节后迷走神经通路，降低迷走神经兴奋性而起到舒张支气管和减少痰液分泌的作用。

糖皮质激素：是目前控制哮喘发作最有效的抗感染药物。其作用是抑制气道变应性炎症，降低气道高反应性。可分为吸入、口服和静脉用药。吸入治疗是目前推荐长期抗感染治疗哮喘最常用的方法。常用吸入药物有倍氯米松、氟替卡松、布地奈德、莫米松等。口服药物用于吸入糖皮质激素无效或需要短期加强的患者，常用泼尼松或泼尼松龙，症状缓解后逐渐减量，然后停用或改用吸入剂。静脉给药用于重度或严重哮喘发作时，常用药物有琥珀氢化可的松或地塞米松，症状缓解后逐渐减量，然后改用口服和吸入制剂维持。

白三烯调节剂：通过调节白三烯的生物活性而发挥抗感染作用，同时可以舒张支气管平滑肌。常用药物有孟鲁司特、扎鲁司特等。

其他药物：钙离子拮抗药如硝苯地平、维拉帕米等，可阻止钙离子进入到肥大细胞，减少生物活性物质的合成与释放，缓解支气管痉挛。酮替芬和新一代组胺 H1 受体拮抗药阿司咪唑、曲尼斯特对轻症哮喘和季节性哮喘有一定效果。

（2）促进排痰：可根据病情选用补液、祛痰药、超声雾化吸入等湿化气道，稀释痰液，以利排痰。

（3）积极控制感染：根据病情选择有效抗生素。

3. **重症哮喘的治疗**

主要措施有以下几方面。

（1）吸氧：给予低流量持续吸氧，注意加湿保温和气道通畅。

（2）静脉应用糖皮质激素：如地塞米松 5~10mg，静脉注射。

（3）迅速解痉平喘：静脉应用支气管扩张药如氨茶碱。

（4）控制感染：静脉给予有效抗感染药物。

（5）补液：纠正酸碱失衡、电解质紊乱。

（6）其他：湿化呼吸道，促进排痰，处理并发症等。

4. **非急性发作期和缓解期的治疗**

主要治疗目的是争取长期缓解，预防复发。

（1）脱敏疗法：如采用特异性变应原（如螨、花粉、猫毛等）反复做定期皮下注射，剂量由低至高，以产生免疫耐受性，使患者脱（减）敏。

（2）非特异性免疫疗法：如注射卡介苗、转移因子、疫苗等生物制品抑制变应原反应的过程。目前采用基因工程制备的人工重组抗 IgE 单克隆抗体治疗中、重度变应性哮喘，已取得较好效果。

（3）药物预防：常选色甘酸钠等。

（二）护理措施

1. *病情观察*

哮喘常在夜间发作，护士应加强巡视和观察，注意哮喘发作的前驱症状。哮喘发作时，观察患者意识状态，呼吸的频率、节律、深度，辅助呼吸肌是否参与呼吸运动以及痰液黏稠度和咳嗽的能力等；监测呼吸音、哮鸣音变化，动脉血气分析和肺功能情况，以评估病情严重程度和治疗效果。

2. *生活护理*

（1）环境与体位：病室室温维持在 18℃~22℃，病室湿度 50%~60%。病室不宜摆放花草，避免使用皮毛、羽绒或蚕丝织物。哮喘发作时，协助患者采取舒适的半卧位或坐位，为端坐呼吸者提供床旁桌支撑，以减少体力消耗。

（2）饮食护理：约 20% 的成年人和 50% 的患儿可因不适当饮食而诱发或加重哮喘。应提供清淡、易消化、热量足够的饮食，避免进食硬、冷、油煎食物。

忌食易致过敏的食物如鱼、虾、蟹、蛋类、牛奶等。某些食物添加剂如酒石黄、亚硝酸盐（制作糖果、糕点中用于漂白或防腐）也可诱发哮喘发作，应当引起注意。戒烟、酒。对呼吸明显增快、出汗、痰液黏稠的患者鼓励其多饮水，每日饮水量 2500~3000ml 或遵医嘱静脉补液，以纠正脱水，稀释痰液。

（3）氧疗护理：哮喘发作患者常伴有不同程度的低氧血症，应遵医嘱给予鼻导管或面罩吸氧，吸氧流量为 1L/min~3L/min，吸氧时应注意湿化呼吸道，避免干燥、寒冷的气流刺激而导致气道痉挛。在吸氧过程中，监测患者意识状态和动脉血气分析，若患者出现神志改变，或呼吸衰竭（$PaO_2 < 60mmHg$，$PaCO_2 > 50mmHg$）时，应准备进行机械通气。

（4）口腔和皮肤护理：哮喘发作时，患者常会大量出汗，应每日用温水擦浴，勤换衣服和床单，保持皮肤的清洁、干燥和舒适。协助并鼓励患者咳嗽后用温水漱口，保持口腔清洁。

3. 药物治疗的护理

观察药物疗效和不良反应。

（1）β2 受体激动药：遵医嘱用药，不宜长期、单一、大量使用，宜与吸入糖皮质激素等药物配伍使用；静脉滴注沙丁胺醇注意控制滴速（2μg/min~4μg/min），用药过程中观察有无心悸、骨骼肌震颤等不良反应。

（2）茶碱类：稀释后缓慢静脉注射，注射时间长于 10 分钟，以防诱发血压下降、心律失常、心搏骤停；缓（控）释片必须整片吞服，不能嚼服；发热、妊娠、小儿或老年人，有心、肝、肾功能障碍及甲状腺功能亢进症者慎用。

（3）糖皮质激素：掌握正确的药物吸入方法，喷吸同步，吸后屏气数秒。喷药后立即用清水充分漱口，防止口咽部真菌感染；口服用药宜在饭后服用，严格按医嘱用药，不得自行减量或停药。

（4）其他：少数患者吸入色甘酸钠后可有咽喉不适、胸闷，偶见皮疹，孕妇慎用。抗胆碱药吸入后，少数患者可有口苦或口干感。酮替芬有头晕、口干、嗜睡等不良反应，对高空作业人员、驾驶员、操纵精密仪器者应慎用。

（5）指导患者掌握定量雾化吸入器和干粉吸入器的使用方法：①定量雾化吸入器。吸入过程中需要患者协调呼吸动作，护士应先为患者演示，再指导患者反复练习，直至完全掌握。用药时，先打开盖子，摇匀药液，深呼气至不能再呼时张口，将定量雾化吸入器喷嘴置于口中，双唇包住咬口，以慢而深的方式经口吸气，同时用手指按压喷药，至吸气末屏气 10 秒，使较小的雾粒沉降在气道远端，然后缓慢呼气，休息 3 分钟后可再重复使用 1 次。对不易掌握定量雾化吸入器吸入方法的儿童或重症患者，可在定量雾化吸入器上加储药罐，简化操作，增加吸入到下呼吸道和肺部的药量，避免雾滴在口咽部沉积引起刺激，增加雾化吸入疗效。②干粉吸入器。较常使用的有蝶式吸入器、准纳器。护士应指导患者将药物正确放入干粉吸入器，吸入前先呼气，然后用口唇含住嘴用力深吸气，屏气 5~10 秒。

4. 对症护理

鼓励患者多饮水，痰液黏稠者可定时给予蒸汽或氧气雾化吸入。指导患者进行有效咳嗽、协助拍背，以利于痰液排出。无效者可用负压吸引器吸痰。

5. 心理护理

对急性发作期患者，护士应加强巡视，多陪伴、安慰患者，使患者产生信任和安全感，减轻紧张、恐惧心理。哮喘反复发作者，可有抑郁、焦虑、性格改变和社会适应能力下降的表现，应指导家属多关心、支持患者。病情许可时，鼓励患者参加体育锻炼和社会活动，以减轻患者的不良情绪反应。

6. 健康指导

哮喘患者的教育与管理是提高疗效、减少复发、提高生活质量的重要措施。

（1）疾病知识指导：针对个体情况，指导患者有效控制可诱发哮喘发作的各种因素，如不用可能诱发哮喘的药物；避免食用易导致过敏以及辛辣、刺激性食物，戒烟酒；避免强烈的精神刺激、剧烈运动和持续喊叫等过度换气动作；不养宠物；避免接触刺激性气体及预防呼吸道感染；戴围巾或口罩避免冷空气刺激；在缓解期应加强体育锻炼、耐寒锻炼及耐力训练，以增强体质。对某些无法回避的过敏源，如粉尘、花粉、尘土等，可采用脱敏疗法或迁移疗法。

（2）自我监测病情：指导患者识别哮喘发作的先兆表现和哮喘加重的征象，学会哮喘发作时的紧急自我处理方法，并做好哮喘记录或写哮喘日记。

（3）用药指导：指导患者了解自己所用各种药物的名称、用法、用量及注意事项，了解药物的主要不良反应及预防措施。指导患者或家属掌握正确的药物吸入技术，嘱患者随身携带支气管舒张气雾剂，出现哮喘发作先兆时，立即吸入并保持平静，以迅速控制症状。

（4）心理指导：告知患者及其家属通过长期、适当、充分的治疗，哮喘是完全可以控制的，应保持良好情绪，树立战胜疾病的信心。

参考文献

[1] 贡亦军 . 精编护理学理论基础与临床实践 [M]. 北京：中国纺织出版社 ,2019.

[2] 魏敏 . 现代疾病临床护理要点 [M]. 合肥：安徽科学技术出版社 ,2019.

[3] 曹英 . 护理学理论与实践 [M]. 天津：天津科学技术出版社 ,2019.

[4] 陈少红，王燕，宁雁 . 实用妇产科护理手册 [M]. 北京：化学工业出版社 ,2019.

[5] 邓梅 . 实用临床疾病护理常规 [M]. 北京：中国纺织出版社 ,2019.

[6] 吴林 . 现代临床护理实践 [M]. 天津：天津科学技术出版社 ,2019.

[7] 王文靓 . 实用临床常见疾病护理学 [M]. 天津：天津科学技术出版社 ,2019.

[8] 孟祥丽 . 实用临床护理学理论与实践 [M]. 汕头：汕头大学出版社 ,2019.

[9] 贾桂花 . 现代临床护理实践 [M]. 北京：金盾出版社 ,2019.

[10] 丁淑贞，刘莹 . 眼科临床护理 [M]. 北京：中国协和医科大学出版社，2016.

[11] 孙冬冬 . 现代护理技术与临床实践 [M]. 上海：上海交通大学出版社 ,2019.